U0217040

医学麻醉技术与手术麻醉实践

王建立 主编

中国纺织出版社有限公司

图书在版编目（CIP）数据

医学麻醉技术与手术麻醉实践 / 王建立主编. -- 北京 : 中国纺织出版社有限公司, 2022.12

ISBN 978-7-5229-0164-0

Ⅰ. ①医… Ⅱ. ①王… Ⅲ. ①麻醉学 Ⅳ. ①R614

中国版本图书馆CIP数据核字（2022）第241789号

责任编辑：樊雅莉 高文雅 责任校对：高 涵 责任印制：王艳丽

中国纺织出版社有限公司出版发行

地址：北京市朝阳区百子湾东里A407号楼 邮政编码：100124

销售电话：010—67004422 传真：010—87155801

http://www.c-textilep.com

中国纺织出版社天猫旗舰店

官方微博 http://weibo.com/2119887771

三河市宏盛印务有限公司印刷 各地新华书店经销

2022年12月第1版第1次印刷

开本：787×1092 1/16 印张：12

字数：276千字 定价：88.00元

凡购本书，如有缺页、倒页、脱页，由本社图书营销中心调换

编 委 会

主 编 王建立　王　辉　吕湘琪　柳晓然　韩沛坤

副主编 王　娟　杨麦巧　魏红芳　马一栋
　　　　 袁炳林　李彦博　江　浩　韩宝庆

编 委 (按姓氏笔画排序)

马一栋　大同市第五人民医院

于福文　乳山市人民医院

王建立　山东省曹县人民医院

王洪阳　内江市中医医院

王　娟　江苏省人民医院

　　　　（南京医科大学第一附属医院）

王　辉　哈尔滨医科大学附属第一医院

孙建新　哈尔滨医科大学附属第四医院

江　浩　哈尔滨医科大学附属肿瘤医院

吕湘琪　哈尔滨医科大学附属第二医院

杨麦巧　昆明市延安医院

何春俐　佳木斯大学

李彦博　吉林省中医药科学院

吴　涛　哈尔滨医科大学附属第四医院

金　笛　哈尔滨医科大学附属第二医院

贺振秋　哈尔滨医科大学附属第四医院

柳晓然　赤峰学院附属医院

袁炳林　中山市人民医院

韩沛坤　济南市中心医院

韩宝庆　哈尔滨医科大学附属第四医院

魏红芳　邯郸市中心医院

前　言

　　近几十年来，随着几代中国麻醉医师的成长，中国的麻醉事业蒸蒸日上、蓬勃发展。现代化麻醉手术系统的建立为保证患者的安全和开展各类手术提供了良好的基础；学科人才梯队建设有了长足的发展，大量本科生、研究生进入学科梯队，使麻醉学科的人才结构逐步趋于合理，梯队层次逐年提高；亚专科不断发展，麻醉学科已然成为临床医学的重要组成部分。

　　本书首先简要介绍临床常用的麻醉技术，涉及气管插管术、困难气道处理、吸入全身麻醉技术、神经阻滞技术；然后详细讲解临床常见疾病外科手术麻醉的实施。全书内容贴近临床、注重实用，结构清晰、明确，适合麻醉科医师、全科医师、临床研究生及其他科室相关医务人员使用。

　　由于基础研究和临床诊疗技术的不断进步，书籍的编写及出版难免有时间的滞后性，加上参编人数较多，书中不足之处在所难免，希望广大同仁不吝赐教，使之得以改进和提高。

编　者

2022 年 10 月

目 录

第一章

气管插管术

在处理气道前，特别是气管插管前，应首先评估上、下呼吸道的解剖结构及通畅程度，目的是对面罩通气及气管插管的难易程度作出判断。其次是结合手术部位选择插管径路（经鼻腔、口腔或气管切开造口），并明确气管插管的适应证与禁忌证，保障气管插管的质量与安全。因此，气管插管前均应进行上呼吸道评估，做好思想上、人员上和物质上的充分准备，降低和消除由此产生的相关风险，以达到安全施行气管插管的目的。

无论行静脉麻醉或吸入麻醉均有一个患者从清醒状态转为可以进行手术或操作的麻醉状态的过程，这一过程称为全身麻醉诱导。全身麻醉诱导是预测无明确困难气道的患者气道处理时常用的诱导方式，而对于预测为困难气道的患者，则更多地采用清醒镇静表面麻醉或保留自主呼吸的浅全身麻醉。采用何种诱导方法以及选用哪些药物，主要取决于患者的病情以及对面罩通气和气管插管的困难程度和风险的评估，同时也应考虑麻醉医师的经验和设备条件。

一、适应证

1. 手术麻醉适应证

指手术麻醉患者的生命安危取决于是否采用气管插管，否则禁忌在全身麻醉下手术，包括：①全身麻醉颅内手术；②胸腔和心血管手术；③俯卧或坐位等特殊体位的全身麻醉手术；④急性呼吸窘迫综合征（ARDS）患者全身麻醉手术；⑤呼吸道难以保持通畅的患者（如颌面部、颈部、五官科等全身麻醉大手术，颈部肿瘤压迫气管患者，重度肥胖患者等）；⑥腹内压增高频繁呕吐（如肠梗阻）或饱胃的患者；⑦某些特殊麻醉，如并用降温术、控制性降血术等；⑧须用肌松药的全身麻醉手术；⑨简化麻醉管理也可选择气管插管，如时间长于 2 小时的任何全身麻醉手术以及颌面部、颈部和五官科等中小型全身麻醉手术等，这取决于麻醉医师个人技术经验和设备条件。

2. 危重病症

包括气道保护能力丧失，如昏迷患者、严重呼吸功能障碍而无创处理无效的患者，以及严重循环功能障碍，如心搏骤停患者等。

二、禁忌证

喉水肿、急性喉炎、喉头黏膜下血肿等在插管创伤时可引起严重出血，禁忌气管插管，除非急救。呼吸道不全梗阻者有插管适应证，但禁忌全身麻醉快速诱导插管。合并出血性血液病（如血友病、血小板减少性紫癜等）者，插管创伤易诱发喉头声门或气管黏膜下出血或血肿，继发呼吸道急性梗阻，因此宜列为相对禁忌证。主动脉瘤压迫气管者，插管可能导致动脉瘤破裂，宜列为相对禁忌证；如果需要施行气管插管，动作须熟练、轻巧，避免意外创伤。鼻道不通畅如鼻咽部纤维血管瘤、鼻息肉或有反复鼻出血史者，禁忌经鼻气管插管。麻醉者对插管基本知识未掌握、插管技术不熟练或插管设备不完善等情况，应列为相对禁忌证。

三、优点

可有效保持呼吸道通畅，便于清除气管、支气管内分泌物。

对呼吸功能不全或喉反射不健全的患者，可施行辅助呼吸或控制呼吸，避免胃膨胀并发症。

对胸腔内手术患者或需要呼吸治疗的患者，可按需施行各类正压通气。

允许手术者将患者安置为任何体位（俯卧位、侧卧位、坐位和头低脚高位等），患者不致产生过分的通气障碍。

允许麻醉科医师远离患者继续有效操控麻醉与通气。

四、气管插管方法

气管插管方法有多种，临床上常规的插管方法是明视经口气管插管法，其他方法主要为病情需要或为需要特殊插管的患者而设计，可酌情选用。

（一）明视经口气管插管法

经口气管插管是将气管导管通过口腔、咽腔与声门插入下呼吸道的气管内或支气管内而建立人工呼吸道的一种方法。它是临床上建立人工呼吸道中最基本、最普遍的操作技术。明视经口气管插管法为麻醉科医师必须熟练掌握的一项基本技能，要求做到安全、正确、无损伤。

1. 插管前的准备

（1）气管导管的选择：成人与儿童气管导管的选择标准不同。

1）成人：成年男性一般须用内径 7.5~8.5 mm 的导管，成年女性须用内径 7.0~8.0 mm的导管。

2）儿童：气管导管内径须根据年龄大小和发育状况来选择，也可利用公式作出初步估计，选择内径（mm）=4.0+（年龄/4）的气管导管（适合 1~12 岁），见表1-1。另外，须常规准备上下各 1 号的导管，根据具体情况选定内径最适合的导管。值得注意的是，如果选择加强型气管导管，由于其外径粗于标准的气管导管，所以宜选择内径小约0.5 mm 的导管。

表1-1 儿童气管导管型号选择与插入深度

小儿年龄	导管的内径（mm）	插入深度（cm）
早产儿	2.5	10
新生儿	3.0	11

小儿年龄	导管的内径（mm）	插入深度（cm）
1～6 个月	3.5	11
6～12 个月	4.0	12
2 岁	4.5	13
4 岁	5.0	14
6 岁	5.5	15～16
8 岁	6.0	16～17
10 岁	6.5	17～18
12 岁	7.0	18～22

（2）导管插入深度：是指从门齿至气管导管尖端的距离。成人导管插入深度女性为 20～22 cm，男性为 22～24 cm。1～12 岁的儿童导管插入深度可根据年龄用公式估算，经口插管的深度（cm）= 12 +（年龄/2），并根据儿童发育状况适当调整插入深度。一般认为气管导管最佳深度为导管尖端位于气管的中部，成人一般在气管导管套囊过声门 2～3 cm 即可。

2. 气管插管操作

（1）预充氧：在给予麻醉药物之前，可紧闭面罩下以 6 L/min 以上氧流量让患者平静呼吸 3 分钟以上或连续做 4 次以上深呼吸，即达到去氮预充氧的目的。

（2）全身麻醉诱导：常规地静脉注射插管剂量的镇静催眠药、镇痛药及肌松药，使患者达到神志消失、肌肉完全松弛、呼吸停止和镇痛良好的状态，同时在纯氧辅助/控制呼吸后，应用喉镜明视声门下施行气管插管。必要时也可在清醒表面麻醉下插管。

（3）气管插管体位：插管前可调整手术台高度，使患者颜面与麻醉者胸骨剑突平齐，以便操作。患者平卧，利用软枕使患者头部垫高约 10 cm，头部置于嗅物位，肩部贴于手术台面，麻醉者用右手推患者前额，使寰枕关节部处于后伸位，以使上呼吸道口、咽、喉三轴线重叠成近似一条轴线，同时张口稍许，以利于弯型喉镜置入。如未张口，应用右手推下颌并用拇指拨开下唇，防止喉镜置入时下唇卷入造成损伤。

（4）气管插管操作：包括喉镜显露声门和插入气管导管，以下详述常用的 Macintosh 弯型喉镜操作方法。

1）喉镜显露声门：显露声门是气管插管的关键步骤。左手持喉镜置入口腔前，用右手拇指将患者下唇推开，以免喉镜抬会厌时将下唇和舌尖夹垫于下切牙与喉镜片之间而引起损伤。用左手持喉镜沿口角右侧置入口腔，将舌体稍推向左侧，喉镜片移至正中位，顺着舌背的弧度置入。在操作过程中，应动作轻柔，逐步暴露，首先暴露腭垂，继续深入可见会厌的边缘，镜片深入舌根与会厌交界处后，上提喉镜，即可看到声门裂隙。部分患者声门较高，在暴露过程中只能看到喉头而无法显露声门，此时可请助手在环状软骨处采用 BURP（Backward-Upward-Rightward Press）手法下压，以利于显露声门。在喉镜暴露的过程中，着力点应在喉镜片的顶端，并用上提喉镜的力量来达到显露声门的目的。切忌以上门齿作为喉镜片的着力支点而用"撬"的力量去显露声门，否则极易造成门齿脱落损伤。而直型喉镜片的着力点与弯型喉镜不同，在看到会厌边缘后应继续推进喉镜越过会厌的喉侧面，然后上提喉镜，以直接抬起会厌的方式显露声门。

由于存在口咽腔的解剖弧度与插管轨迹，经口腔喉镜直视下气管插管一般直接利用导管的自然弯曲度进行，也可将金属管芯预先置入导管内，使导管塑成所需弯度，以便于插入气管内。

2）插入气管导管：右手以执笔式持气管导管，将导管前端对准声门后，轻柔地采用旋转推进的方法插入气管内，避免使用暴力。如果患者存在自主呼吸，则在患者吸气末声门外展最大位时顺势将导管轻柔地插过声门而进入气管，一旦进入声门，立即拔去管芯，推导管进入声门。导管插入气管后，置入牙垫并小心退出喉镜，套囊充气。连接呼吸回路，进行试通气。确认导管位于气管内后，妥善固定导管。

（5）确诊气管导管插入气管内的方法：气管导管插入后，应立即确定导管在气管内，而没有误入食管。直视下看到气管导管在声带之间置入和纤维支气管镜检查可见气管软骨环及气管隆嵴是判断导管位于气管内的可靠指标。在呼气末二氧化碳监测仪上可见连续4个以上不衰减的正常波形是判断气管导管在气管内的最可靠指标。下列指征也可作为辅助判断指标，但有时并不可靠：①人工通气时可见双侧胸廓对称起伏，听诊双肺可听到清晰的呼吸音且双侧对称；②按压胸部时，导管口有气流；③吸气时透明导管管壁清亮，呼气时管壁可见明显的雾气；④患者如有自主呼吸，接麻醉机后可见呼吸囊随呼吸而胀缩。

3. 插管期间常见的错误与纠正方法

插管期间常见的错误与纠正方法详见表1-2。

表1-2　插管期间常见的错误与纠正方法

步骤	错误	纠正方法
患者的体位	进行呼吸道三轴线的调整	将患者头部置于嗅物位
口腔张开度	口腔未能最大限度张开	稍推伸头位，或用拇指伸入口腔辅助张口
窥视片选择	尺寸、型号选择不恰当	换用恰当的窥视片
	窥视片未能从舌的右侧插入	拔出窥视片再从舌右侧插入
声带显露	借用喉镜片"撬"的力量	改用手腕上提喉镜的力量
导管插入	导管未能达到预期弯度，插入困难	借用导管探条调整导管的弯度
	未能在直视下插入导管	在窥视片直视下重新插入
	喉镜上提过度使气管成角移位	减轻喉镜上提的力量
导管位置	误入支气管或食管	听诊呼吸音判断与纠正或重插
	术中导管不慎脱出	胶布紧固导管

（二）明视经鼻气管插管法

明视经鼻气管插管是指先将气管导管前端插入鼻前庭，通过手感盲探将导管穿过下鼻道或总鼻道，再穿出后鼻孔进入咽腔，然后左手持喉镜从口腔暴露声门，直视下将导管插入气管内的方法。

1. 适应证

（1）为手术操作提供便利条件：如经口气管插管会影响术野，或增加术者操作难度，如下颌骨骨折、口腔肿瘤等。

（2）需长期机械通气者：如呼吸功能不全，须长期带管行呼吸机治疗的清醒患者，经鼻插管较经口插管的耐受性好，且有利于张口、闭口运动和吞咽等。

2. 禁忌证

经鼻插管禁用于颅底骨折、广泛面部骨折、鼻腔不明原因出血、多发性鼻息肉、正在使用抗凝药、鼻腔闭锁、鼻咽纤维血管瘤、鼻骨骨折、菌血症倾向（如心脏置换或瓣膜病）以及全身出凝血障碍等患者。

3. 经鼻气管插管的准备工作

（1）鼻腔准备：尽可能选择较通畅的鼻侧实施操作。插管前两侧鼻腔务必应用黏膜血管收缩药与黏膜表面麻醉，一方面，使鼻腔空间扩大有利于置入直径较粗的导管，并降低插管时的摩擦阻力；另一方面，可减少或避免黏膜损伤出血，还能减少或降低患者的不适和痛苦。

（2）气管导管的选择：成人选择内径 6.0~7.0 mm 的气管导管，一般成年男性选择内径 6.5~7.0 mm 的导管，成年女性选择内径 6.0~6.5 mm 的导管。专用的经鼻气管导管或尖端较软的气管导管可降低鼻腔损伤的风险。

（3）气管导管的润滑：将气管导管前端及气囊外侧涂抹润滑剂或 2% 利多卡因凝胶，以降低鼻腔插入时产生的阻力及损伤。

（4）其他设备准备：备好鼻腔插管钳、吸引器及吸痰管，一旦鼻腔出血流向咽腔应及时吸出。

4. 操作方法

可在全身麻醉快速诱导后或清醒表面麻醉下实施操作。患者头后仰，术者右手持气管导管以与面部垂直的方向插入鼻腔，沿鼻底部经下鼻道出鼻后孔至咽腔。切忌将导管向头顶方向推进，以免引起严重的出血。此步骤应轻柔操作，遇到异常阻力时应停止，以避免损伤。遇阻力时轻柔旋转导管，改用较细导管或改用另一侧鼻腔。鼻翼至耳垂的距离相当于鼻孔至咽后腔的距离。当导管推进至咽腔后，用左手持喉镜置入口腔暴露会厌。当显露声门后，右手在鼻腔外握持气管导管继续前行，并调整管尖方向，以便对准声门，再顺势插入。窥见导管气囊根部已完全进入声门下 2~3 cm 即可。若经调整后仍无法对准声门，则可用插管钳经口夹住导管前端，将其送入气管内。

（三）盲探经鼻气管插管法

盲探经鼻气管插管完全是靠手感和听诊气流声音进行的，并在其引导下逐渐接近声门而插入气管。本法适用于张口困难、颞颌关节强直、颈椎损伤和口颌颈胸部联合瘢痕形成使头颅无法后仰以及其他无法从口腔置入喉镜进行插管的患者。气管导管出后鼻孔之前的方法与明视经鼻气管插管法相同，盲探经鼻气管插管的要点是务必保留患者的自主呼吸，宜在较浅的全身麻醉下或采用清醒的表面麻醉下实施，一方面依靠自主呼吸气流引导插管；另一方面自主呼吸下能满足自身机体氧合需求，创造安全的插管条件。

根据导管内呼吸气流声的强弱，来判断导管与声门之间的相对位置和距离。导管口越正对声门，气流声音越响；反之，越偏离声门，声音越轻或全无。术者右手握持导管的后端，左手托住患者头枕部，并侧耳倾听导管内的呼吸音，当右手将导管缓慢推进时，因导管尖端逐渐接近声门，呼吸音也随之增强，说明导管插入方向正确，待导管内可闻及最清晰的呼吸音时，导管尖端正在声门口处，应在患者吸气时将导管推进，使导管进入气管内。

导管推进过程中如果遇到阻力，同时呼吸气流声中断，提示导管前端已误入梨状窝，或进入舌根会厌间隙，将导管后退至呼吸音最强处，通过左右或上下移动头位来调节咽腔内导管尖端的方向，使导管尖端向声门处靠拢，并再次注意导管内气流声，一旦气流声顺畅，可迅速将导管插入气管内。如插管失败，可再次调整头位，并依据气流声继续尝试。

若导管插入一定深度仍无阻力，且导管内气流声随导管逐渐推进而消失，说明导管直接误入食管。此时缓慢后退导管，至听到呼吸音最强时停止，说明导管尖端已退出食管而接近声门，然后使头过度后仰，颈椎前凸，必要时可将套囊充气，使导管前端上抬，同时继续根据气流声将导管推进。

（四）纤维光导喉镜引导插管法

本法适用于气管插管困难病例施行清醒插管。

先施行口、鼻、咽喉、气管黏膜麻醉，术者面对患者站立。拟经鼻插管者，先将涂少许液体石蜡的 F34 气管导管经鼻插至咽喉部，然后将纤维光导喉镜杆经导管插入声门，抵达导管中段，然后在喉镜杆的引导下，将气管导管慢慢推入气管后退出喉镜。拟经口插管者，将气管导管套在纤维光导喉镜杆上，术者用左手牵出舌体，用右手将喉镜杆沿舌背正中线插入咽喉，窥见声门后将喉镜杆插至气管中段，然后将气管导管引导至气管，退出喉镜。

为保证插管成功，术前须用足量抗胆碱药，术中应及时吸除分泌物。喉镜杆进入气管后，可见到光彩鲜艳的气管软骨环，即可证实操作无误。如误入食道，则景象暗黑无光。

（五）逆行导引气管插管法

1. 适应证

在经喉气管插管失败，而声门未完全阻塞的情况下，可以施行逆行导引气管插管术。可在清醒加药物镇静状态或全身麻醉状态下完成逆行导引经口或经鼻气管插管。尽管其成功率较高，但无经验者操作费时，创伤较大，患者较痛苦，有时还会遇到困难。因此，一般只将它作为其他插管方法失败后的插管手段。

2. 操作方法

首先用导针行环甲膜穿刺，然后经导针往喉方向将细导引丝或细导引管（也可用硬膜外导管替代）置入气管，并通过咳嗽反射，使导丝逆行通过声门抵达口或鼻咽腔，再用小钩将它从口或鼻孔牵出，或用钳夹出口腔，顺导丝套入气管导管，顺势推入声门。若导管尖端受阻于前联合处而不能顺利通过，可适当放松导丝，旋转导管，轻柔地将导管送入声门。

3. 并发症

包括插入导丝不成功、穿刺出血、血肿形成和气压伤等；其他潜在并发症与经皮环甲膜穿刺术和标准经喉气管插管术相同。

五、支气管内插管方法

随着胸科手术的发展，要求术中将两肺隔离并能进行单肺通气。通常有三种器具可以为麻醉期间提供单肺通气：双腔气管导管、单腔支气管堵塞导管（如 Univent 单腔管系统）和单腔支气管导管。双腔气管插管是大多数胸科手术首选的肺隔离技术。

（一）支气管内插管的适应证

1. 绝对适应证

（1）防止患侧肺脓、血等污染健侧肺：健侧肺被脓、血污染可导致严重的肺不张、肺炎、脓毒血症，甚至死亡，肿瘤或患侧肺切口所致的出血可能导致健侧肺被淹。

（2）支气管胸膜瘘、支气管胸膜皮肤瘘等病变妨碍健侧肺的通气。

（3）巨大的单侧肺大疱或囊肿在正压通气时有破裂的危险，造成张力性气胸。

（4）行单侧支气管肺泡灌洗的患者。

在这些情况下，肺隔离能有效防范危险的发生。

2. 相对适应证

使术侧肺萎陷，暴露手术野，方便手术操作，避免手术器械导致的肺损伤及改善气体交换等均是肺隔离的相对适应证。包括：胸主动脉瘤切除、肺叶切除（尤其是肺上叶）、胸腔镜检查、食管或脊柱手术及一侧肺创伤手术等。

（二）支气管内插管的禁忌证

1. 绝对禁忌证

气道内沿双腔导管通路存在病变（如气道狭窄、肿瘤、气管支气管断裂等），或气道外存在压迫（如纵隔肿瘤、主动脉弓动脉瘤）时，均应列为禁忌。

2. 相对禁忌证

（1）饱胃者。

（2）疑有误吸高度危险者。

（3）正在施行机械通气的危重患者（这类患者不能耐受因换管操作需要短暂停止机械通气的情况）。

（4）估计不能在直视下完成气管插管的插管困难患者。

（5）证明左主支气管呈帐篷式抬高且与总气管成90°以上角度者（这种情况不仅左主支气管插管特别困难，而且容易发生左主支气管损伤）。

（三）支气管内插管的方法

1. 导管种类的选择

双腔气管导管内含两个腔，可分别为一侧肺通气。常用的双腔管包括 Carlens 双腔管和 Robertshaw 双腔管两种，Robertshaw 双腔管更常用。

2. 导管侧别的选择

过去通常建议将双腔管的支气管端置入非手术侧，即右侧手术选择左侧双腔管，而左侧手术选择右侧双腔管，可增加双腔管位置正确的概率并减少其对手术的干扰。但因右侧主支气管长度较短，且右上肺支气管开口解剖变异很大，因此右侧双腔管的准确对位非常困难，在左侧胸内手术选择右侧双腔管时存在右上肺通气不足的危险。所以，目前的观点是尽量选择左侧双腔管，只有当存在左侧双腔管禁忌证时才选用右侧双腔管。左侧双腔管的禁忌证包括左主支气管狭窄、左主支气管内膜肿瘤、左主支气管断裂、气管外肿瘤压迫左主支气管及左主支气管分叉角度过大（90°左右）等。

3. 导管型号的选择

选择的原则是使用最大适合型号的双腔管，可降低通气阻力并有利于吸痰操作及纤维支气管镜检查。双腔管的型号选择与患者的身高、体重有明显的相关性。目前，临床上一般成年男性用 39Fr 号、37Fr 号；成年女性用 37Fr 号，体格矮小者可用 35Fr 号。

4. 插管前准备

插管前首先检查双腔管的两个套囊是否漏气，连接管是否正确连接。使用水溶性润滑剂充分润滑导管前端及套囊，以减轻插管损伤并保护套囊免受牙齿划破。一般须将充分润滑的可弯曲硬质管芯插入长管腔内，使长管尖端塑形至符合患者咽喉部弯曲的弧度。

5. 插管操作

麻醉诱导及喉镜暴露与单腔管气管插管相似。对于左侧双腔管，暴露声门后，将双腔管远端弯曲部分向前送入声门，当双腔管前端通过声门后，拔出管芯，轻柔地将双腔管向左侧旋转90°，继续送管至感到轻微阻力。置入导管的深度与患者身高之间具有高度的相关性。当双腔管到达正确位置时，身高 170 cm 的患者的平均深度是 29 cm，身高每增加或减少 10 cm，导管的深度增加或减少 1 cm。但这只是经验判断，正确的位置判断有赖于仔细的听诊及纤维支气管镜检查。

6. 双腔管位置的确定

双腔管插入后，先充气主套囊，双肺通气，以确认导管位于气管内。然后充气支气管气囊，观察通气压力，听诊两侧呼吸音变化调整导管位置。先进行几次正压通气，双侧应均能听到清晰的呼吸音。若只能听到一侧呼吸音，则说明导管插入过深，两侧导管开口均进入了一侧主支气管。若一侧肺尖听不到呼吸音，则表明双腔管插入过深阻塞了上叶支气管开口。此时应松开套囊，每次将双腔管退出 1～2 cm，直至双肺闻及清晰的呼吸音。当双腔管到达正确位置后，夹闭一侧连接管，夹闭侧胸廓无运动，也听不到呼吸音，而对侧可见明显的胸廓运动并可闻及清晰的呼吸音，此时打开夹闭侧管腔帽时，应无气体漏出。

当临床征象判断双腔管位置不正常时，以左侧双腔管为例，存在三种情况：①插入过浅，两侧导管均在气管内；②插入过深，两侧导管均进入左主支气管；③插入过深，但两侧导管（至少是左侧管）进入右主支气管；当右侧导管夹闭时，如果左侧导管过深进入左主支气管，则仅能闻及左侧呼吸音，若进入右主支气管，仅右肺可闻及呼吸音；若插入过浅，则两侧肺均能闻及呼吸音。在上述三种情况，若夹闭左侧导管并将支气管套囊充气，则支气管套囊会阻塞右侧导管的通气，造成两肺呼吸音全部消失或非常低沉。此时若将支气管套囊放气，双腔管进入左肺过深时，仅能在左侧闻及呼吸音；若右侧管过深进入右侧管，则仅能在右侧闻及呼吸音；若双腔管插入过浅，双肺均能闻及呼吸音。即使插管后双腔管对位良好，但因咳嗽、改变体位和（或）头位及手术操作影响等因素均可导致双腔管移位，故在围术期当气道压力或患者的氧合状况发生变化时，均应确认双腔管的位置。使用纤维支气管镜定位是最可靠的方法。

7. 纤维支气管镜定位

多项研究证实，即使根据听诊等判断双腔管对位良好，仍有 25%～78% 的患者经纤维支气管镜检查后发现其位置不当。因此单凭听诊常无法正确判断双腔管的位置，纤维支气管镜检查才是快速、准确判断双腔管位置的金标准。

对于左侧双腔管，因左右导管开口末端距离为 69 mm，而普通人左主支气管的平均长度为 50 mm，所以通过右侧导管若未看到蓝色套囊的上缘，则往往提示导管过深，左肺上叶开口很可能已被阻塞。而只要能看到蓝色套囊的上缘刚好在气管隆嵴之下，则左肺上叶被阻塞的可能性就很小。故左侧双腔管的正确位置为通过右侧管腔可直接观察到气管隆嵴，同时可见蓝色套囊的上缘刚好位于气管隆嵴之下，而经左侧管腔末端能看到左肺上下两叶的开口。

对于右侧双腔管，从左侧管腔可看到气管隆嵴及右侧导管进入右主支气管。而通过右侧管腔可看到右肺中下叶支气管的次级气管隆嵴，并且通过右侧导管上的右上肺通气孔看到右上肺叶开口。

（四）支气管内插管的并发症

1. 低氧血症

施行支气管内插管最常见的并发症为低氧血症。动脉血氧饱和度下降可能与以下因素有关。

（1）右上肺支气管开口被堵塞。

（2）可能与单肺通气继发通气/血流比例失调有关，原先双肺通气量进入单侧肺，易致通气过多而相对血流不足，因而肺分流增加。解决的方法是增加吸入气氧浓度（FiO_2）达1.0，同时降低潮气量和增加通气频率（借以保持相同的分钟通气量）。

（3）可能与应用挥发性麻醉药有关，后者可抑制低氧性肺血管收缩（HPV），引起未通气侧肺血管扩张，同样引起肺分流量增加。解决的方法是尽量降低挥发性麻醉药的吸入浓度（IMAC以下）或停用，改用静脉麻醉药。

（4）如果低氧血症持续存在，则须按表1-3所示进行处理。在单肺通气中，通气侧肺吸入 $FiO_2 = 1.0$；非通气侧肺用纯氧充气，并保持 5 cmH_2O 持续气道正压（CPAP），则持续性低氧血症并不多见。

表1-3　在侧卧位下剖胸手术中的肺通气处理

剖胸侧肺（上位肺）处理	通气侧肺（下位肺）处理
CPAP（5～10 cmH_2O），停止控制呼吸	正常通气
固定 CPAP，间断性控制呼吸	正常通气
不做任何通气处理	加用 CPAP 5～10 cmH_2O 通气
高频喷射通气	正常通气，伴或不伴 CPAP

2. 导管位置不正确

最常见的原因是导管选择过长，以致插入主支气管太深，可出现气道阻塞、肺不张、肺膨隆不能和萎陷、氧饱和度降低。导管选择过粗则不能插入主支气管也可引起导管位置不正确。解决方法：选择适合的导管，应用纤维支气管镜引导插管。

3. 气管支气管破裂

气管支气管破裂是一种危险的并发症，与操作者缺乏经验、探条的应用不恰当、反复粗暴试插、气管支气管异常、气管导管或支气管导管套囊过度膨胀、手术缝合致拔管困难、手术切断导管前端以及组织脆变等因素有关。对气管支气管破裂的诊断可能存在一定的困难，临床征象多数仅为缓慢进行性出血、发绀、皮下气肿、气胸或肺顺应性改变，有时难以据此作出明确的诊断。对该并发症应从预防着手；讲究探条的质量；支气管导管套囊充气不超过 3 mL；移动患者体位或头位时，应先放出套囊气体；在处理和切断支气管前，应先放出套囊气体，仔细稍稍退出导管的位置；手术结束拔管应是十分容易，拔管忌用暴力，拔管后应检查支气管导管的完整性等。

4. 其他并发症

包括损伤性喉炎、肺动脉流出道阻塞所致的心搏骤停、肺动脉缝线误缝于双腔管壁等。拔管期可发生轻微出血、黏膜瘀斑、杓状软骨脱臼、喉头和声带损伤，偶尔可发生断牙等。

（王建立）

第二章

困难气道处理

一、困难气道的相关定义

困难气道是指具有 5 年以上临床麻醉经验的麻醉医师在面罩通气时或气管插管时遇到困难的一种临床情况。

（一）困难面罩通气（DMV）或困难声门上气道通气

1. 困难面罩通气

有经验的麻醉医师在无他人帮助的情况下，经过多次或超过一分钟的努力，仍不能获得有效的面罩通气。

2. 困难声门上气道通气

有经验的麻醉医师由于声门上气道工具（SGA）密封不良或气道梗阻而无法维持有效通气。

3. 面罩通气分级

根据通气的难易程度将面罩通气分为 4 级，1~2 级为可获得良好通气，3~4 级为困难面罩通气（表 2-1）。喉罩的应用可改善大部分困难面罩通气问题。

表 2-1　面罩通气分级

分级	定义	描述
1	通气顺畅	仰卧嗅物位，单手扣面罩即可获得良好通气
2	通气受阻	置入口咽和（或）鼻咽通气管单手扣面罩；或单人双手托下颌扣紧面罩同时打开麻醉机呼吸器，即可获得良好通气
3	通气困难	以上方法无法获得良好通气，需要双人加压辅助通气，能够维持 $SpO_2 \geqslant 90\%$
4	通气失败	双人加压辅助通气下不能维持 $SpO_2 \geqslant 90\%$

注：SpO_2，经皮血氧饱和度。

（1）该分级在 Han. R 与 Kheterpal. S 的通气分级基础上修改制订，1~2 级通过三项中间指标［手握气囊的阻力、胸腹起伏和呼气末二氧化碳（$ETCO_2$）］确定，3~4 级依 SpO_2 是否 $\geqslant 90\%$ 而定。

（2）良好通气是指排除面罩密封不严、过度漏气等因素，三次面罩正压通气的阻力适当（气道阻力 $\leqslant 20\ cmH_2O$）、胸腹起伏良好、$ETCO_2$ 波形规则。

（3）双人加压辅助通气是指在嗅物位下置入口咽和（或）鼻咽通气管，由双人四手，用力托下颌扣面罩并加压通气。

（二）困难声门上气道工具置入

无论存在还是不存在气管病理改变，需要多次努力方可置入声门上气道工具。

（三）困难气管插管（DI）

困难气管插管包括困难喉镜显露、困难气管插管和气管插管失败。

1. 困难喉镜显露

直接喉镜经过 3 次以上努力仍不能看到声带的任何部分。

2. 困难气管插管

无论存在或不存在气管病理改变，气管插管需要 3 次以上努力。

3. 气管插管失败

经过多人多次努力仍然无法完成气管插管。

二、困难气道的分类

（一）根据有无困难面罩通气分类

1. 非紧急气道

仅有困难气管插管而无困难面罩通气的情况。患者能够维持满意的通气和氧合，允许有充分的时间考虑其他建立气道的方法。

2. 紧急气道

只要存在困难面罩通气，无论是否合并困难气管插管，均属紧急气道。患者极易陷入缺氧状态，必须紧急建立气道。其中少数患者既不能插管也不能通气（CICV），只能进行气管切开，否则会导致脑损伤甚至死亡等严重后果。

（二）根据麻醉前的气道评估情况分类

1. 已预料的困难气道

包括明确的困难气道和可疑的困难气道，前者包括明确的困难气道史、严重烧伤瘢痕、重度阻塞性睡眠呼吸暂停综合征等，后者为仅评估存在困难危险因素者。二者的判断根据患者实际情况及操作者自身的技术水平而定，具有一定的主观性。对已预料的困难气道患者，最重要的是维持患者的自主呼吸，预防发生紧急气道。

2. 未预料的困难气道

评估未发现困难气道危险因素的患者，其中极少数于全身麻醉诱导后有发生困难气道的可能，须常备应对措施。

三、困难气道的预测与评估

大约 90% 以上的困难气道患者可以通过术前评估发现。对于已知的困难气道患者，有准备、有步骤地处理将显著增加患者的安全性。因此，所有患者必须在麻醉前对是否存在困难气道作出评估。值得注意的是，有时术前气道评估基本正常的患者，也可能出现意想不到的气管插管困难或通气困难。

（一）病史

详细询问气道方面的病史是气道管理的首要工作，如打鼾或睡眠呼吸暂停综合征病史、气道手术史、头颈部放疗史等。必要时还应查阅相关的麻醉记录，了解困难气道处理的过程。

（二）影像学检查

X 线片、CT 等影像学检查有助于评估困难气道的可能性，并可明确困难气道的特征与困难程度。

（三）困难面罩通气危险因素

年龄大于 55 岁、有"鼾症"史、蓄络腮胡、无牙、肥胖（BMI > 26 kg/m^2）是 DMV 的五项独立危险因素。另外，Mallampati 分级为Ⅲ级或Ⅳ级、下颌前伸能力受限、甲颏距离过短（<6 cm）等也是 DMV 的危险因素。当具备两项以上危险因素时，提示 DMV 的可能性较大。

（四）体格检查

1. 鼻腔检查

若选择经鼻腔施行气管插管，应通过病史及检查了解鼻腔通畅程度，并根据鼻腔情况选择合适的气管导管型号。首先观察其鼻部外形，如鼻孔（鼻前庭）的粗细，是否对称。然后分别测试左、右鼻腔呼出与吸进空气时的通畅度，即检查者用示指分别按压鼻翼阻塞患者一侧鼻孔，让另一鼻孔吸气或呼气，选择通畅最佳的一侧鼻腔作为选择插管径路。凡气管导管外径能通过鼻孔者，一般均能顺利通过鼻腔而出后鼻孔。对于鼻塞患者应仔细询问鼻塞的程度及发作时间，是单侧还是双侧鼻腔，是发作性还是持续性，有无交替变化或逐渐加重的特点，有无其他伴发症状等。鼻腔的阻塞或病变均可影响经鼻气管插管，若鼻部原因引起鼻塞严重者，应放弃经鼻气管插管，或经专科医师检查后决定。另外，鼻腔黏膜较脆弱，经鼻气管插管常伴有少量黏膜出血，因此，鼻腔部位放疗后及使用抗凝治疗的患者，应慎重考虑或禁用。

2. 咽部结构分级

咽部结构分级即改良的 Mallampati 分级或称"马氏分级"。Mallampati 提出了一个简单的气道评估方法，后经 Samsoon 和 Young 的修改补充，成为当今临床广为应用的气道评估方法。患者取正坐位姿势，头居正中位，检查者视线与张口处呈同一水平位，嘱患者用力张口伸舌至最大限度（不发音），根据能否看到腭垂及咽部的其他结构判断分级，见表 2-2。

表 2-2　改良的 Mallampati 分级

分级	观察到的结构
Ⅰ级	可见软腭、咽腭弓、腭垂
Ⅱ级	可见软腭、咽腭弓、部分腭垂
Ⅲ级	仅见软腭、腭垂基底部
Ⅳ级	看不见软腭

咽部结构分级越高预示喉镜显露越困难，Ⅲ～Ⅳ级提示困难气道。该分级是一项综合指标，其结果受患者的张口度、舌的大小和活动度及上腭等其他口内结构和头颈关节运动的

影响。

3. 张口度

张口度是指最大张口时上下门齿间距离，成人正常值为 3.5 ~ 5.6 cm。张口度小于 3 cm 或检查者两横指宽度时无法置入喉镜，导致困难喉镜显露。影响张口度的因素包括咬肌痉挛、颞下颌关节功能紊乱以及各种皮肤病变（烧伤瘢痕挛缩、进行性系统性硬化症等）。咬肌痉挛可以使用麻醉药或肌松药改善，但应慎用，而颞下颌关节的机械性问题及皮肤病变通常麻醉后也难以改善。

4. 甲颏距离

甲颏距离是指头在完全伸展位时甲状软骨切迹上缘至下颏尖端的距离。该距离受许多解剖因素包括喉位置的影响，成人正常值在 6.5 cm 以上。甲颏距离小于 6 cm 或小于检查者三横指的宽度，提示气管插管可能困难。也可通过测量胸骨上窝和颏突的距离（胸颏间距）来预测困难插管，正常人的胸颏间距大于 12.5 cm，如小于此值，可能会有插管困难。还可测量下颌骨的水平长度，即用下颌角至颏的距离来表示下颌间隙的距离，如小于 9 cm，气管插管可能会存在困难。

5. 颞颌关节活动度

颞颌关节活动度是下颌骨活动性的指标，能反映上下门齿间的关系。如果患者的下门齿前伸能超出上门齿，通常气管插管是容易的。如果患者前伸下颌时不能使上下门齿对齐，插管可能会困难。下颌前伸幅度越大，喉部显露就越容易。下颌前伸幅度越小，越易发生前位喉（喉头高）而致气管插管困难。

6. 头颈部活动度

颈部屈曲可以使咽轴和喉轴近乎重叠，寰椎关节的伸展可以使口轴接近咽轴和喉轴，在颈部屈曲和寰椎关节伸展的体位下三轴接近重叠，最易实施喉镜检查。正常人颈部能随意前屈、后仰、左右旋转或侧弯。嘱患者头部向前向下弯曲，用下颏接触胸骨，然后向上扬起脸测试颈伸展范围。下颏不能接触胸骨或不能伸颈提示气管插管困难。从上门齿到枕骨隆突之间划连线，取其与身体纵轴线相交的夹角，正常前屈为 165°，后仰应大于 90°。如果后仰不足 80°，提示颈部活动受限，插管可能遇到困难，见于颈椎病变（类风湿关节炎、颈椎结核、颈椎半脱位或骨折、颈椎椎板固定术后等）、颈部病变（颈部巨大肿瘤、颈动脉瘤等）、烧伤或放疗的患者导致颏胸粘连使颈部活动受限、过度肥胖（颈粗短、颈背脂肪过厚）或先天性疾病（斜颈、颈椎骨性融合等）。

7. 牙齿检查

有活动性义齿者，应在术前取下。老年及儿童患者，常有松动牙齿，或新近长出的乳齿或恒齿，其齿根均浅，缺乏周围组织的有力支持，易被碰落。某些患者存在异常牙齿，如上门齿外突或过长、上下齿列错位、缺牙等，面罩通气或气管插管可能困难。异常牙齿易在喉镜操作过程中遭受损伤（松动、折断或脱落），应注意避免。一旦发生牙齿脱落，应仔细寻找，及时取出，防止进入气管及肺内。

8. 阻塞性睡眠呼吸暂停综合征

"鼾症"是阻塞性睡眠呼吸暂停综合征的简称，我国人群中 3% ~ 4% 的人患有鼾症。由于鼾症患者存在着呼吸系统、心血管系统与神经系统等多系统的复杂紊乱，以及口咽腔组织结构的异常，此类患者在气管插管和术毕拔管后的两个阶段存在着潜在的风险。此类患者正常睡眠下以习惯性严重打鼾、间断频发性呼吸暂停为主要特点，尤以全身麻醉诱导后更为严重，往往给呼吸管理造成困难，造成"鼾症"的主要原因是口咽腔软组织肥厚、增多，导致上呼吸道狭窄。

9. 喉镜显露分级

Cormack 和 Lehane 把喉镜显露声门的难易程度分为四级（表 2-3）。该喉镜显露分级为直接喉镜显露下的声门分级，与咽部结构分级有一定相关性，可作为判断是否插管困难的参考指标，Ⅲ级以上提示插管困难。

表 2-3 喉镜显露分级（C-L 分级）

分级	观察到的结构
Ⅰ级	可见全部声门
Ⅱ级	可见部分声门
Ⅲ级	仅可见会厌
Ⅳ级	会厌不可见

10. 其他提示困难气道的因素

上腭高度拱起变窄、下腭空间顺应性降低、小下颌或下颌巨大、颈短粗、病态肥胖、孕妇、烧伤、会厌炎、类风湿关节炎、强直性脊柱炎、肢端肥大症及咽喉部肿瘤等对预测困难气道都具有一定的敏感性和特异性，但单一方法还不能预测所有的困难气道，在临床上应综合应用。

四、建立气道的工具和方法

用于困难气道的工具和方法有百余种之多，本书推荐最常用和公认的几种。将这些工具和方法分为处理非紧急气道和紧急气道两种。处理非紧急气道的目标是无创，而处理紧急气道的目的是挽救生命。麻醉医师应遵循先无创后有创的原则建立气道。

（一）非紧急无创方法

非紧急无创方法所用工具分为喉镜类、经气管导管类和声门上气道工具三类。

1. 喉镜类

（1）普通喉镜：包括弯型镜片（Macintosh）和直型镜片（Miller）。选择合适的尺寸类型非常重要，必要时须更换不同尺寸类型的镜片。成人最常用的是弯型镜片，直型镜片能在会厌下垂遮挡声门时直接挑起会厌显露声门。

（2）可视喉镜：常用的可视喉镜有 Glidescope、McGrath、Airtraq、HC 等，均为间接喉镜，通过显示器或目镜看到声门。不需要口、咽、喉三轴重叠，可提供更宽广的视角，有效改善声门显露，但一般须借助管芯，以防显露良好却插管失败。

2. 经气管导管类

包括管芯类、光棒、可视管芯、纤维支气管镜四类。

（1）管芯类：包括硬质管芯、可弯曲管芯及插管探条（GEB）。需喉镜辅助，方法简便，可提高插管成功率。插管探条能减少气道损伤。

（2）光棒：如 Lightwand 等，是利用颈前软组织透光以及气管位置比食管更靠前（表浅）的特性。当光棒前端进入声门后即可在甲状软骨下出现明亮光点，部分患者还有光线向下放射。优点是快速简便，可用于张口度小和头颈不能运动的患者。存在上呼吸道解剖异常（肿瘤、息肉、会厌和咽后壁脓肿等）者禁用，显著肥胖等颈前透光性差者慎用。

（3）可视管芯：如视可尼（Shikani）等，能通过目镜看到声门。既可模仿光棒法结合目镜观察辅助插管，也可模仿纤维支气管镜法辅助插管。优点是结合了光棒和纤维支气管镜的优势，快捷可视。

（4）纤维支气管镜：此方法适合多种困难气道的情况，尤其是清醒镇静表面麻醉下的气管插管，可吸引气道内的分泌物，但一般不适合紧急气道，操作须经一定的训练。

3. 声门上气道工具

包括引流型喉罩、插管型喉罩及其他声门上气道工具。

（1）引流型喉罩：常用的有 Proseal 喉罩和 Supreme 喉罩等，是应用最广泛的声门上气道工具。置入成功率高，密封压高，可以引流胃内液体。既可改善通气，也可代替气管插管维持气道。

（2）插管型喉罩：常用的有 Fastrach 喉罩、Cookgas 喉罩（Cookgas air-Q）和 Ambu 喉罩（Ambu Aurai）等。插管型喉罩的优点是可同时解决困难通气与困难气管插管，可用于各种困难气道患者，也可用于颈椎损伤患者，插管成功率高，但受患者张口度限制。

（3）其他：包括 i-gel 和 SLIPA 等声门上气道工具，免充气型，置入成功率高。

4. 其他方法

除了以上描述的三类工具与方法外，经鼻盲探气管插管也是临床可行的气道处理方法。优点是无需特殊设备，适用于张口困难或口咽腔手术须行经鼻气管插管者。

（二）非紧急有创方法

1. 逆行气管插管

普通喉镜、喉罩、纤维支气管镜等插管失败，颈椎不稳、颌面外伤或解剖异常者可根据情况选择使用。使用 Touhy 穿刺针或静脉穿刺针行环甲膜穿刺后，采用导丝或硬膜外导管可以实现逆行气管插管。也可采用引导导管（Cook 气道交换导管或纤维支气管镜等）先穿过导丝然后引导气管插管。逆行气管插管技术的平均插管时间是 2.5 ~ 3.5 分钟。并发症较少见，常见的有出血、皮下气肿等。

2. 气管切开术

气管切开术有专用工具套装，采用钢丝引导和逐步扩张的方法，创伤虽比手术切开小，但仍大于其他建立气道的方法，且并发症较多，用时较长，只用于必须的患者，如喉肿瘤、上呼吸道巨大脓肿、气管食管上段破裂或穿孔以及其他建立气道方法失败又必须手术的患者。

（三）紧急无创方法

发生紧急气道时要求迅速解决通气问题，保证患者的生命安全，为进一步建立气道和后续治疗创造条件。常用的紧急无（微）创气道工具和方法包括以下六种。

1. 双人加压辅助通气

在嗅物位下置入口咽和（或）鼻咽通气管，由双人四手，用力托下颌扣面罩并加压通气。

2. 再试一次气管插管

Kheterpal 等报道了 77 例无法通气的患者，58 例采用直接喉镜气管插管成功，8 例采用直接喉镜多次努力后插管成功，7例采用可视喉镜、光棒等工具完成插管，2例唤醒患者后采用纤维支气管镜清醒插管成功，仅有1例唤醒患者后行气管切开术，另1例行紧急环甲膜切开术。基于以上研究结果，再试一次气管插管仍然是可以考虑的方法。

3. 喉罩（LMA）

既可以用于非紧急气道，也可以用于紧急气道。训练有素的医师可以在几秒内置入喉罩建立气道。紧急情况下，应选择操作者最容易置入的喉罩，如 Supreme 喉罩。

4. 食管—气管联合导管（ETC）

联合导管具有两种规格（37Fr 和 41Fr），是一种双套囊（近端较大的口咽套囊和远端低压的食管套囊）和双管腔（食管前端封闭和气道管前端开放）的导管，在两个套囊之间有8个侧孔，无论导管插入食管还是气管均可通气。优点是操作简便，无需辅助工具，可在数秒内快速送入咽喉下方，可有效地防止误吸。缺点是尺码不全，当导管在食管内时不能吸引气管内分泌物。

5. 喉管（LT）

喉管设计原理和使用方法与食管—气管联合导管类似，尺码全，损伤较轻。

6. 环甲膜穿刺置管和经气管喷射通气（TTJV）

环甲膜穿刺是经声门下开放气道的一种方法，用于声门上途径无法建立气道的紧急情况。经环甲膜穿刺后留置套管固定到高压供氧源或高频喷射通气机，每次喷射通气后必须保证患者的上呼吸道开放以确保气体完全排出。优点是微创、迅速、操作简单，对喷入气体能呼出者有效。缺点是气道缺乏稳定性，必须尽快采用后续方法，且紧急情况下并发症发生率较高，如皮下和纵隔气肿、高碳酸血症等。

（四）紧急有创方法

环甲膜切开术是紧急气道处理流程中的最终解决方案。快速切开套装如 Quicktrach 套装，可在数秒内快速完成环甲膜切开术，导管内径达4.0 mm，可连接简易呼吸器或麻醉回路进行通气。操作虽然简便，但必须事先在模型上接受过训练才能迅速完成。

五、困难气道处理流程

困难气道处理流程是根据麻醉前对气道评估的结果判断气道的类型，再依据气道类型选择麻醉诱导方式；根据面罩通气分级和喉镜显露分级决定通气和建立气道的方法，无创方法优先；在处理过程中判断每步的效果并决定下一步方法，直到确保患者安全。按照困难气道处理流程图有目的、有准备、有步骤地预防和处理将显著增加患者的安全性。气道处理一般包括预充氧等八个步骤，详见下述。

（一）预充氧

1. 定义

麻醉中最危险的情况是麻醉诱导使患者自主呼吸停止后不能及时建立起有效的人工通气，患者在麻醉诱导前自主呼吸状态下，持续吸入纯氧几分钟可使功能残气量中氧气/氮气比例增加，显著延长呼吸暂停至出现低氧血症的时间，称为"预充氧"或"给氧去氮"。

2. 原理

预充氧通过氧气进入肺泡置换出氮气使肺的功能残气量（FRC）中氧储备增加，其重要性在完全气道阻塞和呼吸暂停期间尤为明显，临床医师可获得额外时间去恢复有效通气和建立气道。Robert 从理论上论证了预充氧的重要性：正常 6 kg 的婴儿在呼吸空气时 FRC 中只含有 25 mL 氧气，按照氧耗量 42 mL/min 计算，从呼吸暂停至肺泡内储备氧耗尽的时间仅 36 秒；如果在停止呼吸前经过数分钟 100% 氧气预充后，情况与先前产生了鲜明的对比，FRC 中的氧气储备可增加至 158 mL，使婴儿在发生缺氧之前呼吸暂停的时间增加至 3.8 分钟，是先前的 6 倍。同样的，正常 70 kg 的成人在呼吸空气时 FRC 中含有 294 mL 氧气，按照氧耗量 210 mL/min 计算，从呼吸暂停至肺泡内储备氧耗尽的时间是 84 秒；经过短时间 100% 氧气预充后，FRC 中的氧气储备增加至 1 848 mL，使呼吸暂停的临界时间增加至 8.8 分钟，也是先前的 6 倍。因此在气道处理的开始阶段应常规预充氧，尤其是婴幼儿、疑有困难气道者以及对缺氧耐受差的患者，以延长呼吸暂停至缺氧的临界时间，提高困难面罩通气患者的安全性。

3. 预充氧的实施

选择与患者脸型匹配的面罩，在靠近面罩端的接口处连接好监测呼吸气体的采气管。患者取平卧位或背高位，头部取嗅物位。麻醉诱导前面罩尽可能贴近面部，在减压阀（APL 阀）完全开放的状态下能使呼吸囊充盈并随呼吸膨胀和回缩，氧流量足够大以使呼吸囊在回缩时不会完全瘪掉。呼吸时避免回路漏气很重要，呼吸囊松软，看不到 ETCO$_2$ 波形提示回路漏气。值得注意的是，预充氧区别于普通的面罩吸氧，不可混为一谈。常用的预充氧技术主要有潮气量呼吸（TVB）和深呼吸（DB）两种方法。

潮气量呼吸（TVB）是有效的预充氧技术，对大多数成人来说，为了保证最大限度的预充氧，TVB 应持续 3 分钟或更长时间，同时保持 FiO$_2$ 接近 1。在使用手术室中最常使用的半紧闭循环吸收系统时，即使氧流量（FGF）低至 5 L/min，同样能够达到有效的预充氧效果。

在假设深呼吸可以快速实现肺泡去氮的基础上，Gold 及其同事提出了 0.5 分钟内 4 次深呼吸（4DB/0.5 分钟）的预充氧方法。他们证明，4DB/0.5 分钟与持续 3 分钟的 TVB（TVB/3 分钟）后的 PaO$_2$ 没有差别。但临床上，嘱咐患者做快速深大的呼吸有一定限制，效果难以保证，尤其对于孕妇、病态肥胖患者和老年患者。

为了尽可能完善预充氧的深呼吸方法，可延长深呼吸的时间至 1 分钟、1.5 分钟和 2 分钟，分别进行 8 次、12 次和 16 次 DB，同时使用大于 10 L/min 的 FGF。这些方法可以产生最大化的预充氧，注意在深吸气时保持呼吸囊于半充盈状态，防止患者产生窒息感。无论采用何种方式，预充氧前如果最大限度地呼出气体，可使 FRC 减少 50%。

4. 特殊患者预充氧

由于不同患者病理生理特点不同，预充氧过程也呈现不同特点。孕妇的肺泡通气量（VA）升高而 FRC 降低，比非孕女性达到最大预充氧的速度更快，但是氧储备受限，呼吸暂停时孕妇出现低氧血症的速度更快。病态肥胖患者的 FRC 相对较小而全身氧耗（VO$_2$）超过正常值，呼吸暂停时会出现渐进性低氧血症。此类患者呼吸暂停前必须行最大预充氧，可以通过 TVB/3 分钟或 DB/1 分钟（或更长时间）吸氧来完成，采取头高位或侧卧位的效果优于仰卧位。老年患者随年龄增长基础 VO$_2$ 下降，肺功能的改变使氧摄取率下降，闭合气量增加使去氮效率下降，因此需要更长时间进行预充氧。老年人需氧量的减少并不能完全代偿氧摄取率的下降，延长 TVB 大于 3 分钟或 DB 大于 1 分钟可以获得可靠的预充氧。ARDS 患者 FRC 降低、肺内分流量增加及 VO$_2$ 升高、通气暂停可导致快速的低氧血症。儿童 FRC 较小且新陈代谢需要增加，因此氧供中断时出现低氧血症的速度比成人快，年龄越小速度越快。儿童较成人可更快地获得最大预充氧，通过 TVB，几乎所有的儿童在 60 ~ 100 秒 $ETCO_2$ 可达到 90%，而 DB 30 秒可获得最佳预充氧。

5. 预充氧的意义

由于通气困难、插管困难常难以预计，所以对所有的患者都应该实施最大限度的预充氧，尤其是当无法对患者实施面罩通气或预计存在通气或插管困难时。同时又不可过分依赖预充氧的作用，因为呼吸暂停或完全的气道梗阻会使患者处于特殊危险的境地，预充氧只是辅助的方法，执行困难气道处理流程，防止高危患者发生呼吸暂停才是更为重要的。虽然健康成年患者预充氧后的无通气时间理论上可达数分钟，但在临床上未能发现的潜在问题可随时发生，因此即使是已对健康成年人实施预充氧，呼吸停止的时间也不应大于 2 分钟，随即至少行四五次有效通气后再行下一步操作。

（二）气道类型

根据气道评估情况可将患者分为已预料的困难气道（包括明确的和可疑的）和"正常"气道。对于明确的或可疑的困难气道在判断上有一定的主观性，需要根据患者实际情况及操作者自身的技术水平而定。将气道进行分类的意义在于为气道处理厘清思路，针对不同气道类型选择对应的处理流程并精心准备，而进一步细分为明确的和可疑的困难气道可在保证通气的前提下排除部分困难气道假阳性病例，提高患者在气道处理过程中的舒适度。

（三）诱导方式

诱导方式包括清醒镇静表面麻醉、保留自主呼吸的浅全身麻醉和全身麻醉诱导三种，依据气道类型而定。其中全身麻醉诱导还可分为常规诱导和快速顺序诱导（RSI）。明确的困难气道原则上应选择清醒镇静表面麻醉，可疑的困难气道则根据操作者技术水平与条件选择清醒镇静表面麻醉或保留自主呼吸的浅全身麻醉，"正常"气道患者可选择全身麻醉诱导。需要注意的是，对于饱胃或存在胃内容物误吸危险的患者（胃食管反流病、妊娠、肥胖等），评估为"正常"气道时可以采用全身麻醉快速顺序诱导，评估为困难气道时宜采用清醒镇静表面麻醉。

1. 清醒镇静表面麻醉

清醒镇静表面麻醉包括患者准备、镇静和表面麻醉等环节。

（1）患者准备：告知患者清醒气管插管的过程，做好适当的解释，重点说明配合的事项，如放松全身肌肉，特别是颈、肩、背部肌肉，不使劲，不乱动；保持深慢呼吸，不屏气，不恶心等，尽量争取患者全面合作。使用麻醉前用药，如阿托品、东莨菪碱、格隆溴铵等抗胆碱药，可使患者分泌物减少，以利于施行清醒插管。饱胃或存在胃内容物误吸危险的患者需要使用止吐药和抑酸药预防误吸。如果是经鼻插管，还须用缩血管药物收缩鼻黏膜血管。

（2）镇静：施行经口或经鼻清醒插管，要求患者充分镇静，全身肌肉松弛，这样不仅有助于插管的施行，也可基本避免术后不愉快的回忆。镇静的理想目标是使患者处于闭目安静、镇痛、降低恶心呕吐敏感性和诱导遗忘，同时又能被随时唤醒、保持高度合作的状态。为了达到一定的镇静深度应避免过多使用同一种药物，可以复合用药。

苯二氮䓬类药物复合麻醉性镇痛药是常用的镇静方案。咪达唑仑（20 ~ 40 $\mu g/kg$）由于起效和消除均较快，且具有顺行性遗忘作用，故常用于临床。苯二氮䓬类药物的劣势在于可引起较深的意识丧失，患者可能无法按指令配合，尤其是自主呼吸。氟马西尼是苯二氮䓬类特异性拮抗药，可以逆转中枢神经系统的抑制，但不能完全逆转呼吸抑制。同时使用麻醉性镇痛药可以减轻气道反应，有助于预防气道操作时发生的咳嗽和干呕，缺点是加重呼吸抑制，甚至呼吸暂停。芬太尼（1～2 μg/kg）是最常用的麻醉性镇痛药，小剂量的苏芬太尼（5～10 μg）也可应用于清醒插管。麻醉性镇痛药注射过快时可引起呼吸抑制与胸壁强直，使用时应注意。右美托咪啶是一种高选择性的 α_2 肾上腺素能受体激动剂，具有中枢性抗交感作用，能产生近似自然睡眠的镇静作用，患者容易唤醒并且能够合作，尤其是对呼吸无抑制，同时具有强效止涎和一定的镇痛、利尿、抗焦虑作用，可能是目前最理想的气道处理用药。使用时注意血流动力学变化，因其可导致心动过缓和低血压。以 1 μg/kg 剂量缓慢静脉注射，输注时间超过 10 分钟，维持输注速度为（0.2～0.7）μg/（kg·h）。

（3）表面麻醉：全面完善的咽喉气管表面麻醉是保证清醒插管成功的最重要因素。表面麻醉的先后顺序依次是口咽腔、舌根、会厌、梨状窝、声门、喉及气管内。

1）咽喉黏膜表面麻醉：用1%丁卡因或4%利多卡因，掌握循序渐进、分3次喷雾的程序，先喷舌背后半部及软腭2～3次；隔1～2分钟后，嘱患者张口发"啊"声，实施咽后壁及喉部喷雾；再隔1～2分钟后，用喉镜片当作压舌板轻巧提起舌根，将喷雾器头对准喉头和声门，在患者深吸气时实施喷雾。3次喷雾所用的1%丁卡因或4%利多卡因总量以2～3 mL为限。

鼻咽部和鼻黏膜血管分布较为丰富，当患者需要行清醒经鼻插管时，鼻咽部充分的表面麻醉以及相应区域的血管收缩十分必要。常用4%～5%可卡因，兼有局部血管收缩作用。先用1 mL滴鼻，再用可卡因棉片填塞鼻后腔，10～15分钟可产生满意的麻醉和血管收缩效果。也可用0.5%～1%丁卡因麻黄碱混合液，按上法施行表面麻醉。

2）气管黏膜表面麻醉：常用的方法包括经环甲膜穿刺注药法和经声门注药法。

经环甲膜穿刺注药法：在完成咽喉表面麻醉后，患者取头后仰位，左手拇指和中指放在甲状软骨两侧固定气管，左手示指确定环甲膜的中线和环状软骨的上缘。右手以执笔式持盛有1%丁卡因或4%利多卡因2 mL的注射器，接20号的套管针，针头倾斜45°角指向尾部穿过环甲膜进入气管内0.5 cm。经抽吸有气证实针尖位于气管内后，保持套管针针芯固定，继续推送套管针的鞘管，取出针芯，重复抽吸试验再次证实位于气管内后嘱患者深呼吸，在吸气末注入局部麻醉药，可导致患者咳嗽和局部麻醉药的雾化。可以将套管针的鞘管留置至气管插管完成，以便在需要更多的局部麻醉药时使用，也可减少出现皮下气肿的可能性。本法的表面麻醉效果确实可靠，适用于张口困难患者，但易激惹患者呛咳和支气管痉挛。

经声门注药法：在完成咽喉表面麻醉后，术者用左手持喉镜显露声门，右手持盛有1%丁卡因或4%利多卡因2 mL的喉麻管，在直视下将导管前端插过声门送入气管上段，然后缓慢注入麻醉药。注射完成后嘱患者咳嗽数次，即可获得气管上段、声门腹面及会厌腹面黏膜的表面麻醉。无喉麻管装置时也可采用截断成8～10 cm的硬膜外导管。本法的优点是避免环甲膜穿刺注药所引起的剧烈呛咳和支气管痉挛等不适，缺点是患者往往声门显露不佳，效果有时无法保证。

除了以上方法外，还可以通过纤维支气管镜行逐步表面麻醉技术。这是一项无创技术，通过纤维支气管镜的吸引口注入局部麻醉药，共有两种方法。第一种方法需要在吸引口近端安装三通，分别连接氧气管（氧流量 2～4 L/min）和装有局部麻醉药的注射器。纤维支气管镜直视下向目标区域喷洒2%～4%的利多卡因 0.2～1.0 mL。30～60 秒后，操控纤维支气管镜向更深的结构推进，并重复以上表面麻醉操作。第二种方法是使用硬膜外导管（内径0.5～1.0 mm）穿过纤维支气管镜吸引口喷洒局部麻醉药。该技术尤其适用于有胃内容物误吸危险的患者，因为表面麻醉后数秒即可完成气管插管，患者可较好地维持气道保护性反射。

（4）清醒镇静表面麻醉行气管插管的成功要领：①充分解释，争取患者理解，安全第一；②收缩黏膜，扩张鼻腔，可用麻黄碱或去氧肾上腺素；③使气道干燥，可用阿托品或东莨菪碱；④充分的咽喉部及气管内表面麻醉，抑制反射，可选用利多卡因、丁卡因、可卡因或苯佐卡因等；⑤适度镇静，保留自主呼吸，控制患者气道；对伴有心血管疾病（高血压、冠心病等）的患者，适宜的镇静深度与血管活性药结合，既有利于插管，又能使心血管应激反应降低；⑥充分准备，耐心操作，切忌仓促进行。

2. 保留自主呼吸的浅全身麻醉

预测困难气道的标准是通过已被证实的困难气道患者的特点来建立的，这些标准对预测困难气道的特异性并不高，存在困难面罩通气或者困难气管插管单个或者多个阳性指标的患者有时并不一定是困难气道。这类可疑的困难气道患者直接采用全身麻醉诱导存在很大的顾虑，而直接采用表面麻醉加镇静清醒气管插管患者不易接受，可采用保留自主呼吸的浅全身麻醉。保留自主呼吸的浅全身麻醉是介于清醒镇静表面麻醉和全身麻醉诱导之间的一种诱导方式，要求在表面麻醉的基础上使患者意识消失，并尽可能地保留患者的自主呼吸。应至少保证口咽腔和喉部得到充分的表面麻醉，以减少喉镜刺激引发的喉痉挛等并发症，并减少全身麻醉药物的使用，以便更好地维持患者的自主呼吸。

诱导目标是使患者 Ramsay 镇静分级达到 5 级或以上（Ramsay 镇静分级分为 1～6 级：1 级患者焦虑，躁动不安；2 级患者合作，清醒安静；3 级患者仅对指令有反应；4 级患者入睡，轻叩其眉间反应敏捷；5 级患者入睡，轻叩其眉间反应迟钝；6 级患者呈深睡或麻醉状态）。

全身麻醉药物应使用快速起效、快速消除且对自主呼吸影响小的药物。七氟烷是该诱导方式比较理想的药物，血/气分配系数低，诱导与苏醒迅速。其他优点包括刺激性小，很少引起咳嗽，屏气和喉痉挛发生率低，诱导比较平稳。丙泊酚是常用的快速、短效静脉麻醉药，苏醒迅速而完全，持续输注后很少蓄积。推荐采用血浆浓度靶控输注（TCI）的诱导方式，对自主呼吸抑制较轻，无 TCI 条件时，可以采用小剂量多次给药的方式诱导，谨慎推注以避免呼吸暂停。阿片类药物在该诱导方式中慎用，因其呼吸抑制作用较为明显。诱导过程中出现呼吸抑制甚至呼吸暂停时，应及时于面罩正压通气辅助呼吸，若出现通气困难按紧急气道流程处理或及时唤醒患者。

3. 全身麻醉诱导

包括全身麻醉常规诱导和全身麻醉快速顺序诱导。全身麻醉常规诱导实施方法详见相关章节。有研究指出，对于气道评估"正常"的患者，可以不常规测试通气而直接给予诱导药物。全身麻醉快速顺序诱导的主要目的是尽可能缩短从意识消失咽喉部保护性反射消失到气管插管的时间间隔。快速顺序诱导由预充氧、快速诱导药物、环状软骨加压和避免正压通气等组成。快速顺序诱导前必须充分预充氧。常用的快速顺序诱导全身麻醉药包括丙泊酚和依托咪酯。琥珀胆碱是最常用的肌松药,但是某些情况禁用(如烧伤、脊髓损伤等)。罗库溴铵也可快速达到插管条件,但是肌松持续时间较长,须考虑相关风险。环状软骨加压(Sellick 手法)在快速诱导前开始实施,患者清醒时适当施加压力,但应注意避免引发恶心和呕吐,患者意识消失后立刻增加到全力直至气管导管套囊充气并确认气管插管成功。

(四)通气和建立气道的方法

根据面罩通气分级和喉镜显露分级决定通气和建立气道的方法。

1. 面罩通气分级

2013 年版美国麻醉科医师协会(ASA)公布的《困难气道管理指南》对困难面罩通气(DMV)定义为:"面罩密封不良,过度漏气,气体进入或流出阻力过大。出现以下面罩通气不足体征:未见或可见异常的胸部运动,无法听到或听到异常的呼吸音,听诊有严重梗阻的体征,发绀,胃胀气或胃扩张,经皮动脉血氧饱和度(SpO$_2$)降低,未出现或出现异常的呼气末二氧化碳(ETCO$_2$)波形,肺量计监测不到呼出气流或呼出气流不足以及与缺氧和高二氧化碳相关的血流动力学改变(如高血压、心动过速和心律失常等)。"

在 ASA 对 DMV 的定义中,"无法听到或听到异常的呼吸音,听诊有严重梗阻的体征,胃胀气或胃扩张,肺量计监测不到呼出气流或呼出气流不足"等体征不便于观察,而"发绀、缺氧和高二氧化碳相关的血流动力学改变"都是较晚的体征。SpO$_2$ 下降虽然易于观察,但以其小于 90% 为界,患者已经发生了低氧血症。结合 ASA 标准,面罩通气的先决条件在于将面罩与面部贴合、不漏气,通气过程中最易观察和最灵敏的指标是"手控呼吸囊的阻力、患者胸腹起伏和 ETCO$_2$ 波形"。

临床上每例患者面罩通气的难易程度差别很大,对 DMV 进行分级有助于临床的判断与处理。2004 年 Han 等奠定了面罩通气分级的基础,2006 年 Kheterpal 等对 Han 分级进行了改进(表 2-4)。

表 2-4　面罩通气分级(Kheterpal 改进的 Han 分级)

分级	描述
1	面罩通气容易
2	须用口咽通气管或其他工具辅助面罩通气,无论是否给予肌松药
3	困难面罩通气(面罩通气不充分、不稳定,或需要两人协作通气),无论是否给予肌松药
4	不能实施面罩通气,无论是否给予肌松药

在结合 ASA 困难面罩通气定义和 Kheterpal 改进的 Han 分级基础上,加拿大标准协会(CSA)2013 年版《困难气道管理指南》将困难面罩通气(DMV)定义为"有经验的麻醉医师在无他人帮助的情况下,经过多次或超过一分钟的努力,仍不能获得有效的面罩通气",根据通气的难易程度将面罩通气分为 4 级,1~2 级可获得良好通气,3~4 级为困难面罩通气。DMV 定义限定的"多次或超过一分钟"的判断标准,是基于面罩通气 1~2 级的判断基础上作出的,其意义在于可以在 SpO$_2$ 下降前更早明确困难程度并做出处理,为后续处理预留更多的时间,提高患者的安全性。

对于正常气道病例,全身麻醉诱导后须行面罩通气并明确其分级。大部分的患者经单手扣面罩即可获得良好通气。CE 手法是临床上最常用的一种单手扣面罩的方法,该方法的操作要点是一手拇指和示指将面罩紧扣于患者口鼻部(C),中指、环指扣住下颌骨,小指放在患者耳垂下方下颌角处，将下颌向前向上托起（E），另一手挤压气囊。对于单手扣面罩不能获得良好通气的患者，可采用口咽和（或）鼻咽通气管配合单手扣面罩的方法，或采用双手托下颌扣面罩同时行机械通气的方法。双手托下颌扣面罩时患者呈仰卧头伸展位，操作者位于患者头部（或侧面），双手着力点在耳垂下方紧握下颌的上升支，用力向上向前推起，将下门齿移至上门齿的前方同时行机械通气。有研究证实双手托下颌较单手托下颌更为有效。如果以上方法仍不能维持良好通气，需要立即请求帮助，在嗅物位下置入口咽和（或）鼻咽通气管，由双人四手，用力托下颌扣面罩行双人加压辅助通气。

面罩通气分级 3 级经双人加压辅助通气仍无法获得良好通气者以及面罩通气分级 4 级者按照紧急气道处理流程处理。面罩通气分级 3 级经双人加压辅助通气可获得良好通气者以及面罩通气分级 1~2 级者，继续下一步喉镜显露步骤。

2. 喉镜显露分级

喉镜显露分级是选择建立气道方法的依据。需要注意的是，要做到喉镜最佳显露，包括：一位技术熟练的操作者（至少 5 年以上临床经验）、合适的头位（嗅物位，口、咽、喉三轴接近成一直线）、手法辅助声门显露（Ⅱ级以上者按压甲状软骨、环状软骨或舌骨改善显露）以及合适尺寸/类型的喉镜片（成人常用弯型镜片，直型镜片适用于会厌下垂者及小儿）。对可视喉镜有丰富使用经验者，也可以可视喉镜的声门显露分级作为建立气道方法的依据。

3. 建立气道方法

经清醒镇静表面麻醉的明确困难气道和可疑困难气道患者喉镜显露分级往往在Ⅱ级以上，可直接选择一种或几种熟悉的非紧急无创方法，条件不足时可试行常规喉镜显露声门，但注意动作轻柔且不可反复尝试。部分明确的困难气道患者，如有明确的困难气道处理失败史、喉肿瘤、上呼吸道巨大脓肿、气管食管上段破裂或穿孔等，可直接采用非紧急有创方法建立气道。

经保留自主呼吸浅全身麻醉的可疑困难气道患者和经全身麻醉诱导的"正常"气道患者根据喉镜显露分级结果选择建立气道方法。对于保留自主呼吸浅全身麻醉的患者，根据喉镜显露分级重新选择诱导方式，Ⅰ~Ⅱ级者改行全身麻醉诱导或直接气管插管，而Ⅲ~Ⅳ级者须待患者意识恢复后改行清醒镇静表面麻醉。需要特别指出的是，改行全身麻醉诱导时，由于仍然存在困难面罩通气的潜在风险，肌松药应在测试面罩通气可行后方可应用。对于全身麻醉诱导的患者，喉镜显露分级Ⅰ~Ⅱ级者可直接行气管插管，而Ⅲ~Ⅳ级者选择一种或几种熟悉的非紧急无创方法。

随着喉罩等声门上气道工具的不断普及，越来越多的手术可直接在声门上气道工具全身麻醉下完成而无须气管插管。

（五）有效性判断

气道成功建立后，须尽快对气道的有效性作出判断。直视或可视喉镜下看到气管导管在声带之间和纤维支气管镜检查可见气管软骨环及气管隆嵴是判断气管导管位于气管内的可靠指标。呼气末二氧化碳（$ETCO_2$）监测也是鉴别气管插管或喉罩通气等是否成功比较可靠的指标。单一的判断方法有时并不可靠，常需要几种方法联合判断。

（六）最终处理

在多次尝试气管插管均告失败之后，需要结合建立气道的紧迫性、手术的紧迫性以及建立气道的风险性等综合考虑，做出合理的最终处理。面罩通气困难者按照紧急气道流程处理，面罩通气良好者按下述原则处理。无法延期的急诊手术，采用非紧急有创方法建立气道；对于常规手术，应根据自身技术水平与经验谨慎使用非紧急有创方法；已行全身麻醉诱导的常规手术，可以待患者自主呼吸恢复后唤醒患者，在清醒镇静表面麻醉下行气管插管；部分时间较短的中小手术，也可在面罩或喉罩通气下行麻醉手术，或在局部麻醉或神经阻滞下手术；取消手术待总结经验、精心准备人员与工具则是常规手术更为稳妥的处理方法。

六、紧急气道处理流程

（一）定义

紧急气道是指"只要发生了困难面罩通气无论是否合并困难气管插管的情况"。患者极易陷入缺氧状态，少数患者"既不能插管也不能通气（CICV）"，只能进行气管切开，否则会导致脑损伤甚至死亡等严重后果。

（二）诊断

处理紧急气道的关键是及早诊断和及早处理，诊断的关键在于对面罩通气分级的准确判断。1～2级可获得良好通气，3～4级为困难面罩通气。判断面罩通气分级的核心是三项中间指标（气道阻力、胸腹起伏、$ETCO_2$ 波形）和经皮动脉血氧饱和度（SpO_2）。区分1～2级与3～4级的关键在于能否通过单人努力（单手、单手＋口/鼻咽通气管、双手托下颌＋机械通气）维持良好通气，而3级与4级的区别在于通过双人加压辅助通气能否维持 SpO_2 在90％以上。分级的意义在于可以在 SpO_2 下降前更早明确困难程度并做出处理，为后续处理预留更多的时间，提高患者的安全性。

（三）紧急气道的预防

（1）建议在麻醉前去除可纠正的面罩通气危险因素，例如，刮掉胡须或者用贴膜将其覆盖、无牙患者保留义齿等。

（2）全面而准确地评估气道，正确选择诱导方式。

（3）气道操作时注意动作轻柔，尽量减少损伤，减少操作时间。

（4）密切监测患者的 SpO_2 变化，每一次操作前充分预充氧或面罩通气，操作过程中当 SpO_2 降至90％时要及时面罩通气，以保证患者生命安全为首要目标。

（四）紧急气道的处理

（1）面罩通气发生困难时立即请求帮助，同时努力改善通气，行双人加压辅助通气。

（2）经双人加压辅助通气无法获得良好通气时，须尽快置入喉罩；没有喉罩时，立即由现场有经验的麻醉医师再试一次插管（不可反复试），采用哪种方法取决于操作者的优势技术、已备好的气道工具及建立通气的紧迫性等。

（3）判断喉罩通气是否满意或气管插管是否成功，失败者继续采用其他紧急无创方法，如食管—气管联合导管、喉管等。

（4）以上声门上气道工具失败时须考虑行环甲膜穿刺置管和经气管喷射通气（TTJV）。

（5）TTJV 失败或不可行时需要尽快行环甲膜切开术建立有效通气（推荐快速装置，如 Quicktrach 套装）。

（6）紧急无创方法可以改善通气，为进一步处理赢得时间，但一般为临时性气道，气道缺乏稳定性，后续处理应考虑唤醒患者或尽快建立稳定的气道，如气管插管或气管切开。

（7）需要强调的是，紧急气道工具或方法的选择不应局限于流程图中的顺序，要灵活掌握，遵循先无创后有创的原则，同时要结合麻醉医师的经验与水平、设备的可行性、气道梗阻类型（声门上或声门下）以及方法的优点与风险综合分析和处理。

七、困难气道处理基本原则

（1）根据本科室的人员和设备情况，按照上述困难气道处理流程的思路制订出适合本科室的简便可行的处理流程，在科室内定期宣教培训，并挂在困难气道设备车上，以便准确及时地执行。

（2）准备一个困难气道设备车或箱，内容包括上述紧急和非紧急气道工具，可以结合本科室的具体条件有所调整，但应当至少有一种紧急气道工具。

（3）平时加强对各种气道方法与工具使用的培训，使每一位麻醉医师都可以熟练掌握除普通喉镜以外的至少一种气道处理方法。

（4）气道处理尤其是已预料的困难气道处理要按上述气道流程制订完备的计划，计划应至少包括以下四点：首选气道方法（选择最适用、最熟悉的）、备选方法（至少一种）、以上方法失败时的通气方法与其他处理方法（唤醒患者、取消手术等）、紧急气道处理方法（喉罩、联合导管等）。要有所侧重，层次突出，切忌各种困难气道方法轮番尝试而毫无重点的策略。

（5）完善的人员准备对于困难气道的处理至关重要。对于已预料的困难气道，应确保至少有一位对困难气道有经验的高年资麻醉医师主持气道管理，并有一名助手参与。对于未预料的困难气道，人员和工具往往准备不足，应尽快请求帮助，呼叫上级或下级医师协助处理。

（6）麻醉医师应当熟悉各种困难气道方法的适应证与禁忌证。在处理困难气道时，要选择自己最熟悉和有经验的技术。

（7）各种建立气道的方法形式不同，目的均是维持通气与氧合，气道处理过程中要密切监测患者的 SpO_2 变化，当其降至 90% 时要及时面罩辅助给氧通气，以保证患者生命安全为首要目标。

（8）气道操作注意动作轻柔，尽量减少损伤，以免组织水肿、出血等进一步增加插管困难或演变为紧急气道。

（9）当插管失败后，要避免同一个人采用同一种方法反复操作的情况，应当及时分析，更换思路和方法或者更换人员和方法。各种气道方法特点不同，单一方法不可能解决所有的气道问题，两种甚至多种方法联合应用常可发挥更大的作用。

（10）完整的困难气道处理过程包括气道的建立、患者自主气道的恢复以及后续的随访与处理。麻醉医师应评估、随访并处理经过困难气道处理后可能有潜在并发症的患者，如水肿、出血、气管食管穿孔、气胸及误吸等。

（11）麻醉医师应该在麻醉记录中记录患者存在困难气道，并对其特征进行描述，为今后医疗活动尤其是气道管理提供指导和帮助，减少不必要的并发症。记录应包括：困难气道类型，是困难面罩通气还是困难气管插管，或两者兼有；描述采用的所有气道处理技术及其优缺点。同时麻醉医师有必要将以上信息告知患者（或家属），为以后处理提供指导。

（12）气道处理不仅要求熟练掌握各种困难气道工具，也要求能冷静处理紧急气道，更重要的是要有处理气道的正确思路，对气道有计划、有准备、有步骤地预防、判断和处理，以维持通气和氧合为第一任务，积极预防紧急气道的发生，方可在处理气道时更加得心应手，使患者更加安全舒适。

（王　辉）

第三章

吸入全身麻醉技术

吸入全身麻醉是利用一定的设备装置使麻醉气体通过肺泡进入血液循环，作用于中枢神经系统而产生全身麻醉效应的一种麻醉方法。由于其实施需要相应的设备和装置及操控技术，故只有熟练掌握吸入麻醉的基本概念与操作系统，方能将吸入麻醉技术安全有效地应用于临床。

一、最低肺泡有效浓度

（一）概念

最低肺泡有效浓度（MAC）是指在一个大气压下，50%的患者对外科手术切皮引起的伤害性刺激不产生体动或逃避反应时肺泡内麻醉药浓度，一般以所测呼气终末吸入麻醉药浓度予以代表（表3-1）。

表3-1　常用吸入麻醉药的 MAC（1个大气压下，37 ℃）

药物	0.65 MAC	1.0 MAC	MAC awake	2 MAC
氧化亚氮	65.00	105	41.00	202
氟烷	0.48	0.75	0.30	1.50
恩氟烷	1.09	1.7	0.67	3.36
异氟烷	0.75	1.2	0.46	2.32
七氟烷	1.11	2.0	0.78	3.42
地氟烷	6.0	—	—	—
氙气	—	71	—	—

注：氧化亚氮，N_2O。

（二）MAC 的临床意义

（1）吸入麻醉药在肺泡与血液内达到平衡后，MAC 即可能反映脑内吸入麻醉药分压，类似于量—效曲线的有效中量（ED_{50}），一般认为可借此评价不同吸入麻醉药的效能，且此时与其他组织的摄取和分布无关。但 MAC 不能反映麻醉深度的所有指标，在相等的 MAC 下，药物对机体的生理影响并不相同。

（2）由于进入麻醉状态主要取决于麻醉药的分子数量而不是分子类型，因此，MAC 具有相加性，即若同时吸入两种麻醉药，各为 0.5 MAC，其麻醉效能相当于 1.0 MAC 的单一吸入麻醉药。临床上利用此特性复合应用两种吸入麻醉药，以减轻各自的不良反应。

（3）外科手术一般需要 1.5～2.0 MAC 方可达到适当的麻醉深度。

（三）MAC 的延伸

1. MAC_{95}

其意义类同于 ED_{95}，可使 95% 的患者达到对切皮引起的伤害性刺激无体动反应时的 MAC，一般为 1.3 MAC。

2. MAC awake

MAC awake$_{50}$，即停止吸入全身麻醉后患者半数苏醒时肺泡气浓度，即 50% 的患者能执行简单的指令时呼气终末吸入麻醉药浓度（代表肺泡气浓度）；MAC awake$_{95}$ 是指 95% 的患者达到上述条件。一般可视为患者苏醒时脑内吸入全身麻醉药分压，不同吸入麻醉药的 MAC awake 均约为 0.4 MAC。

3. MAC EI

MAC EI 指患者气管插管时声带不动以及插管前后不发生体动时的 MAC，其中 MAC EI$_{50}$ 为 50% 的患者满足上述插管条件时的肺泡气麻醉药浓度，通常为 1.5 MAC；MAC EI$_{95}$ 则是 95% 患者满足上述条件时的肺泡气麻醉药浓度，一般为 1.9 MAC。

4. MAC BAR

MAC BAR 为阻滞肾上腺素能反应的肺泡气麻醉药浓度，MAC BAR$_{50}$ 即 50% 的患者在切皮时不引起交感、肾上腺素等内分泌反应的 MAC，一般为 1.6 MAC；MAC BAR$_{95}$ 则为 95% 的患者不出现此应激反应的 MAC，通常为 2.5 MAC。

（四）MAC 相关因素

1. 影响 MAC 的内在因素

（1）体温：在哺乳动物中，MAC 可随着体温下降而下降，此特性由麻醉气体的液相效能在温度下降时仍能保持相对稳定所决定，但体温每下降 1 ℃时不同麻醉药的 MAC 下降幅度不一致。

（2）年龄：MAC 值在 6 个月龄时最高，以后随年龄增长而下降，一般年龄每增长 10 年，MAC 值下降 6%，至 80 岁时，其 MAC 仅为婴儿期的一半。

（3）甲状腺功能：在甲状腺功能亢进状态下，由于全身各组织对吸入麻醉药的摄取量相应增加，故 MAC 无明显影响；但也有学者认为 MAC 值下降。

（4）妊娠：妊娠可使 MAC 降低，尤其是前 8 周，MAC 下降 1/3，产后 72 小时后 MAC 即可恢复至妊娠前水平。

（5）血压：平均动脉压（MAP）<50 mmHg 时可使 MAC 下降，高血压则对 MAC 影响不大。

（6）血容量：贫血状态时，血细胞比容（Hct）<10% 可使 MAC 下降，等容性贫血时影响不大。

（7）动脉血二氧化碳分压（$PaCO_2$）、动脉血氧分压（PaO_2）：$PaCO_2$ >90 mmHg 或 PaO_2 <40 mmHg（动物研究）时均可使 MAC 下降。

（8）酸碱度：一般认为代谢性酸中毒可降低 MAC。

（9）离子浓度：在动物实验中发现，低钠血症可使 MAC 下降，而高钠血症则升高 MAC，血浆镁离子高于正常值 5 倍以内不影响 MAC，但在 10 倍范围内，则降低 MAC，而高钾血症对 MAC 则无明显影响。

（10）酒精：急性酒精中毒可使 MAC 下降，但长期嗜酒者 MAC 上升。

2. 药物对 MAC 的影响

（1）升高 MAC：使中枢儿茶酚胺释放增加的药物如右旋苯丙胺等。

（2）降低 MAC：使中枢儿茶酚胺释放减少的药物如利血平、甲基多巴等以及局部麻醉药（可卡因除外）、阿片类、氯胺酮、巴比妥类、苯二氮䓬类、胆碱酯酶抑制剂、α 肾上腺素受体阻滞剂等降低 MAC。近年来的研究表明，以羟乙基淀粉、明胶、平衡盐等行高容量血液稀释也可降低 MAC。

3. 其他因素

种族、性别、昼夜变化均不影响 MAC。传统观念认为麻醉持续时间不影响 MAC，但近年来的许多研究表明，吸入麻醉持续时间、伤害性刺激方式和部位均可影响 MAC。在动物研究中，当生物体所处环境压力增加，MAC 则下降，称为"麻醉作用的压力逆转"，其产生机制及意义目前尚无定论。

二、吸入麻醉药的药动学

麻醉气体在各种组织器官的分配系数是决定其摄取、分布、排泄的重要因素，分配系数与麻醉诱导、维持及苏醒过程密切相关。

1. 吸收

（1）吸入麻醉药的吸收过程包括麻醉药从麻醉机挥发罐，氧化亚氮（N_2O）从气体管道经过呼吸管道到达血液循环。在向肺泡内输送气体的过程中，麻醉药吸入浓度越高，肺泡内气体浓度上升越快，此为浓度效应。若两种不同浓度的麻醉气体同时输送，则高浓度气体（称为第一气体）被吸收的同时，可提高低浓度气体（称为第二气体）的吸收速率，此种现象称为第二气体效应。常用吸入麻醉药的分配系数，见表 3-2。

表 3-2　常用吸入麻醉药的分配系数（1 个大气压下，37 ℃）

药物	血/气	脑/血	肌肉/血	脂肪/血
氧化亚氮	0.47	1.1	1.2	2.3
氟烷	2.5	1.9	3.4	51
恩氟烷	1.8	1.4	1.7	36
异氟烷	1.4	1.6	2.9	45
七氟烷	0.65	1.7	3.1	48
地氟烷	0.45	1.3	2.0	27
氙气	0.115	0.13	0.1	—

（2）肺循环对吸入麻醉药的摄取取决于麻醉气体的血/气分配系数（λ）、心排出量（Q）和肺泡—静脉血麻醉药分压差（P_A-P_V），通常用公式"摄取 = ［（λ）×（Q）×（P_A-P_V）/大气压］"表示，λ 大者，麻醉气体易溶于血，可经肺循环被迅速移走，使肺泡内分压上升速度慢，麻醉诱导时间长；λ 小者则相反，其麻醉诱导时间缩短。肺循环与心排

出量对肺内吸入麻醉药分压的影响与其同理，肺血流增加以及心排出量增加，均能使药物迅速被血流移走而降低肺泡内分压。而存在心力衰竭、休克等情况时，药物移走速度减慢，肺内分压则很快上升。

2. 分布

（1）吸入麻醉药吸收进入血液循环后，很快随血流到达全身各组织器官。某一组织所摄取的麻醉药量与组织的容积、组织对麻醉药的亲和性或该药的溶解度密切相关。气体麻醉药在各个器官内的分布与麻醉诱导、维持及恢复均密切相关。

（2）一般根据麻醉药的分布将不同组织分为四组：脑、心、肝、肾、内分泌器官等为血管丰富组织（VRG），在诱导早期便能摄取大量的药物，使组织内麻醉药分压与动脉血分压迅速达到平衡，在 4~8 分钟内，便能达到动脉血中的 95%；肌肉和皮肤组成肌肉群（MG），在 VRG 达平衡后的长时间内，MG 是主要的麻醉药分布系统，在 2~4 小时内可达到平衡；脂肪群（FG）是 MG 达平衡后的主要药物贮藏库；由韧带、肌腱、骨骼和软组织等组成的血管稀疏组织（VPG）血流灌注少，所以并不参与麻醉药的分布。

（3）在麻醉诱导开始时，VRG 的摄取决定脑内达到所需 MAC 的时间。在麻醉维持阶段，麻醉药在不同组织内的分布差异相当大，并影响麻醉药的用量以及药物对各器官的作用。当停止输送麻醉气体，机体转入麻醉恢复阶段时，VRG 的分压迅速下降，并与肺泡内分压相等。但对 MG、FG、VPG 而言，麻醉时间长短决定其达到平衡与否以及药物摄取量的多少。因此在麻醉恢复中，若麻醉维持时间短，血流灌注量少的组织由于吸入麻醉药量少，此时仍未与血中浓度达到平衡而继续摄取，从而使动脉血中麻醉药浓度下降，对麻醉的苏醒具有促进作用；但长时间麻醉后，上述组织群内吸入麻醉药摄取量增多并已达平衡，一旦血中麻醉药浓度降低，则低血流灌注组织中向血中释放麻醉药，再分布至 VRG，使苏醒时间延长。

3. 转化

各种吸入麻醉药在体内均有不同程度的生物转化，目前在临床应用的吸入麻醉药中，以地氟烷在体内代谢最少。吸入麻醉药脂溶性大，首先要在肝内进行氧化代谢以及与亲水基团结合，最后才能经肾排出体外。肝内的细胞色素 P450，是主要的药物氧化代谢酶。氟烷、甲氧氟烷、N_2O 均有自身酶诱导作用，长时间吸入亚麻醉剂量的健康人，其肝脏药物代谢能力明显增强。

4. 排泄

麻醉气体大部分通过肺部以原形排出，小部分在体内进行生物转化，极少量经手术创面、皮肤排出体外。吸入麻醉药的排泄与麻醉过程相似，也受吸收及分布等相关因素的影响，其中最大影响因素为血液溶解度、组织/血分配系数、心排出量及肺泡通气量。组织溶解度大者，从组织释放回血液到肺泡的速率则减慢，导致苏醒延长。足够的心排出量可快速将药物从组织带到血液中，再经血液从肺泡排出。目前临床所应用的吸入麻醉药均具有苏醒快的优点，停止吸入后多能在 6~10 分钟内达到苏醒浓度以下，尤其与 N_2O 合用时，苏醒更迅速、平稳。

三、临床常用吸入麻醉药的药理学特点

（一）氟烷

氟烷又名三氟氯溴乙烷，1951 年由 Sukling 合成，1956 年开始广泛应用于临床。

1. 药物作用

（1）中枢神经系统：氟烷为强效吸入麻醉药，对中枢神经系统可产生较强的抑制作用，但镇痛作用差，并有扩张脑血管作用，可增高颅内压。

（2）循环系统：氟烷对循环系统有较强的抑制作用，主要表现为抑制心肌和扩张外周血管。由于其抑制交感和副交感中枢，削弱去甲肾上腺素对外周血管的作用，因而交感神经对维持内环境稳定的调控作用减弱，使氟烷对心脏的抑制得不到代偿，两者共同影响使血压下降程度较其他吸入麻醉药强。

（3）呼吸系统：氟烷对呼吸道无刺激，不引起咳嗽和喉痉挛，可用于小儿麻醉诱导，同时由于其具有抑制腺体分泌和扩张支气管的作用，故术后肺部并发症少。

（4）肝脏：对肝脏有一定影响，尤其是短期内再次接受氟烷麻醉者，可出现"氟烷相关性肝炎"。肝损害的表现为：在麻醉后 7 天内发热，同时伴有胃肠道症状，血中嗜酸性粒细胞增多，血清天冬氨酸转氨酶（谷草转氨酶）、碱性磷酸酶增高，凝血酶原时间延长，并可出现黄疸，病死率高。建议在 3 个月内避免重复吸入氟烷。

（5）肾脏：氟烷降低血压的同时可减少肾小球滤过率及肾血流量，直至血压恢复，对肾脏无直接损害。

（6）子宫：浅麻醉时对子宫无明显影响，加深麻醉则可使子宫松弛，收缩无力；用于产科宫内翻转术虽较理想，但可增加产后出血。

（7）内分泌系统：氟烷麻醉时可使血中抗利尿激素（ADH）、促肾上腺皮质激素（ACTH）、肾上腺皮质激素、甲状腺素浓度增高。浅麻醉时升高血中儿茶酚胺浓度，加深麻醉后则无影响。不影响生长激素及胰岛素水平。

2. 临床应用

氟烷麻醉效能强，适用于各科手术，尤其适用于出血较多、需控制性降压的患者；对气道无刺激，诱导和苏醒迅速，适用于吸入诱导，尤其是小儿麻醉诱导；有扩张支气管的作用，可用于哮喘、慢性支气管炎或湿肺患者；不升高血糖，适用于糖尿病患者；术后很少发生恶心、呕吐，肠蠕动恢复快。但氟烷具有较强的呼吸、循环抑制作用，不适用于心功能不全及休克等心血管功能不稳定的患者；由于可增高心肌对肾上腺素的敏感性，从而易致心律失常。安全范围小，镇痛作用弱，肌松不充分，对橡胶、金属有腐蚀作用，并可发生严重的肝损害，故虽麻醉效能强，但目前已不主张单独使用。

（二）异氟烷

异氟烷是恩氟烷的同分异构体，合成于 1965 年，自 1978 年始广泛应用于临床。

1. 药物作用

（1）中枢神经系统：异氟烷对中枢神经系统的抑制呈剂量依赖性，在低 CO_2 条件下对颅内压的影响小于氟烷和恩氟烷，吸入浓度达 0.6 ~ 1.1 MAC 时，不增加脑血流量；1.6 MAC 时，脑血流量虽增加，但增幅不如氟烷。深麻醉、低 CO_2 或施加听刺激时不产生恩氟烷样的抽搐，故可安全用于癫痫患者。

（2）循环系统：异氟烷对心血管功能仅有轻度抑制作用。在 2.0 MAC 以内，对心肌的抑制小，能降低心肌氧耗量及冠脉阻力，但不减少冠脉血流量；异氟烷致血压下降的主要原因是其降低周围血管阻力。异氟烷能增快心率，却较少引起心律失常。

（3）呼吸系统：异氟烷抑制呼吸与剂量相关，可大幅度降低肺通气量，在增高 CO_2 的同时抑制中枢对其引起的通气反应。异氟烷增加肺阻力，并能使肺顺应性和功能余气量减少。

（4）肝脏：异氟烷物理性质稳定，临床应用证实对肝脏无损害，潜在的肝脏毒性很小。

（5）肾脏：异氟烷在体内代谢少，对肾功能影响小，虽能通过降低全身血压而减少肾血流量，但并无明显肾功能抑制和损害，长时间麻醉后血清尿素氮、肌酐和尿酸不增加。

（6）子宫：异氟烷对子宫肌肉收缩有抑制作用，与剂量相关。浅麻醉时并不抑制分娩子宫的收缩，深麻醉时则有较大的抑制作用，故能增加分娩子宫的出血。浅麻醉时对胎儿无影响，但深麻醉时由于降低子宫血流灌注，可对胎儿产生不良影响。异氟烷类同于恩氟烷，能增加人流术中的子宫出血，故不提倡用于该类手术。

（7）神经肌肉：异氟烷有肌肉松弛作用，能强化去极化和非去极化肌松药的效应，术中可减少肌松药的用量，因此适用于重症肌无力患者。

2. 临床应用

异氟烷具有很多优点，其麻醉诱导迅速，苏醒快，不易引起呕吐，适用于各种手术；由于其对心血管功能影响很轻，并可扩张冠脉，故可安全用于老年、冠心病患者；不增加脑血流量，适用于神经外科或颅内压增高的手术，尤其是癫痫患者；吸入低浓度异氟烷尚可用于 ICU 患者的镇静。

异氟烷镇痛作用较差，并有一定刺激性气味，麻醉诱导时小儿难以合作；能增快心率；由于扩张阻力血管而降低血压；可增加子宫出血，不适用于产科麻醉。

（三）恩氟烷

恩氟烷由 Terrell 在 1963 年合成，于 20 世纪 70 年代应用于临床。

1. 药物作用

（1）中枢神经系统：对中枢神经系统的抑制随血中浓度升高而加深，吸入 3% ~ 3.5% 的浓度时，可产生暴发性中枢神经抑制，脑电图呈现单发或重复发生的惊厥性棘波，临床上可伴有四肢肌肉强直性、阵挛性抽搐。惊厥性棘波是恩氟烷深麻醉的特征性脑电波，也称为癫痫样脑电活动，低 CO_2 时棘波更多，此种发作为自限性、暂时性。在动脉压波动不大时，恩氟烷可使脑血管扩张，增加脑血流量，从而使颅内压增高。

（2）循环系统：恩氟烷对循环系统的抑制程度呈剂量依赖性。增快心率，抑制心肌收缩力，并能减少每搏输出量及心排血量，使血压下降，而右房压增高。血压下降与心肌抑制相关外，尚由外周血管阻力下降所致。血压下降与麻醉深度呈平行关系，可作为麻醉深度的判断指标。恩氟烷不增加心肌对儿茶酚胺的敏感性，可安全用于嗜铬细胞瘤患者的麻醉。

（3）呼吸系统：恩氟烷对呼吸道无刺激作用，不增加气道分泌物，不引起气道痉挛和咳嗽。但对呼吸有较强的抑制作用，强于其他吸入麻醉药，主要是减少潮气量，也可降低肺顺应性。

（4）肝脏：对肝脏功能影响轻微，研究表明多次重复吸入恩氟烷不产生明显的肝脏损害。

（5）肾脏：对肾脏功能有轻度抑制作用，但麻醉结束后可迅速恢复。恩氟烷麻醉后血清中无机氟可升高，但未超过肾功能损害的阈值，如术前肾功能受损者，须谨慎或避免应用。

（6）子宫：恩氟烷有松弛子宫平滑肌的作用，呈与用药剂量相关性宫缩减弱，甚至出现宫缩乏力或产后出血。

（7）神经肌肉：恩氟烷具有肌肉松弛作用，也可增强肌松药的神经肌肉阻滞效能，单独使用所产生的肌松作用可满足手术的需要。恩氟烷的肌肉松弛作用与剂量相关，新斯的明不能完全逆转其神经肌肉阻滞作用。

（8）眼内压：恩氟烷能降低眼内压，故可适用于眼科手术。

（9）内分泌系统：恩氟烷麻醉时可使血中醛固酮浓度增高，而对皮质激素、胰岛素、ACTH、ADH 及血糖则均无影响。

2. 临床应用

恩氟烷诱导及苏醒相对较迅速，恶心、呕吐发生率低，对气道刺激性少，不增加气道分泌物，肌松效果佳，适用于各部位、各种年龄的手术，如重症肌无力、嗜铬细胞瘤手术等。但恩氟烷对心肌有抑制作用，在吸入高浓度时可产生癫痫样脑电活动，深麻醉时抑制循环及呼吸。因此对于严重的心、肝、肾脏疾病以及癫痫、颅内压过高患者须慎用或禁用。

（四）七氟烷

七氟烷由 Regan 于 1968 年合成，1990 年在日本正式开始使用。

1. 药物作用

（1）中枢神经系统：七氟烷抑制中脑网状结构的多种神经元活动，与剂量相关，在吸入 4% 浓度时，脑电图可出现有节律的慢波，随麻醉加深慢波逐渐减少，出现类似巴比妥盐样的棘状波群。麻醉过深时可出现全身痉挛，但较恩氟烷轻。七氟烷也可增加颅内压，降低脑灌注压，但程度较氟烷弱。

（2）循环系统：吸入一定浓度的七氟烷（2%～4%），可抑制左心室收缩及心泵功能，且与剂量相关，对心率的影响不大，但能使血压下降，与其抑制心功能、减少心排血量以及扩张阻力血管有关。

（3）呼吸系统：七氟烷对气道的刺激非常轻，尤其适用于小儿麻醉面罩诱导，此特点与氟烷相似。在麻醉加深的同时，对呼吸的抑制也相应增强。

（4）肝脏：七氟烷麻醉可使肝脏血流量一过性减少，对门静脉的影响稍大，但均能恢复到术前水平。

（5）肾脏：七氟烷的组织溶解性低，在体内的代谢相对较少，肾毒性小，故目前尚未见七氟烷引起肾脏损害的报道。

（6）神经肌肉：七氟烷与其他吸入麻醉药一样，可强化肌松药的作用。

2. 临床应用

七氟烷因诱导、苏醒快，气道刺激少，麻醉深度容易控制，适用于各种全身麻醉手术，也为小儿麻醉诱导及门诊手术的良好选择。七氟烷遇碱石灰不稳定，能一过性降低肝血流量，故 1 个月内使用过吸入全身麻醉、有肝损害的患者须慎用。当新鲜气流量较少时，管道内可产生化合物 A，因而使用七氟烷时须保证足够的新鲜气流。

（五）N_2O

N_2O，即笑气，1779 年由 Priestley 合成，自 1844 年 Wells 用于拔牙麻醉始，广泛用于临床，历史悠久。

1. 药物作用

（1）中枢神经系统：吸入 30%～50% 的 N_2O 即有较强的镇痛作用，浓度在 80% 以上方产生麻醉作用，可见其麻醉效能较弱，MAC 在所有吸入麻醉药中居于最高，达 105，并有增高颅内压的作用。

（2）循环系统：N_2O 对心肌无直接抑制作用，不影响心率、心排血量、血压、周围血管阻力等，但在单纯 N_2O 麻醉下，可出现平均动脉压、右房压、食管温度升高，全身血管阻力增高，瞳孔增大。

（3）呼吸系统：对呼吸道无刺激，不抑制呼吸，术前如使用镇痛药，N_2O 可增强术前药的呼吸抑制作用。

2. 临床应用

N_2O 诱导迅速，苏醒快，镇痛效果强，对气道无刺激，无呼吸抑制作用，可安全用于各种非气管插管患者的麻醉，但由于其麻醉作用弱，常须吸入较高浓度，易出现缺氧，故常与其他吸入麻醉药复合应用，并可增强其麻醉效能，同时使麻醉后恢复更趋于平稳。N_2O 对循环影响小，可安全用于严重休克或危重患者，以及分娩镇痛或剖宫产患者。长期使用 N_2O 对骨髓有抑制作用，一般以吸入 50% 48 小时内为宜。使用高浓度的 N_2O 容易引起术中缺氧。N_2O 麻醉还可使体内含气空腔容积增大，以吸入 3 小时后最明显，故肠梗阻、气腹、空气栓塞、气胸、气脑造影等有闭合空腔存在时，体外循环、辅助体外循环时禁用。近期对于 N_2O 的应用及其相关不良影响，尤其是吸入高浓度（70%），存在很大争议。

（六）地氟烷

地氟烷为近年投入使用的吸入麻醉药，1959～1966 年由 Terrell 等人合成，直至 1988 年方通过鉴定，于 1990 年初在临床试用。

1. 药物作用

（1）中枢神经系统：地氟烷对中枢神经系统呈剂量相关性抑制，但并不引起癫痫样脑电活动，其脑皮质抑制作用与异氟烷相似。如同其他吸入麻醉药，大剂量时可引起脑血管扩张，并减弱脑血管的自身调节功能。

（2）循环系统：与其他吸入麻醉药相似，地氟烷对心功能也呈剂量依赖性抑制，也可扩张阻力血管，但在一定 MAC 下与 N_2O 合用能减轻其循环抑制及增快心率的作用。在冠心病患者，地氟烷能抑制劈开胸骨时的血压反应，维持正常的心脏指数和肺毛细血管楔压。

（3）呼吸系统：地氟烷对呼吸功能的抑制作用较异氟烷、恩氟烷弱，可减少分钟通气量，增加 CO_2，抑制机体对高 CO_2 的通气反应。

（4）肝、肾脏：地氟烷对肝、肾功能无明显的抑制及损害作用。

（5）神经肌肉：地氟烷的神经肌肉阻滞作用强于其他氟化烷类吸入麻醉药。

2. 临床应用

地氟烷具有组织溶解度低，麻醉诱导、苏醒快，对循环功能影响小和在体内几乎无代谢产物等特点，属于较好的吸入麻醉药，但由于价格昂贵，有刺激性气味，麻醉效能较同类弱，故在实际应用中受限。此外，由于其蒸汽压是其他吸入麻醉药的 4 倍左右，沸点接近室温，因此要用专一的抗高蒸发压、电加热蒸发器。

（七）氙气

氙气属于惰性气体，化学性质稳定，不产生环境污染，具备吸入麻醉药的许多理想条件，2001 年作为药物开始应用。

1. 药物作用

（1）中枢神经系统：氙气的麻醉效能强于 N_2O，两者镇痛作用相仿，吸入低浓度的氙气即可提高人体的痛阈，延长对听觉刺激的反应时间，对中枢神经系统具有兴奋与抑制双重作用，当吸入浓度达 60% 时，可增加脑血流量。

（2）循环系统：不影响心肌收缩力，由于此药的镇痛作用而降低机体应激反应，有利于心血管系统的稳定。

（3）呼吸系统：对呼吸道无刺激，由于氙气血/气分配系数低，排出迅速，故自主呼吸恢复较快；其对肺顺应性影响小，适用于老年人以及慢性肺病的患者。

2. 临床应用

氙气的麻醉效能显著强于 N_2O，诱导和苏醒迅速，具有较强的镇痛效应。对心功能无明显影响，血流动力学稳定，不影响肺顺应性，对呼吸道无刺激，是较理想的吸入麻醉药，尤其对心功能储备差的患者。但由于氙气提取困难，且不能人工合成，导致价格昂贵，输送困难，目前在临床不可能广泛应用，尚须进一步深入进行临床应用研究。

四、吸入麻醉设备

麻醉机是实施吸入麻醉技术不可缺少的设备，其发展过程为提供高质量吸入麻醉管理的关键，从简单的气动装置发展至晚近相当完善的麻醉工作站，从单一送气系统发展至复合型监控反馈系统，使吸入麻醉技术也因此向更加高效、安全、可控的方向发展。

（一）麻醉机基本组成部件

1. 气源

现代麻醉机一般都含有氧气、N_2O 的进气管道，甚至根据需要提供空气进气口。

（1）压缩气筒：压缩气筒是活动式的气体来源，一般医院均有氧气、N_2O、CO_2 以及空气等压缩气筒。压缩气筒要求有明确的完整标签说明所贮气体，应有不同的接头阀门，称为轴针系统，可防止在连接过程中出现错误；同时，在气筒出口应有压力调节器，以调整进出气筒的气体压力。

（2）中心供气系统：多数医院均已有中心供气系统，主要是氧气，目前国内也有较多医院设 N_2O 中心供气系统。中心供气系统可提供连续、稳定的供气，但必须时刻保证其压力及流量充足、准确，以免造成意外。

（3）压力调节器：也称为减压阀，通过减压阀可向通气回路提供低而稳定的压力，一般保证压力在 $0.3 \sim 0.4$ mPa。

（4）压力表：是连接在气筒阀和减压阀之间的压力提示装置，所指示的是压缩气筒内压力。

2. 流量计

流量计可精确控制进入气体出口的气流。常用的流量计有悬浮转子式和串联型流量计。打开气源后，可调节旋钮，气体通过流量管，使活动的指示浮标显示，可得知通过流量控制阀门的流量，流量管上的刻度提示气流速度。

3. 流量控制阀门

流量控制阀门由流量控制钮、针形阀、阀座和阀门挡块组成，处于麻醉机的中压系统与低压系统之间，调节流量控制阀门，可调节进入气道的气体流量，在含有两种气体流量计时，可通过配比方式，以机械或联动方式对氧气和 N_2O 流量进行自动调节，防止因气体流量过大而发生缺氧。

4. CO_2 吸收装置

CO_2 吸收装置为循环紧闭式麻醉必配装置，内装有碱石灰，可直接吸收气道回路中的 CO_2，在吸收时发生化学反应，同时使指示剂发生颜色变化。在麻醉通气过程中，若碱石灰过于干燥，可增加一氧化碳以及化合物 A 的生成，须予以注意。

5. 麻醉气体回收装置

麻醉气体排放可污染手术室内空气，对医护人员产生不良影响。因此，在麻醉通气系统的末端，一般装有麻醉气体回收装置，并可通过管道排放至手术室外。

6. 麻醉蒸发器

麻醉蒸发器是实施吸入麻醉的主要部件，一般装有 2 ~ 3 种不同吸入麻醉药的专用蒸发器，并以串联形式相连，但中间装有可防止同时开启的连锁装置。现代麻醉机可排除温度、流量、压力等因素的影响，即所谓温度、流量、压力自动补偿，能精确地稀释和控制吸入麻醉药的蒸汽浓度。

（二）麻醉蒸发器的类型与使用

1. 常用类型

（1）可变旁路蒸发器：如 Datex-Ohmeda Tec 4、Tec 5 和 Tec 7，North American Drager Vapor 19. n 和 20. n 等，可变旁路是指调节输出药物浓度的方法，此类蒸发器通过浓度控制盘的设定决定进入旁路室和蒸发室的气流比例，从而决定输出饱和蒸气的浓度。适用气体为氟烷、恩氟烷、异氟烷和七氟烷。

（2）地氟烷蒸发器：如 Datex-Ohmeda Tec 6，为地氟烷的专用蒸发器。由于地氟烷的 MAC 是其他麻醉气体的 3 ~ 4 倍，沸点接近室温，因此须使用专用的电加热蒸发器控制其蒸发。

（3）盒式蒸发器：如 Datex-Ohmeda Aladin，其属于电控蒸发器，可用于氟烷、异氟烷、恩氟烷、七氟烷和地氟烷 5 种麻醉药，由于该蒸发器采取独特的蒸发器系统，可识别不同气体的药盒，采取不同的蒸发方式使输出浓度均达到要求。是目前较先进的麻醉蒸发器。

2. 影响蒸发器输出的因素

（1）气体流速：当气体流速过高（ > 15 L/min）或者过低（ < 250 mL/min）时，均将降低输出气体浓度。

（2）温度：温度可影响麻醉药物的挥发，目前麻醉蒸发器均有温度补偿系统，可保证蒸发器内温度时刻达到气体蒸发的条件。

（3）间歇性反压力：正压通气以及快速充气时可产生"泵吸效应"，称为间歇性反压力，最终可使麻醉气体的输出浓度高于浓度控制钮设定值。尤其在高频率通气、高吸气峰压、呼气相压力快速下降时，此种效应影响更大。

（4）载气成分：由于 N_2O 在含氟麻醉气体中的溶解度高于氧气，因此，在混合输送气体时，可相应产生浓度变化，在调整输出气体浓度刻度时，须考虑此影响。

3. 使用注意事项

专用蒸发器只可装专用药液；不可斜放；药液不可加入过多或过少，避免溢出或引起输出浓度过低；气流太大或者突然开启可导致药液进入呼吸环路；浓度转盘不能错位，否则可引起浓度不准确；使用前要进行漏气检查，以免泄漏，在进行漏气检查时，须打开蒸发器。

五、吸入麻醉气体的浓度与深度监测技术

在进行吸入麻醉时，对吸入麻醉药与气体的浓度监测是保证以及提高吸入麻醉安全性的重要手段。

（一）吸入麻醉药与相关气体的浓度监测

1. 红外线气体分析仪

红外线气体分析仪是临床中最为常用的吸入麻醉药监测设备，其以特定波长的红外线照射待测定气体，透过的红外光强度与被测物质浓度成反比，当其被红外光检测器检出并与已知参照气体比较后即可计算出被测物质的百分比浓度。可分为主流型和旁流型，主流型只能测定 CO_2 和 O_2 的浓度，而旁流型则可测定所有常用挥发性麻醉气体、O_2、N_2O 和 CO_2 浓度。加装滤光轮的分析仪每个呼吸周期可进行数百次测量，实现实时更新监测波形及读数。但此类分析仪受多种因素干扰，易发生误差，在分析数据时必须排除监测气体中其他气体成分及水蒸气等干扰，并由于其反应时间相对慢，当呼吸频率过快时可影响吸入与呼出的浓度检测值。

2. 质谱仪

质谱仪测量范围广，反应时间短，使用方便，为相当理想的气体浓度监测仪，其根据质谱图提供的信息进行多种物质的定性和定量分析，可测定 O_2、CO_2、N_2、N_2O、挥发性麻醉气体以及氩气等气体成分。可分为共享型和单一型，前者可安装于中央室，经管道系统与若干周围站相连，使用轮流阀在不同时间采集不同患者的呼吸气体，以满足同时监测若干患者的需要；单一型体积小，移动灵活，可对某一患者进行连续监测。使用质谱仪时，须注意其对麻醉气体的监测可能有所偏离；同时样气经测量后不再返回回路，须补充新鲜气体流量；在发生气栓或气管插管等须观测患者呼吸气体浓度的突然变化时，间隔时间过长。

3. 气相色谱仪

气相色谱仪利用以气相作为流动相的色谱技术，根据各色谱峰的出现位置、峰高、峰下面积及再经标准气样校正即可得到样品中各种成分的浓度。具有高灵敏度、高选择性、高效能，通用性强、重复性好、所需样品量少等优点，但由于不能用于连续监测，故临床应用较少。

4. 拉曼散射气体分析仪

拉曼散射气体分析仪由氦氖激光光源、检测室、光学检测系统和电子系统组成，待测气体被送入仪器，在检测室内激光与气体相遇产生散射，并且每一波长的散射光子数均与某一被测气体浓度相关，光电二极管探测出光子后转换成电流，通过对电流的计算则可得知各气体成分的浓度。该分析仪可同时进行多种气体的浓度测定，启动快，反应时间短，准确性高，可进行实时监测，使用简单。缺点为体积和重量均大于红外光分析仪，进行测量后可使回路内 N_2 浓度增高，并不能检测氦气、氩气和氙气，且气体中含有 N_2O 也影响其他气体的检测。

5. 压电晶体振荡式气体分析器

当吸入麻醉药被该分析器中的一块振荡晶体表面的液体层吸收后，其质量的增加改变晶体的振动频率，由此引起的电流变化与吸入麻醉药的浓度成正比，借此可得知麻醉药的浓

度。其准确性高，N_2O、乙醇等对吸入麻醉药的浓度测定影响小，预热快。但不能测定 O_2、CO_2、N_2 和 N_2O 浓度，也不能区别各种挥发性麻醉药，当吸入混合麻醉气体时，其读数接近各药物浓度之和。

（二）吸入麻醉深度监测技术

麻醉深度监测复杂且难以统一标准，在临床麻醉中，对术中患者的意识、疼痛、体动以及自主反应的监测一直是麻醉科医生判断麻醉深度的指标。在长久的研究过程中，目前较公认的能切实反应麻醉深度的指标为脑电监测（包括双频谱指数、熵、Narcortrend）、诱发电位监测（包括脑干听觉诱发电位、中潜伏期听觉诱发电位、听觉诱发电位指数、事件相关电位）和脑成像技术（包括 PET 和功能磁共振成像）。

六、废气清除系统

施行吸入麻醉过程中会产生一定量的废气，包括麻醉气体的原形及其代谢产物，此类废气在手术室中达到一定浓度时，可对医护人员产生不利影响。目前虽尚无足够的数据证明麻醉废气影响生殖、促发肿瘤等，但清除废气仍是手术室中值得关注的重要问题。

（一）传统废气清除系统的组成

1. 废气收集系统

麻醉废气从 APL 阀或呼吸机的排气孔排出，这些多余的废气通常由特定的装置集合后进入输送管道。

2. 输送管道

输送管道负责将废气输送至处理中心，输送管道的通畅是预防回路内压力增高的首要问题，一般要求管道尽量短，且具备一定硬度，防止扭曲。

3. 中间装置

中间装置的作用是防止系统中出现过度的负压或正压，必须具备正压及负压释放功能，根据负压与正压释放的方式，可分为开放式中间装置及闭合式中间装置。开放式中间装置与大气相连，需要一个储气室，其压力释放孔处于储气室顶端，储气室及负压吸引的大小决定整个装置的排放效率。闭合式中间装置通过阀门与大气相通，必须具备正压排气通道，避免下游受压等情况时系统内出现过高压力，造成气压伤。闭合式装置中若采取主动式负压吸引，则尚须使用负压进气阀，避免系统内过度负压。

4. 废弃排放系统

废弃排放系统负责将废气从中间装置输送至处理装置。

5. 废气处理装置

废气处理装置分为主动式和被动式，目前常使用负压吸引的主动式处理装置。如前所述，主动式系统的中间装置中，必须使用负压进气阀以及储气囊，并且须根据常用气流量的大小进行负压大小的调节。而被动式则依靠废气本身的压力将废气排出系统之外，必须具备正压排气阀。

（二）废气清除系统存在的问题

（1）废气清除系统增加麻醉机的复杂性，对麻醉机的性能提出更高的要求。

（2）所增添的管道设计以及系统的运转增加麻醉管理中出错的概率。

(3) 系统中管道的堵塞或扭曲可使回路内压力增高，气压伤的可能性提高。

(4) 主动式排放装置使用的负压吸引可使回路中出现过度负压现象，影响通气。

（三）国内研制的改进式废气清除装置

1. 迷宫式麻醉废气吸附器

其专利号为 ZL98226685.5。主要由盒盖、分流罩、滤网和盒体组成的迷宫式通气容器和装在盒体内的活性炭组成，具有结构简单、体积小、活性炭用量少及吸附效率高等优点，装在麻醉呼吸机的废气排出口上，可使排出的麻醉废气含量减少 90% 以上，起到净化空气的作用，能有效保护医护人员身体健康。

2. 麻醉废气清除装置缓冲系统

其专利号为 ZL2004 20071427.2。包括上连接管、T 型管、调节阀门、下连接管、储气囊、透气管。其中上连接管的下端与 T 型管的上端相连接，T 型管的下端与调节阀门的上端相连接，调节阀门的下端与下连接管的上端相连接，而 T 型管的支路在中段位置连接储气囊，此支路在末端位置连接透气管。适用于各类麻醉机（紧闭式与半紧闭式）。

3. 尚在研制中的新型废气清除装置

包括四个组成部分：单向活瓣，储气囊，正压排气阀，负压调节器。其储气囊的设计在负压吸引条件下，能保证只清除已被排出麻醉机的废气，而不影响整个麻醉回路中的压力以及气体量。

七、吸入麻醉方式的分类

（一）按照流量分类

1. 低流量吸入麻醉

低流量麻醉是指新鲜气流量小于分钟通气量的一半，一般小于 2 L/min。由于该法能减少麻醉药的用量并可得到较好的麻醉效果，故目前临床常用。但仅在半紧闭式和紧闭式两种方式下，且有 CO_2 吸收装置时方能应用低流量吸入麻醉。

2. 高流量吸入麻醉

新鲜气流量通常大于 4 L/min，虽可保证吸入麻醉药浓度的稳定，但由于对环境污染重，耗费大，故目前少用。

（二）按照使用的回路分类

1. 开放式

开放式回路为最早、也是最简单的麻醉回路。系统与患者之间无连接，不增加气道阻力，无效腔小，适用于婴幼儿。但由于需要较大的新鲜气流，且无密闭性，对空气的污染严重，不能实行控制呼吸，现已不用。

2. 半开放式

半开放式为部分气体重复吸入，经典的回路为 Mapleson 系统。如前所述，以 Bain 回路应用最为广泛，新鲜气流量达到分钟通气量的 2 倍能完全避免 CO_2 重复吸入，行控制/辅助呼吸时，其效率在五个系统中为最高。

3. 紧闭式

紧闭或回路中新鲜气体流量等于患者体内耗氧量，可视为一种定量麻醉，麻醉中可精确计算出所需补充的各种气体流量。呼出气体全部通过 CO_2 吸收罐，然后混合新鲜气流再全部重复吸入，但一般不宜用于婴幼儿。

4. 半紧闭式

本方式的特点是一部分呼出气体通过逸气阀排出回路，另一部分通过 CO_2 吸收罐后与新鲜气流混合被重复吸入。由于此方式浪费药物，并污染空气，如气流量过小及吸入氧浓度不高时可引起缺氧，现已少用。

八、吸入麻醉的影响因素

（一）CO_2 吸收

1. 回路的设置

麻醉回路的设置为 CO_2 重复吸入程度的关键性因素，在使用回路进行不同手术的麻醉时，尤其是各个不同年龄阶段，须首先考虑 CO_2 重复吸入程度对患者生理的影响。

2. CO_2 吸收罐

一般麻醉机中 CO_2 吸收罐内为碱石灰，分为钠、钙与钡石灰，在吸收 CO_2 过程中发生化学反应，以将其清除。吸收剂的湿度、效能、颗粒的大小、吸收罐的泄漏等因素均可影响 CO_2 的吸收。

（二）新鲜气流量

在各种通气方式中，对新鲜气流量大小的要求不一，欲达不同重复吸收程度，首先须调整新鲜气流量。同时，为按需调控诱导与苏醒速度，在通气过程中也可调整新鲜气流量。

（三）呼吸回路

1. 完整性

呼吸回路的完整性是防止出现意外的首要条件，由于系统中均存在多个接头及控制装置，而接头的脱落常可造成严重的医疗意外，故一般麻醉机均配有监测回路是否完整的装置，但麻醉科医师的观测及检查更为重要，对呼吸次数与胸廓起伏度的观察最为直接，此外尚须结合其生命体征的实时监测结果。

2. 通畅性

回路中有多个活瓣，在其出现堵塞时，可出现张力性气胸、气压伤等严重情况，也导致 CO_2 不断被重复吸入。

九、吸入麻醉的诱导

（一）良好的麻醉诱导要求

（1）用药简单无不良反应。

（2）生命体征平稳。

（3）具有良好的顺行性遗忘、止痛完全、肌肉松弛。

（4）内环境稳定、内分泌反应平稳。

（5）利于麻醉维持等。

（二）吸入麻醉的诱导方法

1. 慢诱导法

即递增吸入麻醉药浓度。具体实施：麻醉诱导前常规建立静脉通道；将面罩固定于患者的口鼻部，吸氧去氮后打开麻醉挥发罐，开始给予低浓度的吸入麻醉药，每隔一段时间缓慢增加全身麻醉药的浓度至所需麻醉深度 MAC，同时检测患者对外界刺激的反应。如果需要可插入口咽或鼻咽通气导管，以维持呼吸道通畅。浓度递增式慢诱导法可使麻醉诱导较平稳，但同时诱导时间延长，增加兴奋期出现意外的可能性。

2. 快诱导法

即吸入高浓度麻醉药。具体实施：建立静脉通道，使用面罩吸纯氧去氮，然后吸入高浓度气体麻醉药，在患者意识丧失后可用呼吸气囊加压吸入麻醉气体，但压力不宜过高，避免发生急性胃扩张引发呕吐甚至导致误吸。直至达到所需麻醉深度。快速诱导中若使用高浓度、具有刺激性（如异氟醚）吸入麻醉药，可出现呛咳、分泌物异常增加以及喉痉挛等反应，伴有经皮动脉血氧饱和度（SpO_2）一过性下降。

3. 诱导时间的长短

主要取决于新鲜气流的大小以及不同个体对麻醉气体和氧的摄取率。起始阶段可因下列因素缩短。

（1）适当大的新鲜气流以加速去氮及麻醉药的吸入。

（2）选择合适的吸入麻醉药（对呼吸道刺激小、血/气分配系数低者）。

（3）快速增加吸入麻醉药浓度，以加速其达到预定浓度。

（4）逐步减少新鲜气流量。

4. 小儿吸入麻醉的诱导

吸入麻醉药在小儿麻醉诱导中有避免肌肉及静脉注射时的哭闹，诱导平稳、迅速等优点；但在诱导过程中，由于小儿合作性差，故诱导时须特殊处理。

（1）术前用药：可使小儿较容易接受面罩诱导，可保持患儿在安静状态下自主呼吸吸入麻醉药。

（2）药物选择：七氟烷血/气分配系数低，诱导迅速，且无明显气道刺激性，气味较易被小儿接受，麻醉诱导迅速，是目前进行小儿吸入全身麻醉诱导的较佳选择。地氟烷血/气分配系数较七氟烷低，但对呼吸道有刺激性，单独诱导时容易发生呛咳，屏气，甚至喉痉挛。异氟烷对呼吸道刺激性最大，同样可引起呛咳，屏气，喉或支气管痉挛，不宜用于小儿麻醉诱导。恩氟烷与异氟烷是同分异构体，其为强效吸入全身麻醉药，对呼吸道刺激性较小且能扩张支气管，哮喘患儿也可选择。但恩氟烷对呼吸、循环抑制程度较重，且高浓度下可诱发脑电图棘波，故诱导时尽量避免。氟烷无刺激性，药效强，在早期常用于小儿诱导，但其血/气分配系数高，起效慢，且对器官存在毒性作用，故已少用。

（3）注意事项。

1）小儿合作性差，对面罩扣压存在恐惧感，术前用药可使其较易接受；较大患儿则在实施过程中给予安慰及提示。

2）在患儿进入深度镇静状态下，可适当手控加压通气，使其迅速进入麻醉状态，避免兴奋期躁动及呕吐等不利因素加重诱导风险。

3）小儿宜选择快诱导法，缩短诱导时间，减少诱导期间出现的各种并发症。

十、吸入麻醉的维持与苏醒

（一）吸入麻醉的维持

应注意吸入麻醉诱导与维持间的衔接，并力求平稳过渡。气管插管后立即给予肌松药，同时可吸入 30% ~ 50% 的 N_2O 及 0.8 ~ 1.3 MAC 挥发性麻醉药。吸入麻醉期间应保持患者充分镇静、无痛、良好的肌松，遏制应激反应，血流动力学平稳。吸入麻醉药本身虽具有肌松作用，但为满足重大或特殊手术所需的良好肌松，如单纯加深吸入麻醉深度以求达到所需的肌松程度，可能导致麻醉过深、循环过度抑制。此时须静脉定时注射肌松药以维持适当肌松。挥发性麻醉药与非去极化肌松药合用时可产生协同作用，明显强化非去极化肌松药的阻滞效应，故二者合用时应适当减少肌松药的用量。

（二）因人按需调控吸入麻醉深度

术中应根据术前用药剂量与种类及个体反应差异、患者基础情况、手术特点与术中对手术伤害性刺激的反应程度予以调控麻醉深度，维持平稳的麻醉需以熟练掌握麻醉药理学特性为基础，并充分了解手术操作步骤，能提前 3 ~ 5 分钟预测手术刺激强度，及时调整麻醉深度，满足手术要求。目前，低流量吸入麻醉是维持麻醉的主要方法。在不改变患者分钟通气量时，深度麻醉的调控主要通过调节挥发罐浓度刻度和增加新鲜气流量。

（三）吸入麻醉的苏醒

术毕应尽快促使患者苏醒，恢复自主呼吸及对刺激的反应，尤其呼吸道保护性反射，以达到拔除气管导管的要求。麻醉后恢复速度主要取决于麻醉药的溶解度。在麻醉后恢复过程中，随着通气不断清除肺泡中的麻醉药，回到肺部的静脉血与肺泡之间可逐渐形成麻醉药分压梯度，此梯度驱使麻醉药进入肺泡，从而对抗通气使肺泡内麻醉药浓度降低的趋势。溶解度较低的吸入麻醉药如异氟烷，对抗通气清除麻醉药的作用比溶解度较高的氟烷更为有效，因为溶解度较高的氟烷在血液中的储存量更大，而在同一麻醉时间及分压下可有更多的异氟烷被转运回肺泡。肺泡内氟烷的分压下降速度较七氟烷慢，而后者又慢于地氟烷。吸入麻醉诱导及加深麻醉的速度也受此特性的影响，其速度为地氟烷 > 七氟烷 > 异氟烷。吸入麻醉药的清除速度决定患者苏醒的快慢，因此目前常用吸入全身麻醉药，在手术结束前大约 15 分钟关闭挥发罐，N_2O 可在手术结束前 5 ~ 10 分钟停用。但此（15 分钟）仅为相对的时间概念，须根据手术时间长短、年龄、性别、体质状况等个体差异灵活调整。手术结束后，应用高流量纯氧迅速冲洗呼吸回路内残余的吸入麻醉药。当肺泡内吸入麻醉药浓度降至 0.4 MAC（有报道为 0.5 或 0.58 MAC）时，约 95% 的患者可按医生指令睁眼，即 MAC awake95。吸入麻醉药洗出越快越彻底，越有利于患者平稳的苏醒，过多的残留不仅可导致患者烦躁、呕吐、误吸，且抑制呼吸。在洗出吸入性麻醉药时，静脉可辅助给予：①镇痛药（如氟比洛芬脂）等，以增加患者对气管导管的耐受性，有利于尽早排除吸入麻醉药，减轻拔管时的应激反应；②5-HT₃ 受体拮抗剂（如恩丹西酮和阿扎西琼），防止胃内容物反流；③肾上腺素能受体阻断剂和选择性 β₂ 受体拮抗剂（如美托洛尔、艾司洛尔），减轻应激反应所致的不良反应；④钙通道阻滞剂（如尼卡地平、硝苯地平、尼莫地平），改善冠脉循环、扩张支气管、抑制心动过速。力求全身麻醉患者苏醒过程安全、迅速、平稳、舒适，减少并发症及意外。

十一、吸入麻醉深度的判断

麻醉深度是麻醉与伤害性刺激共同作用于机体而产生的一种受抑制状态的程度。术中应维持适度的麻醉深度，防止麻醉过深或过浅对患者造成不良影响，满足手术的需要，保证患者围术期的安全，因此，如何正确判断吸入麻醉的深度显得至关重要。

（一）麻醉深度临床判断

Plomley 于 1847 年首先明确提出"麻醉深度"的概念，并将其分为三期：陶醉期、兴奋期和深麻醉期。1937 年 Guedel 根据乙醚麻醉时患者的临床表现描述经典乙醚麻醉分期：痛觉消失期、兴奋谵妄期、外科手术期、呼吸麻痹期。对于乙醚麻醉而言，Guedel 的麻醉分期临床实用，可明确地界定患者的麻醉深度。而随着现代新型吸入麻醉药、静脉全身麻醉药、镇痛药及肌松药的不断问世及广泛使用，Guedel 的麻醉深度分期便失去其临床意义，麻醉深度的概念及分期与临床中使用的不同麻醉药物密切相关。

（二）麻醉深度分期

现临床通常将麻醉深度分为浅麻醉期，手术麻醉期和深麻醉期，如表 3-3 所示，对于掌握临床麻醉深度有一定参考意义。术中密切观察患者，综合以上各项反应作出合理判断，并根据手术刺激的强弱及时调节麻醉深度，以适应手术需要。

表 3-3　临床麻醉深度判断标准

麻醉分期	呼吸	循环	眼征	其他
浅麻醉期	不规则	血压上升	睫毛反射（-）	吞咽反射（+）
	呛咳	脉搏↑	眼球运动（+）	出汗
	气道阻力↑		眼睑反射（+）	分泌物↑
	喉痉挛		流泪	刺激时体动
手术麻醉期	规律	血压稍低但稳定，	眼睑反射（-）	刺激时无体动
	气道阻力↓	手术刺激无改变	眼球固定中央	黏膜分泌物消失
深麻醉期	膈肌呼吸	血压、脉搏↓	对光反射（-）	
	呼吸浅快	循环衰竭	瞳孔散大	
	呼吸停止			

（三）麻醉深度的临床检测

麻醉中可应用脑电图分析麻醉深度，但因其临床实施中影响因素较多，并未推广应用，为克服其缺陷，近年发展形成的双频指数（BIS）脑电图分析，认为其对判断麻醉深度有较大实用价值。BIS 的范围为 0～100，数字大小表示大脑抑制程度深浅，脑电双频指数虽来自于大脑神经细胞的自发性电活动，但很多因素均可影响 BIS，所以用其判断麻醉深度并不十分可信。将体感诱发电位（SEP）、脑干听觉诱发电位（BAEP）用于麻醉深度监测也为研究热点。利用中潜伏期脑干听觉诱发电位监测全身麻醉下的意识变化，以手术刺激下的内隐记忆消失作为合适麻醉深度的监测标准均正在研究中。人工神经网络是近年发展起来的脑电分析技术，根据 EEG 4 个特征波形 α、β、γ、δ 的平均功率作为其频谱的特征参数，再加上血流动力学参数如血压、心率以及 MAC 等数据，利用 AR 模型、聚类分析和 Bayes 估计理论，最终形成 ANN 参数代表麻醉深度，其临床应用有待进一步探索。2003 年 Datex-Ohmeda 公司推出 S/5T MM-Entropy 模块，第一次将熵值数的概念作为监测麻醉深度的一种手段，并在临床麻醉中应用。其他如复杂度和小波分析法、患者状态指数（PSI）、功率谱分析（PSA）、唾液 cGMP 含量分析等方法，均处在临床研究阶段，可能具有良好的发展前景。

（四）麻醉深度的调控

在手术过程中随着麻醉与伤害性刺激强度各自消长变化，相对应即时麻醉深度处于动态变化之中。麻醉深度调控目的是使患者意识丧失，镇痛完全，无术中知晓，但也不能镇静过度；同时须保持血压、心率、酸碱、电解质、血糖、儿茶酚胺等内环境正常稳定；提供满足手术要求的条件。因此，临床麻醉中须及时、实时监测，依据个体差异，按需调控麻醉深度，达到相对"理想麻醉深度"。

十二、吸入全身麻醉的优缺点

吸入全身麻醉具有作用全面、麻醉深度易于监控、保护重要生命器官等优点。但同时兼有污染环境、肝肾毒性、抑制缺氧性肺血管收缩、恶心、呕吐及恶性高热等缺点。静脉全身麻醉诱导迅速、患者舒适、对呼吸道无刺激、苏醒迅速、无污染、不燃不爆、操作方便及不需要特殊设备，但可控性不如吸入麻醉药。当药物过量时不能像吸入麻醉药那样通过增加通气予以"洗出"，而只能等待机体对药物的代谢和排除，对麻醉深度的估计往往依赖于患者的临床表现和麻醉医生的经验，而缺乏如监测体内吸入麻醉药浓度相类似的直观证据，二者优缺点对比如表 3-4 所示。

表 3-4　吸入麻醉与静脉麻醉对比

吸入麻醉	静脉麻醉
起效慢、诱导过程有兴奋期	起效快、诱导迅速、无兴奋期
有镇痛效应	基本无镇痛作用
有肌肉松弛作用	无肌肉松弛作用
无知晓	术中可能知晓
术后恶心呕吐多见	术后呕吐、恶心发生率低
需要一定复杂的麻醉设备	设备简单
操作简单，可控性好	操作可控性差
有环境污染	无环境污染
基本不代谢	代谢物可能有药理活性
个体差异小	个体差异大
可用 MAC 代表麻醉深度	尚无明确的麻醉深度指标（最小滴注速率 MIR）

十三、紧闭回路吸入麻醉

（一）紧闭回路吸入麻醉的技术设备要求

紧闭回路麻醉为在紧闭环路下达到所需的麻醉深度，严格按照患者实际消耗的麻醉气体量及代谢消耗的氧气量予以补充，并维持适度麻醉深度的麻醉方法。

麻醉过程中整个系统与外界隔绝，麻醉药物由新鲜气体及重复吸入气体带入呼吸道，呼出气中的 CO_2 被碱石灰吸收，剩余气体被重复吸入，对技术设备要求如下。

1. 专用挥发罐

挥发罐应能在 <200 mL/min 的流量下输出较精确的药物浓度，即便如此，麻醉诱导仍难以在短时间内达到所需肺泡浓度。因此，诱导时采用回路内注射给药或大新鲜气流量以期在短时间内达到所需的肺泡浓度。

2. 检测仪

配备必要的气体浓度监测仪，其采样量应小，且不破坏药物，并能将测量过的气样回输入回路。

3. 呼吸机

只能应用折叠囊直立式呼吸机，使用中注意保持折叠囊充气适中，不宜过满或不足，以此观察回路内每次呼吸的气体容量。

4. 流量计

流量计必须精确，以利于低流量输出。

5. CO_2 及麻醉气体吸收器

确保碱石灰间隙容量大于患者的潮气量；同时碱石灰应保持湿润，过干不仅吸收 CO_2 效率降低，且可吸收大量挥发性麻醉药，在紧闭回路中配备高效麻醉气体吸附器，可在麻醉清醒过程中快速吸附麻醉气体，缩短患者清醒时间。

6. 回路中避免使用橡胶制品

因橡胶能吸收挥发性麻醉药，可采用吸收较少的聚乙烯回路。回路及各连接处必须完全密闭。

如 Drager PhsioFlex 麻醉机，其为高智能、专用于紧闭吸入麻醉的新型麻醉机。机内回路完全紧闭，含有与传统麻醉机完全不同的配置，如膜室、鼓风轮、控制计算机、麻醉剂注入设备、麻醉气体吸附器、计算机控制的 O_2、N_2、N_2O 进气阀门等，以实现不同的自控工作方式。上述配置有机组合可自动监测各项参数，并通过计算机伺服反馈控制设备的工作状态。其特点如下。

（1）吸入麻醉药通过伺服反馈注入麻醉回路，而不是通过挥发罐输入。

（2）输入麻醉回路的新鲜气流量大小通过伺服反馈自动控制。

（3）自动控制取代手动调节。

（4）具有本身独特的操作流程，现有麻醉设备的许多操作理念和习惯在 PhsioFlex 麻醉机上均不适用。

计算机控制紧闭回路麻醉是在完全紧闭环路下以重要生命体征、挥发性麻醉药浓度及肌肉松弛程度为效应信息反馈控制麻醉药输入，以保证紧闭回路内一定的气体容积和挥发性麻醉药浓度，达到所需麻醉深度的一项技术，其出现代表吸入全身麻醉的发展方向。

（二）紧闭回路麻醉的实施

紧闭回路麻醉通常需要补充三种气体，即 O_2、N_2O 和一种高效挥发性麻醉药，每种气体的补充均受不同因素影响。氧气的补充应保持稳定，但应除外刺激引起交感系统兴奋性反应、体温改变或寒战使代谢发生变化。N_2O 的补充相对可予以预测，部分原因是其吸入浓度一般不经常变动。溶解度很低（特别是在脂肪中）以及最易透皮丢失（丢失量稳定）的麻醉药在补充时同样可预测。

1. 麻醉前准确计算氧耗量与吸入麻醉药量

（1）机体对 O_2 的摄入为恒量，根据体重 $kg^{3/4}$ 法则可计算每分钟耗氧量（VO_2，单位 mL/min）：$VO_2 = 10 \times BW$（kg）$^{3/4}$（Brody 公式），其中 BW 为体重（单位 kg）。VT = VA/RR + VD + Vcomp，其中 VT 为潮气量；VA 为分钟肺泡通气量；RR = 每分钟呼吸次数；VD = 解剖无效腔，气管插管时 = 1 mL/kg；Vcomp = 回路的压缩容量。当 VO_2 确定后，在假设呼吸商正常（0.8）和大气压 101.3 kPa 条件下，通过调节呼吸机的 VT 达到所要求的 $PaCO_2$ 水平。$PaCO_2$（kPa）= $[570 \times VO_2/RR \times (VT - VD - Vcomp)]/7.5$，$570 = [(760 - 47) \times 0.8]$。紧闭回路麻醉平稳后麻醉气体在麻醉系统中所占比例保持不变，麻醉气体摄取率符合 Lowe 公式：$QAN = f \times MAC \times \lambda B/G \times t^{-0.5}$（mL/min），其中 QAN = 麻醉气体摄取率（mL 蒸汽/分）；$f = 1.3 - N_2O$（%）/100；MAC = 最低肺泡有效浓度（mL 蒸气/dL）；$\lambda B/G$ = 血/气分配系数；t = 麻醉任意时间。麻醉气体的摄取率随时间推移呈指数形式下降，即 QAN 与 $t^{-0.5}$ 成比例，此即为摄取率的时间平方根法则，其意为各时间平方根相同的间隔之间所吸收的麻醉药量相同。例如：0~1、1~4、4~9 分钟等之间的吸收麻醉药量相同，其剂量定义为单位量。蒸气单位量（mL）= $2 \times f \times MAC \times \lambda B/G \times Q$，$f = 1.3 - N_2O$（%）/100。液体单位量约为蒸气单位量的 1/200。由于 N_2O 的实际摄取量仅为预计量的 70%，因此，N_2O 的计算单位量应乘以 0.7。根据以上公式，即可计算各种吸入麻醉药的单位量和给药程序。

（2）为便于临床医师计算，可在表 3-5 ~ 表 3-7 中查找，如体重与表内数值不符，可取相邻的近似值。

表 3-5 体重与相应的生理量

体重（kg）	$kg^{3/4}$	VO_2（mL/min）	VCO_2（mL/min）	VA（dL/min）	Q（dL/min）
5	3.3	33	26.4	5.28	6.6
10	5.6	56	44.8	8.96	11.2
15	7.6	76	60.8	12.16	15.2
20	9.5	95	76.0	15.20	19.0
25	11.2	112	89.6	17.92	22.4
30	12.8	128	102.4	20.48	25.6
35	14.4	144	115.2	23.04	28.8
40	15.9	159	127.2	25.44	31.8
45	17.4	174	139.2	27.84	34.8
50	18.8	188	150.4	30.08	37.6
55	20.2	202	161.6	32.32	40.4
60	21.6	216	172.8	34.56	43.2
65	22.9	229	183.2	36.64	45.8
70	24.2	242	193.6	38.72	48.4
75	25.5	255	204.0	40.80	51.0

续表

体重（kg）	kg$^{3/4}$	VO$_2$（mL/min）	VCO$_2$（mL/min）	VA（dL/min）	Q（dL/min）
80	26.8	268	214.4	42.88	53.6
85	28.0	280	224.4	44.80	56.0
90	29.2	292	233.6	46.72	58.4
95	30.4	304	243.2	48.64	60.8
100	31.6	316	252.8	50.56	63.2

表 3-6 吸入麻醉药的物理特性

麻醉药	MAC（%）	λB/G	蒸气压（20℃）kPa	37℃时液态蒸发后气压体积（mL）
氟烷	0.76	2.30	32.37	240
恩氟烷	1.70	1.90	24	210
异氟烷	1.30	1.48	33.33	206
N$_2$O	101.00	0.47	5 306.6	—

表 3-7 吸入麻醉药的量（mL）

体重（kg）	相	氟烷	恩氟烷	异氟烷	65%N$_2$O
10	气	50	92	55	475
	液	0.21	0.44	0.27	
20	气	86	160	95	813
	液	0.36	0.76	0.46	
30	气	116	215	128	1 095
	液	0.48	1.02	0.62	
40	气	145	269	160	1 368
	液	0.61	1.28	0.78	
50	气	172	319	190	1 625
	液	0.72	1.52	0.92	
60	气	195	361	215	1 839
	液	0.81	1.72	1.04	
70	气	218	403	240	2 053
	液	0.91	1.92	1.16	
80	气	241	445	265	2 267
	液	1.00	2.12	1.29	
90	气	264	487	290	2 481
	液	1.10	2.32	1.41	
100	气	286	529	315	2 694
	液	1.20	2.52	1.53	

注：表中剂量为不加 N$_2$O 的剂量，如加用 65%N$_2$O，则剂量应减半。

例如，一患者体重为50 kg，术中用异氟烷维持麻醉100分钟，其异氟烷用量计算如下：查表3-7得知50 kg患者单纯异氟烷维持麻醉对应液体单位量为0.92 mL，维持麻醉100分钟异氟烷消耗量 = 1 000.5 × 0.92 = 9.2（mL）。

2. 紧闭回路麻醉的具体实施过程

紧闭回路麻醉前，对患者实施充分吸氧去氮。此后每隔1~3小时采用高流量半紧闭回路方式通气5分钟，以排除 N_2 及其他代谢废气，保持 N_2O 和 O_2 浓度的稳定。给药方法包括直接向呼吸回路注射液态挥发性麻醉药和依靠挥发罐蒸发两种。注射法给药可注射预充剂量，以便在较短的时间内使之达到诱导所需的麻醉药浓度，然后间隔补充单位剂量维持回路内麻醉药挥发气浓度。采用注射泵持续泵注液态挥发性麻醉药可避免间隔给药产生的浓度波动，使吸入麻醉如同持续静脉输注麻醉。以挥发罐方式给药仅适合于麻醉的维持阶段。而在诱导时应使用常规方法和气体流量，不仅有利于吸氧去氮，且加快麻醉药的摄取。

3. 紧闭回路麻醉应注意的问题

（1）在使用 N_2O 时，应监测 O_2 浓度、血氧饱和度、呼气末二氧化碳分压（$P_{ET}CO_2$）以及麻醉气体的吸入和呼出浓度，及时检查更换 CO_2 吸附剂，如发现缺氧和 CO_2 蓄积应及时纠正。

（2）确保气体回路无漏气。

（3）气体流量计要准确。

（4）密切注意观察呼吸囊的膨胀程度，调节气流量，使气囊膨胀程度保持基本不变，不必机械地按计算给药。

（5）如有意外立即转为半开放式麻醉。

十四、低流量吸入麻醉技术

（一）设备要求

施行低流量吸入麻醉必须使用满足相应技术条件的麻醉机，该麻醉机应具备下述配置。

（1）精密或电子气体流量计：麻醉机必须能进行精确的气体流量监测，一般要求流量的最低范围达50~100 mL/min，每一刻度为50 mL，并定期检测其准确性。

（2）高挥发性能和高精度的麻醉挥发器。

（3）能有效监测麻醉机内部循环气体总量并实行机械控制/辅助通气的呼吸回路：目前常用的呼吸回路分为带有新鲜气体隔离阀的悬挂式风箱回路（代表机型为Drager系列麻醉机），以及不带新鲜气体隔离阀的倒置式风箱回路（代表机型为Ohmeda、Panlon系列麻醉机及国内大多数麻醉机型）。

（二）密闭性要求

为保证低流量吸入麻醉的有效实施，麻醉前应进行麻醉机密闭性和机械顺应性的检测（目前部分国际先进机型具备自我检测能力）。多数麻醉机型要求内部压力达30 cmH₂O时，系统泄漏量小于100 mL/min，若其超过200 mL/min，则禁止使用该机施行低流量吸入麻醉。系统机械顺应性不作强制性检测要求。

（三）CO₂吸收装置

由于低流量吸入麻醉中重复吸入的气体成分较大，因而可增加 CO_2 吸收剂的消耗量。

在施行低流量吸入麻醉前，应及时更换 CO_2 吸收剂，采用较大容量的 CO_2 吸收装置和高效能的 CO_2 吸收剂。必要时监测呼气末二氧化碳分压（$P_{ET}CO_2$）。

（四）气体监测

在施行低流量吸入麻醉并进行气体成分分析监测时，必须了解气体监测仪的工作方式为主流型或旁流型采样方式。主流型气体采样方式不影响麻醉机内部循环气体总量，对低流量吸入麻醉无不利影响；旁流型气体采样方式须由麻醉回路中抽取气样（50～300 mL/min 不等），应在新鲜气体供给时适当增加此部分流量，以满足气体总量平衡的要求。

（五）废气排放问题

低流量吸入麻醉减少麻醉废气的排放较其他方法虽具有一定优势，但在使用过程中仍有麻醉废气自麻醉机中源源不断地排出，仍须使用废气清除系统，以保障手术室内部工作人员的身体健康。

（六）低流量吸入麻醉的实施

低流量吸入麻醉是在使用重复吸入型麻醉装置系统、新鲜气流量小于分钟通气量的一半（通常少于 2 L/min）的条件下所实施的全身麻醉方法。此法具有操作简单、费用低、增强湿化、减少热量丢失、减少麻醉药向环境中释放，并可更好地评估通气量等优点。实施麻醉中应监测吸入 O_2、$P_{ET}CO_2$ 及挥发性麻醉气体浓度。

1. 低流量吸入麻醉的操作过程

（1）在低流量输送系统中，麻醉药的溶解度、新鲜气流量等可影响蒸发罐输出麻醉药（FD）与肺泡内麻醉药浓度（FA）之间的比值。同时为节省医疗花费，要求对麻醉实行相对精确的控制，麻醉医师可根据气流量、麻醉时间和所选的麻醉药估计各种麻醉在费用上的差别。

（2）根据上述各因素可采取以下麻醉方案：在麻醉初期给予高流量，而后采取低流量；在麻醉早期（摄取量最多的时间段）给予较高的气流量（4～6 L/min），继而随着摄取量的减少逐渐降低气流量；麻醉诱导后 5～15 分钟内给予 2～4 L 的气流量，随后气流量设定在 1 L/min。如果平均气流量为 1 L/min，用表 3-8 中的 4 种麻醉药实施麻醉达 1 小时需要的液体麻醉药量为 6.5 mL（氟烷）至 26 mL（地氟烷）。此类麻醉药的需要量相差 4 倍，而效能却相差 8 倍，其原因为输送的麻醉药量要超出达到麻醉效能的需要量，输送的麻醉药量尚须补充机体摄取量以及通过溢流阀的损失量。难溶性麻醉药如地氟烷和七氟烷的摄取和损失相对较少，此为效能弱 8 倍，而需要量仅多 4 倍的原因，当气流量更低时差距可更小。此阶段除应根据麻醉深度调节挥发器输出浓度外，尚应密切观察麻醉机内部的循环气体总量和 $P_{ET}CO_2$ 浓度，使用 N_2O-O_2 吸入麻醉时，应连续监测吸入氧浓度，必要时进行多种气体成分的连续监测。

表 3-8　在不同气流量下维持肺泡气浓度等于 1 MAC 所需液体麻醉药剂量

麻醉时间	麻醉药	气流量（L/min）（不包括麻醉药）				
（min）	（mL）	0.2	1.0	2.0	4.0	6.0
30	氟烷	3.0	4.1	5.4	8.0	10.5
60		4.6	6.5	9.0	13.9	18.8
30	异氟烷	4.0	5.8	8.0	12.3	16.7

麻醉时间	麻醉药	气流量（L/min）（不包括麻醉药）				
（min）	（mL）	0.2	1.0	2.0	4.0	6.0
60		6.3	9.6	13.9	22.3	30.7
30	七氟烷	3.3	6.3	10.1	17.6	25.2
60		4.9	10.9	18.2	33.0	47.8
30	地氟烷	6.7	14.8	25.0	45.2	65.4
60		10.1	26.1	46.0	85.8	126.0

2. 麻醉深度的调控

在低流量吸入麻醉过程中，当新鲜气流量下降后，新鲜气体中和麻醉回路内吸入麻醉药浓度之差增加。回路内与新鲜气流中麻醉气体浓度平衡有一定的时间滞后，可用时间常数 T 表示，如表3-9所示。新鲜气流量越小，时间常数越大。回路内麻醉气体的成分比例发生变化达到稳定越滞后，此时应采取措施及时调控麻醉深度，如静脉注射镇静、镇痛药及增加新鲜气流量等。在麻醉过程中呼吸回路内 O_2 的浓度可下降，其原因有：①新鲜气体成分不变而流量减少时；②新鲜气体流量不变而 N_2O 浓度增加时；③成分和流量不变而麻醉时间延长时。因而在麻醉中必须提高新鲜气流中的氧浓度并予以连续检测。为保证吸入气中的氧浓度至少达到30%，采取：①设定低流量，50vol. % O_2（0.5 L/min），最低流量，60vol. % O_2（0.3 L/min）；②快速调整氧浓度至最低报警限以上，将新鲜气流中的氧浓度提高10vol. % 及 N_2O 浓度降低10vol. % 。

表3-9　时间系数 T 与新鲜气流量的关系

新鲜气流量（L/min）	0.5	1	2	4	8
时间常数（min）	50	11.5	4.5	2.0	1.0

3. 麻醉的苏醒

低流量吸入麻醉时间较长，在手术即将结束时，关闭挥发器和其他麻醉气体的输入，同时将新鲜气体流量加大（4 L/min 以上，纯氧），便于能迅速以高流量的纯氧对回路系统进行冲洗，降低麻醉气体浓度，尽早让患者恢复自主呼吸，必要时采用 SIMV 模式以避免通气不足或低氧血症，促使患者尽快苏醒。

（七）低流量吸入麻醉的并发症

1. 缺氧

低流量麻醉时，如果吸入混合气体，吸入气中新鲜气流越少，气体重复吸入的比例越高，而实际吸入氧浓度降低。因此，为确保吸入气中氧浓度在安全范围内，新鲜气体流速降低时，新鲜气中的氧浓度应相应提高。机体对 N_2O 的摄取随时间的延长而减少，N_2O : O_2 为 1 : 1，麻醉60分钟后，N_2O 的摄取量为 130 mL/min，而氧摄取量保持稳定，为 200 ~ 250 mL/min。在麻醉过程中，血液中释放出的氮气因麻醉时间的延长也可导致蓄积，从而降低氧浓度。

2. CO_2 蓄积

进行低流量麻醉时，回路中应有效清除 CO_2，此为必不可少的条件。钠石灰应用时间长短主要取决于重复吸入程度和吸收罐容积。因此，在实施低流量麻醉时应先观察吸收罐中钠石灰的应用情况，及时更换，以避免 CO_2 蓄积，同时应连续监测 $P_{ET}CO_2$ 浓度，及时发现并纠正 CO_2 蓄积。

3. 吸入麻醉药的过量和不足

挥发性麻醉药的计算与新鲜气体容量有关，现已很少将挥发罐置于环路系统内。因其在低新鲜气流时，较短时间内可使吸入麻醉药浓度上升至挥发罐设定浓度的数倍，易导致吸入麻醉气体的蓄积。同时，如果新鲜气体的成分不变，由于 N_2O 的摄取呈指数性下降，吸入气体的 N_2O 和 O_2 的浓度可持续性变化，此时若 N_2O 的摄取处于高水平，其浓度则下降；如摄取减少，则浓度升高；若新鲜气流提早减少，同时氧浓度提高不当，则可能出现 N_2O 不足。挥发罐设置于环路外时，挥发气与吸入气中吸入麻醉药的浓度有一定梯度，后者取决于新鲜气体的流速。如使用低流量新鲜气流，以恒定的速度维持麻醉 30 分钟后，肺泡中氟烷的浓度仅为挥发罐设定浓度的 1/4。因而必须向通气系统供应大量的麻醉气体以满足需要。在麻醉早期，用低流量新鲜气流无法达到此目的，可应用去氮方法清除潴留的氮，因此，在麻醉的初始阶段 15~20 分钟内，应使用 3 L/min 以上的新鲜气流，此后在气体监测下可将新鲜气流调控至 0.5~1 L/min，以策安全。当新鲜气流量少于 1 L/min 时，应常规连续监测药物浓度，应用多种气体监测仪对麻醉气体成分进行监测，可增加低流量吸入麻醉的安全性，便于该技术的掌握和推广。

4. 微量气体蓄积

（1）存在于人体和肺部的氮气约为 2.7 L。以高流量新鲜气体吸氧去氮，在 15~20 分钟内可排出氮气 2 L，剩余量则只能从灌注少的组织中缓慢释放。在有效去氮后麻醉系统与外界隔离（即紧闭循环式），1 小时后氮气浓度大于 10%。长时间低流量麻醉，系统内氮气可达 15%。甲烷浓度的大量升高可影响红外分光监测氟烷浓度。但只要不存在缺氧，N_2 与甲烷的蓄积可不损害机体或器官功能。

（2）具有血液高溶解度或高亲和力的微量气体，如丙酮、乙烯醇、一氧化碳等，此类气体不宜用高流量新鲜气流短时间冲洗清除。为保证围术期安全，在失代偿的糖尿病患者、吸烟者，溶血、贫血、紫质症以及输血的患者中进行低流量麻醉时，新鲜气流量不得低于 1 L/min。

（3）吸入性麻醉药的降解产物在长时间低流量麻醉时，如七氟烷的降解复合物 $CF_2[=C(CF_3)OCH_2F]$ 估计可达 60 mg/kg，其最大值易导致肾小管组织的损害。七氟烷是否引起潜在性的肾损害尚须进一步研究，目前建议吸入七氟烷或氟烷时流速不应低于 2 L/min，以确保可持续缓慢冲洗潜在的毒性降解产物。

（吕湘琪）

第四章

神经阻滞技术

一、颈丛阻滞技术

（一）解剖学基础

每个颈神经均分为前支和后支，后支向后行走，支配颈部和头部后面的肌肉及皮肤。颈丛由 $C_{1~4}$ 神经的前支构成，位于肩胛提肌和中斜角肌的前方、第 1~4 颈椎的前外侧和胸锁乳突肌的深面。颈丛支配颈深部和浅部结构，其中 C_1 神经为纯运动神经，支配枕下三角区肌肉的运动，没有支配皮肤的感觉分支。颈部皮肤的感觉是由 $C_{2~4}$ 神经前支和后支的皮支以连续皮肤节段形式支配。

颈丛的皮支（枕小神经、耳大神经、颈横神经和锁骨上神经）从胸锁乳突肌后方的深筋膜穿出，分布在颈部和头部后面的皮肤。枕小神经（C_2、C_3）沿胸锁乳突肌后缘上行，并发出皮支分布在颈部上外侧、耳廓上端和枕部的皮肤。耳大神经（C_2、C_3）沿胸锁乳突肌的后缘向前上方走行，继之分为前、后两支，前支支配面部后下部分皮肤的感觉，后支支配乳突上部和耳廓下端皮肤的感觉。颈横神经（C_2、C_3）从颈外静脉下方穿出向前走行，支配下颌骨至胸骨之间颈部前外侧部分皮肤的感觉。锁骨上神经（C_3、C_4）也从胸锁乳突肌后缘走出，然后向外下方走行，支配颈下区至肩锁关节以及第 2 肋骨以上胸前区皮肤的感觉。

颈丛的深支主要为运动神经，支配颈部深层的肌肉及肩胛提肌、舌骨下肌和膈肌。但颈丛的深支也可传递浅感觉和深部组织（肌肉、骨骼和关节）的本体感觉。其中 C_1 神经前支的部分纤维伴随舌下神经走行，然后在颈动脉鞘的前面离开舌下神经下降为颈袢上根，C_2、C_3 神经前支的纤维经过联合发出降支，称为颈袢下根。上、下根半环状软骨弓高度，在颈动脉鞘浅面合成颈袢，由颈袢发出分支支配舌骨下肌群的上、下部，所以在甲状腺手术需要切断舌骨下肌时，大多选在该肌的中份进行，以免损伤神经。

（二）适应证

1. 手术麻醉

软组织探查和活体组织检查，同侧甲状腺和甲状旁腺手术，颈动脉内膜剥脱术。

2. 疼痛治疗

颈丛分布区疼痛性疾病的诊断和治疗。

（三）阻滞操作技术

首先实施颈浅丛阻滞，以减轻颈深丛阻滞操作所致的患者不适。

1. 颈浅丛阻滞技术

患者的头部伸展和颈部屈曲，头转向阻滞侧的对侧。操作者用触摸定位手的手指绷紧颈部的皮肤，以显露胸锁乳突肌后缘。从乳突到第 6 颈椎横突结节划一条直线，将穿刺进针点标记在该连线的中点，此乃颈浅丛在胸锁乳突肌后缘后方发出分支的交汇点。

在皮肤消毒之后，采用 25 号穿刺针在进针点做局部麻醉药皮丘，然后将穿刺针垂直刺入皮下组织内 2~3 cm。在回抽试验无血和脑脊液后，将穿刺针沿胸锁乳突肌后缘在上、下方向进行调整实施"扇形"浸润注射，浸润注射的范围是进针点上方和下方 2~3 cm。所需的局部麻醉药用量为 10~20 mL，每次调整穿刺进针方向后注射局部麻醉药 3~5 mL。

2. 颈深丛阻滞技术

患者的体位同颈浅丛阻滞。在乳突尖至 C_6 颈椎横突之间做第 1 条连线，C_6 颈椎横突是位于环状软骨上缘的水平线上。在第 1 条连线后方 1 cm 处做第 2 条平行线，在该平行线上，C_2 颈椎横突位于乳突下方 2 cm 处，C_3 颈椎横突位于 C_2 颈椎横突下方 1.5 cm 处；C_4 颈椎横突位于 C_3 颈椎横突下方 1.5 cm 处。采用记号笔在相对应的皮肤穿刺进针部位做标记。

采用 22 号穿刺针，分别自第 2、第 3、第 4 颈椎横突水平垂直于皮肤刺入穿刺针，然后向内和向尾侧方向推进穿刺针，直至穿刺针前端触及颈椎横突的骨质。向尾侧方向进针的目的是防止穿刺针不慎进入椎间孔引起硬脊膜外间隙阻滞或蛛网膜下隙阻滞。当穿刺针触及颈椎横突时，常常可诱发出异感或获得刺破椎前筋膜的明显落空感。如果穿刺针是处于正确位置，在无支持的情况下，其仍可保持与皮肤相垂直的位置。在回抽试验无血和脑脊液后，在 3 个穿刺进针点分别注入局部麻醉药 2~4 mL，一般可获得满意的麻醉效果。颈丛阻滞成功后可实施单侧颈部手术。

由于颈部的椎旁间隙相互沟通，所以局部麻醉药可相当容易地扩散到相邻的区域。因此在一个部位（C_3 或 C_4 颈椎横突）注入大容量（6~8 mL）的局部麻醉药常常即可获得完善的颈深丛阻滞效果。在注射药物的过程中，可用手指按压 C_5 颈椎横突，以防止局部麻醉药向尾侧扩散导致不必要的臂丛阻滞。

（四）并发症与注意事项

（1）由于穿刺操作中必须让患者配合，因此手术前用药或手术中镇静处理的程度应尽可能轻。因为苯二氮䓬类药物可能会使患者的定向力丧失，所以一般不主张应用。

（2）在穿刺操作中，必须保持朝尾侧方向推进穿刺针，以防止穿刺针误入硬脊膜外间隙或蛛网膜下隙。另外，还要避免穿刺进针太深，以防止穿刺针进入椎间孔内。如果穿刺针刺破硬脊膜囊而将局部麻醉药误注入蛛网膜下隙内，患者则可迅速出现全脊髓麻醉的症状。

（3）注射药物前应进行回抽试验，并注入 1 mL 的试验剂量，以免将局部麻醉药误注入颈外静脉或椎动脉内。将局部麻醉药液 0.25 mL 注入椎动脉内即可迅速导致患者出现中枢神经系统毒性反应症状。

（4）在通过一针穿刺实施颈深丛阻滞时，也可采用神经刺激器协助完成操作。将穿刺针与神经刺激器相连接，并在 C_5 颈椎横突处按常规操作方法将穿刺针刺入。出现三角肌收缩说明穿刺针恰位于 C_5 神经根附近。在注射药物的过程中，可采用手指按压 C_5 颈椎的远端。

（5）颈深丛阻滞的常见并发症是颈交感神经链和喉返神经阻滞，在极少数患者，此并发症可导致患者呼吸窘迫。另外，颈深丛阻滞中尚有发生膈神经阻滞的可能，所以1天内仅能实施一侧颈深丛阻滞，尤其是肥胖或伴有慢性呼吸功能衰竭的患者，并且必须监测动脉血氧饱和度。

（6）在颈丛阻滞中，其他面部神经麻痹的现象较为罕见，并且常常为一过性。舌咽神经（第Ⅸ对脑神经）阻滞时患者可出现吞咽不能、唾液分泌过多、舌后部麻木；迷走神经（第Ⅹ对脑神经）阻滞时患者可出现发音困难，副神经（第Ⅺ对脑神经）的脊髓根阻滞时患者可出现胸锁乳突肌麻痹、发音困难和吞咽不能；舌下神经（第Ⅻ对脑神经）阻滞时患者可出现舌偏斜。

（7）颈丛阻滞的其他少见并发症有迟发性感染、局部血肿、阻滞作用持续时间过长、颈部叩击痛、慢性肌肉痉挛等。

（8）在应用含有肾上腺素的利多卡因实施颈丛阻滞时，60%的患者可出现心动过速。如果在局部麻醉药中加入可乐定，可降低患者心动过速的发生率。所以，在颈丛阻滞中和阻滞后，建议监测患者的血压和心电图（包括ST段的情况），尤其是老年患者或动脉粥样硬化患者。

二、臂丛阻滞技术

（一）解剖学基础

1. 臂丛组成

臂丛由$C_{5\sim8}$及T_1脊神经前支组成，有时也接受C_4及T_2脊神经前支发出的小分支，主要支配整个手、臂运动和绝大部分手、臂感觉。组成臂丛的脊神经出椎间孔后在锁骨上部，前、中斜角肌的肌间沟分为上、中、下干。上干由$C_{5\sim6}$前支，中干由C_7前支，下干由C_8和$T_{1\sim2}$脊神经前支构成。三支神经干从前中斜角肌间隙下缘穿出，伴锁骨下动脉向前、向外、向下方延伸，至锁骨后第1肋骨中外缘每个神经干分为前、后两股，通过第1肋和锁骨中点，经腋窝顶进入腋窝。在腋窝各股神经重新组合成束，3个后股在腋动脉后方合成后束，延续为腋神经及桡神经；上干和中干的前股在腋动脉的外侧合成外侧束，延续为肌皮神经和正中神经外侧根；下干的前股延伸为内侧束，延续为尺神经、前臂内侧皮神经、臂内侧皮神经和正中神经内侧根。

2. 臂丛与周围组织的关系

臂丛按其所在的位置分为锁骨上部、锁骨下部两部分。

（1）锁骨上部：主要包括臂丛的神经根和神经干。

1）臂丛各神经根分别从相应椎间孔穿出走向外侧，其中$C_{5\sim7}$前支沿相应横突的脊神经沟走行，通过椎动脉的后方。然后，臂丛各神经根在锁骨下动脉第二段上方通过前、中斜角肌间隙，在穿出间隙前后组成三神经干。

2）臂丛三神经干在颈外侧的下部，与锁骨下动脉一起从上方越过第1肋的上面，其中上、中神经干行走于锁骨下动脉的上方，下神经干行于动脉的后方。臂丛三神经干经过前中斜角肌间隙和锁骨下血管一起被椎前筋膜包绕，故称为锁骨下血管周围鞘，而鞘与血管之间则称为锁骨下血管旁间隙。臂丛神经干在颈外侧区走行时，表面仅被皮肤、颈阔肌和深筋膜覆盖，有肩胛舌骨肌下腹、颈外静脉、颈横动脉和肩胛上神经等经过，此处臂丛比较表浅，瘦弱者可在体表触及。臂丛三神经干至第1肋外侧缘时分为六股，经锁骨后进入腋窝，移行为锁骨下部。

（2）锁骨下部：臂丛三神经束随腋动脉行于腋窝，在腋窝上部，外侧束与后束位于腋动脉第一段的外侧，内侧束在动脉后方。到胸小肌深面时，外侧束、内侧束与后束分别位于第二段的外、内侧面和后面。三神经束及腋动脉位于腋鞘中，腋鞘与锁骨下血管周围鞘连续，腋鞘内的血管旁间隙与锁骨下血管旁间隙相连通。

（3）臂丛鞘：解剖上臂丛及颈丛从颈椎至腋窝远端一直被椎前筋膜及其延续的筋膜所围绕，臂丛实际上处于此连续相通的筋膜间隙中，故从腋鞘注入药液，只要量足够便可一直扩散至颈丛。

（二）阻滞方法

常用的臂丛阻滞方法有肌间沟阻滞法、腋路臂丛神经阻滞法、锁骨上阻滞法和锁骨下血管旁阻滞法。

（三）适应证

臂丛阻滞适用于上肢及肩关节手术或上肢关节复位术。

（四）阻滞药物

1%～1.5%利多卡因加入1∶200 000肾上腺素可提供3～4小时麻醉，若手术时间长，罗哌卡因（0.3%～0.5%）或丁哌卡因（0.25%～0.5%）可提供8～12小时麻醉。臂丛阻滞药物浓度不必太高，而较大容量（40～50 mL）便于药物鞘内扩散，1%利多卡因50 mL或0.5%丁哌卡因40 mL是成人可用最大量。

（五）常见并发症

1. 气胸

多发生在锁骨上阻滞法或锁骨下血管旁阻滞法，由于穿刺方向不正确且刺入过深，或者穿刺过程中患者咳嗽，使肺过度膨胀，胸膜及肺尖均被刺破，使肺内气体漏到胸膜腔，此类气胸发展缓慢，有时数小时之后患者才出现症状。当有气胸时，除双肺呼吸音及叩诊检查外，做X线胸部透视或摄片以明确诊断。依气胸严重程度及发展情况不同，可行胸腔抽气或胸腔闭式引流。

2. 出血及血肿

各径路穿刺时均有可能分别刺破颈内、颈外静脉，锁骨下动脉，腋动脉或腋静脉引起出血。如穿刺时回抽有血液，应拔出穿刺针，局部压迫止血，避免继续出血或血肿形成。然后再改变方向重新穿刺。锁骨上阻滞法或肌间沟阻滞法若引起血肿，还可引起颈部压迫症状。

3. 局部麻醉药毒性反应

多因局部麻醉药用量过大或误入血管所致。

4. 膈神经麻痹

发生于肌间沟阻滞法和锁骨上阻滞法，可出现胸闷、气短、通气量减少，必要时吸氧或辅助呼吸。

5. 声音嘶哑

因喉返神经阻滞所致，可发生于肌间沟阻滞法及锁骨上阻滞法，注药时压力不要过大，药量不宜过多，则可避免。

6. 高位硬膜外阻滞或全脊髓麻醉

肌间沟阻滞法进针过深，穿刺针从椎间孔进入硬膜外间隙或蛛网膜下隙，使局部麻醉药注入硬膜外或蛛网膜下隙。故穿刺针方向应指向颈椎横突而不是椎体方向。注药时应回抽观察有无脑脊液。应按硬膜外阻滞麻醉中发生全脊髓麻醉意外处理。

7. 霍纳综合征

多见于肌间沟阻滞法，为星状神经节阻滞所致，无须处理，可自行恢复。

（六）肌间沟阻滞法

肌间沟阻滞法是最常用的臂丛阻滞方法之一。操作较易于掌握，定位也较容易，出现并发症的机会较少，对肥胖或不合作的小儿较为适用，小容量局部麻醉药即可阻滞上臂肩部及桡侧。缺点：肌间沟阻滞法对肩部、上臂及桡侧阻滞效果较好，而对前臂和尺侧阻滞效果稍差，阻滞起效时间也延迟，有时须增加药液容量才被阻滞。

1. 体位和定位

去枕仰卧位，头偏向对侧，手臂贴体旁，手尽量下垂，显露患侧颈部。嘱患者抬头，先在环状软骨（C_6）水平找到胸锁乳突肌后缘，由此向外可触摸到一条小肌腹即为前斜角肌，再往外侧滑动即可触到一凹陷处，其外侧为中斜角肌，此凹陷为肌间沟。臂丛即由此沟下半部经过，前斜角肌位于臂丛的前内方，中斜角肌位于臂丛的后外方。斜角肌间隙上窄下宽，沿该间隙向下方逐渐触摸，于锁骨上约 1 cm 可触及一细柔横向走行的肌肉，即肩胛舌骨肌，该肌与前、中斜角肌共同构成一个三角形，该三角形靠近底边（肩胛舌骨肌）处即为穿刺点。在该点用力向脊柱方向重压，患者可诉手臂麻木、酸胀或有异感，若患者肥胖或肌肉欠发达，肩胛舌骨肌触不清，即以锁骨上 2 cm 处的肌间沟为穿刺点。

2. 操作方法

颈部皮肤常规消毒，右手持一长 22G 穿刺针（或 7 号头皮针）垂直刺入皮肤，略向对侧足跟推进，直到出现异感或手指（手臂）肌肉抽动，如此方向穿刺无异感，以此穿刺针为轴扇形寻找异感，出现异感为此方法可靠的标志，可反复试探 2～3 次，以找到异感为好。若反复多次穿刺无法寻找到异感，可触到横突（C_6）为止。穿刺成功后，回抽无血液及脑脊液，成人一次注入局部麻醉药 20～25 mL。注药时可用手指压迫穿刺点上部肌间沟，迫使药液向下扩散，则尺神经阻滞可较完善。

3. 并发症及其预防

主要并发症有：误入蛛网膜下隙引起全脊髓麻醉；高位硬膜外阻滞；局部麻醉药毒性反应；损伤椎动脉；星状神经节、喉返神经和膈神经阻滞。为了预防全脊髓麻醉或血管内注药而引起全身毒性反应，注药前应回吸，或每注入 5 mL 局部麻醉药回吸一次。

（七）腋路臂丛阻滞法

腋路臂丛阻滞法也是最常用的臂丛阻滞方法之一。

1. 优点

（1）臂丛分支均在血管神经鞘内，位置表浅，动脉搏动明显，故易于阻滞。

（2）没有气胸，膈神经、迷走神经或喉返神经阻滞的危险。

（3）无误入硬膜外间隙或蛛网膜下隙的危险。

2. 禁忌证

（1）上肢外展困难或腋窝部位有感染、肿瘤或骨折无法移位患者不能应用此方法。

（2）上臂阻滞效果较差，不适用于肩关节手术及肱骨骨折复位等。

3. 体位与定位

患者仰卧，头偏向对侧，患肢外展90°～180°，屈肘90°，前臂外旋，手背贴床或将患肢手掌枕于头下。在腋窝顶部摸到腋动脉搏动最高点，其上方为穿刺点。

4. 操作方法

皮肤常规消毒，用左手固定腋动脉，右手持22G针头（7号头皮针），沿腋动脉上方斜向腋窝方向刺入，穿刺针与动脉成20°夹角，缓慢推进，在有穿过筋膜感时或患者出现异感后，手放开穿刺针，则可见针头固定且随动脉搏动而搏动，表明针头已刺入腋部血管神经鞘，也可借助神经刺激器证实针头确实在血管神经鞘内，但不必强调异感。连接注射器回抽无血后，即可注入30～40 mL局部麻醉药。腋路臂丛阻滞成功的标志为：①针头固定且随动脉搏动而摆动；②回抽无血；③注药后呈梭形扩散；④患者自述上肢发麻；⑤上肢尤其前臂不能抬起；⑥皮肤表面血管扩张。

5. 并发症及预防

腋路臂丛阻滞局部麻醉药毒性反应发生率较高，可能是局部麻醉药量大或误入血管引起，故注药时要反复回抽，确保针不在血管内。

（八）锁骨上阻滞法

1. 体位与定位

患者平卧，患侧肩垫一薄枕，头转向对侧，患侧上肢靠胸。体表标志为锁骨中点，其上方1～1.5 cm处为穿刺点。

2. 操作方法

皮肤常规消毒，用22 G穿刺针经穿刺点刺入皮肤，针尖向内、向后、向下推进，进针1～2 cm可触及第1肋骨表面，在肋骨表面上寻找异感或用神经刺激器方法寻找臂丛，当出现异感后固定针头，回抽无血液、无气体，一次性注入局部麻醉药20～30 mL。

3. 并发症及其预防

主要并发症有局部血肿、气胸、膈神经及喉返神经阻滞。膈神经阻滞后是否出现窒息或呼吸困难等症状，取决于所用药物浓度、膈神经阻滞深度以及单侧（一般无症状）或双侧等因素。为避免发生双侧膈神经阻滞而引起明显的呼吸困难，不宜同时进行双侧臂丛阻滞。如临床需要，可在一侧臂丛阻滞后30分钟并未出现膈神经阻滞时，再行另一侧阻滞。双侧臂丛阻滞时应加强呼吸监测，及时发现和处理呼吸并发症。

（九）锁骨下血管旁阻滞法

1. 体位与定位

体位同肌间沟阻滞法，术者手指沿前中斜角肌间沟向下，直至触及锁骨下动脉搏动，紧靠其外侧做一标志。

2. 操作方法

皮肤常规消毒，左手手指放在锁骨下动脉搏动处，右手持2～4 cm的22G穿刺针，从锁骨下动脉搏动处外侧朝下肢方向直刺，方向不向内也不向后，沿中斜角肌的内侧缘推进，刺破臂丛鞘时有突破感。通过神经刺激器或异感的方法确定为臂丛后，注入局部麻醉药20～30 mL。

3. 优点

（1）较小剂量可得到较高水平的臂丛阻滞效果。

（2）上肢及肩部疾病者，穿刺过程中不必移动上肢。

（3）局部麻醉药误入血管的可能性小。

（4）不致发生误入硬膜外间隙或蛛网膜下隙的意外。

4. 缺点

（1）有发生气胸的可能。

（2）不能同时进行双侧阻滞。

（3）穿刺若无异感，失败率为50%。

（十）喙突下臂丛阻滞法

臂丛出第1肋后，从喙突内侧走向外下，成人臂丛距喙突最近处约2.25 cm，儿童约1.19 cm，于喙突内下方通过胸小肌深面时，迂回绕腋动脉行于腋鞘，位置较集中，走行方向与三角肌、胸大肌肌间沟基本一致。

1. 定位

测量喙突至胸外侧最近距离（通常为第2肋外侧缘），并做一连线为喙胸线。喙胸距离（mm）×0.3＋8所得数值即为喙突下进针点。

2. 操作方法

由上述穿刺点垂直刺入，刺破胸大肌、胸小肌可有二次突破感，当针尖刺入胸小肌与肩胛下肌，患者可感有异感向肘部传导。小儿则以突破感及针头随动脉搏动为指征。

3. 优缺点

避免损伤肺及胸膜，但穿刺角度过于偏内或肺气肿患者也有可能发生气胸；可用于上臂、肘及肘以下手术。由于穿刺部位较深，有误入血管的可能。

上述五种臂丛入路阻滞效果因各部位解剖不同而异，而上肢各部位神经支配也各异，因此应根据手术部位神经支配选择最恰当的阻滞入路。

（十一）上肢手术臂丛入路的选择

1. 肩部手术

肩部神经支配为 C_3 至 C_6 神经根，来自颈神经丛 C_4 发出分支支配肩颈皮肤；其余皮肤和深层组织受 C_5、C_6 支配，故肩部手术应阻滞 C_3 至 C_6，包括颈丛和臂丛，故又称为颈臂丛阻滞，可进行植皮、裂伤缝合等浅表手术。由于颈丛和臂丛相互连续阻滞，局部麻醉药可以在第6颈椎平面向上、向下扩散，故颈入路和肌间沟入路为肩部手术首选。由于 C_3、C_4 在锁骨上和锁骨下入路之外，若选用此二入路或行锁骨上肩区深部手术（含肩关节手术），须阻滞 T_1、T_2 神经，故常须在腋后线加第2肋间神经阻滞。

2. 上臂及肘部手术

该部手术须阻滞 $C_{5\sim8}$ 和 T_1 神经，故最佳入路为锁骨上入路或锁骨下入路。肌间沟入路常不能阻滞到 C_8 和 T_1，腋入路常不能阻滞肌皮神经和肋间臂神经，均为适当选择。

3. 前臂手术

前臂手术须阻滞 $C_{5\sim8}$ 和 T_1 神经根形成臂丛所有分支，以锁骨下入路为最佳选择，因为局部麻醉药可在神经束平面阻滞所有的神经，也易于阻滞腋部的肋间臂神经，有助于缓解上肢手术不可少的止血带所引起的痛苦，而其他入路不能达到此效果。

4. 腕部及手部手术

臂丛阻滞对腕部手术有一定困难，因为支配该区域的神经非常丰富，而且相互交叉支配。腋入路最常失效为拇指基底部阻滞效果不良，此处有来自前外侧的正中神经、后外侧的桡神经及上外侧的肌皮神经支配，故锁骨上入路和肌间沟入路为拇指基底部手术首选。而腕尺侧、正中神经或手指手术，腋入路常可阻滞完善。

三、尺神经阻滞技术

（一）解剖学基础

尺神经起源于臂丛内侧，在腋动脉内侧分出，主要由 C_8 和 T_1 脊神经纤维组成。尺神经在上臂内侧沿肱二头肌与肱三头肌间隙下行，于肱中段穿出间隙，向内向后方入肱骨内上髁与尺骨鹰嘴间沟内（尺神经沟），然后在尺侧腕屈肌二头之间进入前臂，再下行至腕部，位于尺侧腕屈肌与指深屈肌之间，在尺动脉内侧进入手掌。尺神经具有运动支和感觉支。

尺神经阻滞后出现：①环指尺侧及小指掌面，并由此上沿至肘关节以下，又自中指尺侧、环指及小指背面并上沿至肘关节以下，感觉减退，以手内侧缘感觉缺失为最明显（腕部阻滞时，无前臂麻木）；②手指不能分开并拢，环指、小指的指间关节只能屈不能伸，掌指关节过伸。

（二）肘部尺神经阻滞

1. 定位

前臂屈曲 90°，在尺神经沟内可扪及尺神经，按压尺神经患者多有异感。

2. 操作方法

在尺神经沟下缘相当于尺神经部位做皮丘，取 23G 穿刺针刺入皮肤，针保持与神经干平行，沿沟向前推进，遇异感后即可注入局部麻醉药 5 ~ 10 mL。

（三）腕部尺神经阻滞

1. 定位

从尺骨茎突水平横过画一直线，相当于第 2 腕横纹，此线与尺侧腕屈肌桡侧交点即为穿刺点，患者掌心向上握掌屈腕时该肌腹部最明显。

2. 操作方法

在上述穿刺点做皮丘，取 23 G 穿刺针垂直刺入出现异感即可注入局部麻醉药 5 mL，若无异感，在肌腱尺侧穿刺，或向尺侧腕屈肌深面注药，但不能注入肌腱内。

四、正中神经阻滞技术

（一）解剖学基础

正中神经主要来自于 C_6 ~ T_1 脊神经根纤维，于胸小肌下缘由臂丛的内侧束和外侧束分出，两束的主支形成正中神经的内、外侧根。正中神经开始在上臂内侧伴肱动脉下行，先在肱动脉外侧，后转向内侧，在肘部侧从肱骨内上髁与肱二头肌腱中间，穿过旋前圆肌进入前臂，走行于屈指浅肌与屈指深肌之间，沿中线降至腕部，在掌横韧带处位置最表浅，在桡侧腕屈肌与掌长肌之间的深处穿过腕管，在掌筋膜深面到达手掌。

正中神经阻滞出现：①大鱼际肌、拇指、示指、中指及环指桡侧感觉消失；②手臂不能旋前，拇指和示指不能弯曲，拇指不能对掌。

（二）肘部正中神经阻滞

1. 定位

肘部正中神经在肱二头肌筋膜之下，肱骨内髁与肱二头肌腱内侧之中点穿过肘窝。肱骨内、外上髁之间画一横线，该线与肱动脉交叉点的内侧 0.7 cm 处即正中神经所在部位，相当于肱二头肌腱的外缘与内上髁间的中点，在此处做皮丘。

2. 操作方法

取 22 G 穿刺针经皮丘垂直刺入，直至出现异感，或做扇形穿刺以探及异感，出现异感后即可注入局部麻醉药 5 mL。

（三）腕部正中神经阻滞

1. 定位

腕部桡骨茎突平面横过腕关节画一连线，横线上桡侧腕屈肌腱和掌长肌腱之间即为穿刺点，握拳屈腕时，该二肌腱更清楚。

2. 操作方法

取 22 G 穿刺针经穿刺点垂直刺入，进针穿过前臂深筋膜，继续进针约 0.5 cm，即出现异感，并放射至桡侧，注局部麻醉药 5 mL。

五、桡神经阻滞技术

（一）解剖学基础

桡神经来自臂丛后束，源于 $C_{5\sim8}$ 及 T_1 脊神经。桡神经在腋窝位于腋动脉后方，折向下向外方，走入肱骨桡神经沟内。达肱骨外上髁上方，穿外侧肌间隔至肱骨前方，在肘关节前方分为深支、浅支。深支属运动神经，从桡骨外侧穿旋后肌至前臂背面，在深浅伸肌之间降至腕部；浅支沿桡动脉外缘下行，转向背面，并降至手臂。

桡神经阻滞后出现：①前臂前侧皮肤、手背桡侧皮肤、拇指、示指及中指桡侧皮肤感觉减退（腕部阻滞时无前臂麻木）；②垂腕。

（二）肘部桡神经阻滞

1. 定位

在肱骨内、外上髁做一连线，该横线上肱二头肌腱外侧处即为穿刺点。

2. 操作方法

取 23 G 穿刺针经穿刺点垂直刺入，刺向肱骨，寻找异感，必要时行扇形穿刺，以寻找异感，探及异感即可注入局部麻醉药 5 mL。

（三）腕部桡神经阻滞

腕部桡神经并非一支，分支细而多，可在桡骨茎突前端做皮下浸润，并向掌面及背面分别注药，在腕部形成半环状浸润即可。

六、肌皮神经阻滞技术

（一）解剖学基础

肌皮神经来自臂丛外侧束，由 $C_{5~7}$ 神经纤维组成，先位于腋动脉外侧，至胸小肌外侧缘脱离腋鞘，穿过喙肱肌到肌外侧，在肱二头肌与肱肌之间降至肘关节上方，相当于肱骨外上髁水平穿出臂筋膜延续为前臂外侧皮神经，沿前臂外侧行至腕部。

（二）肘部肌皮神经阻滞

利用桡神经阻滞与桡神经阻滞完毕后，将穿刺针稍向外拔出，刺向肱二头肌腱与肱桡肌之间，注入局部麻醉药 10 mL。

七、指间神经阻滞技术

（一）解剖学基础

手指由臂丛的终末支指间神经支配，可从手指根部阻滞指间神经。

（二）操作方法

在指间以 25G 穿刺针刺入手指根部，靠近骨膜缘边抽边注，缓慢注药 2 ~ 3 mL。一般针由手指侧部穿入再逐步进入近手掌部，注药由近掌部到手背部，在穿刺时避免感觉异常，因感觉异常是神经受压表现。药液中禁止加用肾上腺素，以防血管收缩导致缺血。

（三）应用指征

可用手指手术或单个手指再造术，也可用于臂丛阻滞不全时的辅助阻滞。一般需要 10 ~ 15 分钟阻滞完善。

八、腰丛阻滞技术

腰丛支配的皮肤感觉区主要包括下腹壁，大腿内、外侧面，大腿前面，小腿内侧面和足内侧面。通常，腰丛阻滞可与腰骶丛阻滞联合应用于禁忌实施椎管内麻醉的下肢手术患者。此外，也可用于单侧下肢手术或禁忌实施双侧下肢交感神经阻滞的患者。

（一）解剖学基础

腰丛由 L_1 ~ L_4 脊神经前支组成。在大约半数的人群中，T_{12} 脊神经前支的小部分也加入到腰丛。腰丛的分支包括髂腹下神经、髂腹股沟神经、生殖股神经、股外侧皮神经、闭孔神经、副闭孔神经和股神经。腰丛最初位于腰大肌和腰方肌之间筋膜的前方；在骨盆内，股神经、股外侧皮神经和闭孔神经位于髂肌表面，它们从腹股沟韧带深面进入大腿，股外侧皮神经邻近髂前上棘股神经在髂前上棘和耻骨结节连线的中点；而闭孔神经则位于更内侧的位置，紧靠耻骨结节。

髂腹下神经来自 T_{12} 和 L_1 神经根，自腰大肌外侧缘走出后穿过腹横肌，支配耻骨上区和髋前区的感觉。髂腹股沟神经自 L_1 神经根发出，走行于腹股沟管内，支配大腿内侧面、阴囊或大阴唇前面的感觉。虽然大约35%个体的髂腹股沟神经并入生殖股神经，但其分支仍沿上述路径走行。生殖股神经来自 L_1 ~ L_2 神经根，自腰大肌穿出后分出生殖支和股支。生殖支分布于阴囊或阴唇及其附近大腿的皮肤和筋膜；股支分布于股三角区的皮肤。股外侧皮

神经来自 $L_2 \sim L_3$ 神经根，经腹股沟韧带外侧部深面行向下方，分布于大腿外侧面的皮肤。闭孔神经由 $L_2 \sim L_4$ 神经根前支的前股组成，与闭孔动脉和闭孔静脉伴行穿过闭膜管，分布于股内侧区的皮肤。副闭孔神经来自 $L_3 \sim L_4$ 神经根，仅见于 9% 的患者，分布于髋关节囊。股神经是腰丛最粗大的分支，由 $L_2 \sim L_4$ 神经根前支的后股组成，分出数支，分布于大腿前面和踝部以上小腿内侧面的皮肤。

（二）适应证

腰丛和骶丛联合阻滞不仅可用于下肢各种手术的麻醉，而且可用于各种下肢疼痛性疾病的诊断和治疗。

（三）腰大肌间隙阻滞法

$L_1 \sim L_4$ 神经根自相应的椎间孔穿出后，立即合并构成腰丛。腰丛所在的筋膜间隙称为腰大肌间隙，其内侧为脊柱腰段，后方为腰方肌，前方为腰大肌。腰大肌间隙法即是将局部麻醉药注入该筋膜间隙内，以达到阻滞腰丛的目的。

1. 阻滞操作技术

（1）经典入路：操作时患者可取侧卧位或坐位。如果取侧卧位，应使手术侧下肢在上，身体屈曲，如同硬脊膜外间隙阻滞或蛛网膜下隙阻滞所要求的体位。

从 L_4 腰椎棘突沿中轴向骶部方向做一条长 3 cm 的直线，从该直线的末端向阻滞侧做一条长 5 cm 的垂线，该垂线的外侧即为穿刺进针部位，通常是位于髂嵴的内侧缘。在穿刺进针部位做局部麻醉药皮丘，将长 10 ~ 15 cm 的 20 ~ 22 号蛛网膜下隙穿刺针或硬脊膜外间隙穿刺针或长 15 cm 的神经刺激器专用绝缘型穿刺针垂直于皮肤刺入，然后推进穿刺针直至其触及 L_5 腰椎横突的骨质，此时的进针深度一般为 5 ~ 10 cm。

然后稍微后退穿刺针，略向头侧调整穿刺进针方向，继续推进穿刺针使其滑过 L_5 腰椎横突的上缘。出现落空感常常提示穿刺针针尖已进入腰大肌间隙内。此时穿刺针已穿过腰方肌，但尚未到达腰大肌的肌质，进针深度一般为 8 ~ 12 cm。可应用神经刺激器来协助定位穿刺针的位置，如刺激时出现股四头肌颤搐反应或诱发出放射至大腿的异感，也可略向前推进穿刺针至腰大肌的肌质内，然后稍微后退穿刺针至腰大肌间隙，体验一下该过程中的阻力消失感。

在实施腰丛阻滞时应该注意的是，首次进针未能获得股四头肌颤搐反应或诱发出异感的情况非常常见，甚至在正确穿刺进针操作的情况下也是如此，可能仅仅是由于穿刺针针尖从两个神经根之间穿过而未能获得神经刺激反应。如果首次进针未能获得股四头肌颤搐反应或诱发出异感，应采取以下措施：①后退穿刺针至皮肤水平，向头侧调整进针方向 5° ~ 10° 后重新进行穿刺操作；②后退穿刺针至皮肤水平，向尾侧调整进针方向 5° ~ 10° 后重新进行穿刺操作；③后退穿刺针至皮肤水平，向内侧调整进针方向 5° ~ 10° 后重新进行穿刺操作；④后退穿刺针至皮肤水平，向头侧或尾侧移动穿刺进针点 2 cm 后重新进行穿刺操作。

一旦将穿刺针推进至正确位置，在仔细进行回抽试验后分次注入局部麻醉药 30 ~ 40 mL。注药后患者应保持侧卧位几分钟，以防止局部麻醉药向外侧扩散。

（2）Chayen 入路：通过 Chayen 入路在腰大肌间隙内实施腰丛阻滞时，穿刺进针点更偏内侧和尾侧，位于 L_5 腰椎棘突和髂后上棘连线的中点处。虽然 Chayen 入路腰丛阻滞的穿刺操作方法基本上与经典入路相同，但在神经刺激器协助下通过经典入路实施腰丛阻滞时，穿刺操作中患者的肌肉颤搐反应通常见于股四头肌，而在通过 Chayen 入路实施腰丛阻滞时，肌肉颤搐反应则通常见于踝部和足部。

在通过 Chayen 入路实施腰丛阻滞时，如果穿刺进针点的位置过高或过于偏向内侧，在穿刺进针中有可能会碰到 L_5 腰椎横突或椎体。此时，应后退穿刺针至皮下组织内，在向下调整穿刺进针方向后重新进行穿刺操作，或者是在初次穿刺进针点稍下方、外侧的位置重新进行穿刺操作。

在通过经典入路实施腰丛阻滞时，局部麻醉药在腰大肌间隙内侧向尾侧和头侧扩散，从而可使腰丛和骶丛均被阻滞。相比之下，通过 Chayen 入路实施腰丛阻滞时，局部麻醉药在腰大肌间隙内则更倾向于向头侧和对侧以及硬脊膜外间隙内扩散。因此，仅有 10% 的患者的麻醉范围局限在腰丛终末分支区，90% 的患者可因局部麻醉药向硬脊膜外间隙扩散而出现双下肢和下腹部麻醉。

（3）腰大肌间隙连续腰丛阻滞技术：在腰大肌间隙内实施连续腰丛阻滞时，需要采用长 10 cm 的 Tuohy 型穿刺针，并需要神经刺激器的协助。另外，在肌内注射局部麻醉药实施浸润阻滞有助于防止推送此类直径穿刺针所致的疼痛。将穿刺针垂直刺入皮肤，持续推进穿刺针，直至其触及 L_5 腰椎横突的骨质。然后稍微后退穿刺针，略向头侧调整穿刺进针方向，继续推进穿刺针使其滑过 L_5 腰椎横突的上缘。出现落空感常常提示穿刺针针尖已进入腰大肌间隙内。此时在刺激电流为 0.5 ~ 1.0 mA 时常常可获得下肢肌肉颤搐反应，首先注入局部麻醉药 15 ~ 25 mL。在置入硬脊膜外导管前，应将穿刺针前端的开口转向头侧。经穿刺针置入硬脊膜外导管 8 ~ 10 cm，然后将穿刺针退出，在退出穿刺针的同时应向内推送导管，以防止导管发生意外性脱出。

在腰大肌间隙内实施连续腰丛阻滞时，常用的局部麻醉药是 0.25% ~ 0.125% 丁哌卡因或 0.2% 罗哌卡因，连续输注的速率为 6 ~ 8 mL/h。

2. 注意事项

在腰大肌间隙内实施腰丛阻滞时，应特别注意以下问题。

（1）如果穿刺进针点与中线之间的距离超过 6 cm，则可完全避开腰大肌，从而不能使局部麻醉药被注射在腰大肌间隙内而获得腰丛阻滞。

（2）脊柱前方存在有大血管，如果在将穿刺针向腰丛部位推进中不仔细注意标记到达横突的深度，可能会因进针过深而误入大血管，右侧椎旁入路最常遇到的血管是下腔静脉，左侧是主动脉。注入局部麻醉药前应仔细进行回抽试验，并注入含有肾上腺素的试验剂量，这样可防止血管内注射所引起的严重并发症。

（3）在神经刺激器协助下实施腰丛阻滞时，在穿刺操作时不应采用 0.5 mA 以下的刺激电流强度来获取下肢肌肉颤搐反应，因为组成腰丛的神经根被厚厚的硬脊膜袖所包裹，如果是在低强度刺激电流下诱发出运动刺激反应，则可能说明穿刺针位于硬脊膜袖内，将局部麻醉药注入硬脊膜外腔内可使其向硬脊膜外间隙或蛛网膜下间隙内扩散，从而导致硬脊膜外间隙阻滞或蛛网膜下隙阻滞。由于存在意外性蛛网膜下隙，硬脊膜外间隙或血管内注射的可能，所以在注射局部麻醉药中和后应对患者进行严密的持续性监测。

（4）在实施腰丛阻滞时，穿刺进针深度通常为 7 ~ 8 cm。如果穿刺进针深度超过 11 cm，通常可导致腹膜后注射。因此，除非病态肥胖患者，否则不必应用长度超过 15 cm 的穿刺针。

（5）如果采用较靠内侧的穿刺进针部位到达腰丛，可因硬脊膜外间隙阻滞、蛛网膜下隙阻滞或其他机制而出现双侧阻滞。

（6）如果手术部位是在下肢的上 2/3，可在腰丛部位注入局部麻醉药 25 ~ 30 mL，其余的 15 mL 药液用于坐骨神经阻滞。如果手术部位是在下肢的下 1/3 部位，则可应用局部麻醉药 25 ~ 30 mL 实施坐骨神经阻滞，而将其余的 15 ~ 20 mL 局部麻醉药注入腰丛部位。

（7）腰丛阻滞的起效时间一般为 15 ~ 25 分钟，主要取决于局部麻醉药的种类、浓度、容量和穿刺水平。通常首先在大腿和膝部前面出现麻醉作用，而在大腿外侧（L_1）出现麻醉效果或获得闭孔神经阻滞则需要较长的时间。

（四）腹股沟血管旁腰丛阻滞技术

该方法经前方进入腰大肌间隙，也称为下肢"3 合 1"联合阻滞技术。该方法的理论基础是：腰丛被"夹在"腰大肌、腰方肌和髂肌之间，周围被这些肌肉的筋膜所包裹。所以在腹股沟韧带水平注入足够容量的局部麻醉药，可迫使局部麻醉药沿筋膜腔隙向近端扩散以阻滞腰丛。

1. 阻滞操作技术

在腹股沟血管旁实施腰丛阻滞的操作方法与股神经阻滞十分相似。操作时患者取仰卧位，阻滞侧下肢轻度外展。无论是阻滞哪侧肢体，习惯右手操作的麻醉科医师一般站在患者的右侧，而习惯左手操作的麻醉科医师则站在患者的左侧。在股动脉外侧大约 1 cm，腹股沟韧带略下方处做局部麻醉药皮丘，然后将短斜面穿刺针通过皮丘刺入，为了使其能够进入腹股沟管的下方，应以 45°角向头端推进穿刺针。

穿刺进针中可有两次明显的突破感，第 1 次突破感表明穿刺针已穿过阔筋膜，随后可有坚韧的阻力感，再用力推进穿刺针，当出现第 2 次突破感时，表明穿刺针已经到达髂筋膜下，此时大多能够刺激股神经出现异感或应用神经刺激器诱发股四头肌颤搐反应。连接注射器，在仔细进行回抽试验后，分次注入局部麻醉药 30 ~ 40 mL。在注入局部麻醉药的过程中，应用力压迫穿刺进针点远侧的腹股沟，以促进局部麻醉药向近端扩散。

如果应用 Tuohy 型或 Crawford 型硬脊膜外间隙穿刺针，可实施连续腹股沟血管旁腰丛阻滞。在将硬脊膜外导管置入筋膜鞘前，经穿刺针注入首次剂量局部麻醉药的一部分有助于顺利完成置管操作。另外，也可采用前述的方法将 18 号静脉套管置入筋膜鞘内，然后应用 Seldinger（导丝引导）法将长 12 ~ 15 cm 的导管置入筋膜鞘内。

2. 并发症和注意事项

与腰大肌间隙腰丛阻滞技术相比较，腹股沟血管旁腰丛阻滞技术的并发症更为少见。如果注药前未仔细进行回抽试验，可发生血管内注射。另外，刺破股动脉可导致腹股沟区血肿形成。

（五）髂筋膜室阻滞法

腰丛的三大主干分支股神经、闭孔神经和股外侧皮神经在其起始部位均紧贴髂筋膜后方走行，股外侧皮神经是最先从腰大肌外侧缘中点部位穿出的神经，其次是闭孔神经，从腰大肌内侧缘近骨盆上口处穿过髂筋膜间隔，而股神经在腰大肌和髂肌之间的沟内沿腰大肌外侧向下走行。研究发现，与腹股沟血管旁腰丛阻滞技术相比较，在髂筋膜室注射局部麻醉药的扩散范围更广，可将这三条主干神经阻滞。

1. 阻滞操作技术

该穿刺操作技术的基础是采用短斜面穿刺针可辨别两层筋膜。股三角由阔筋膜所覆盖，不过与位于阔筋膜和髂筋膜之间的股血管不同，股神经则位于两层筋膜的下方。操作时患者取仰卧位，双下肢平放，手术侧下肢稍外展。在髂前上棘和耻骨结节之间做一条连线，此线即为腹股沟韧带所在的部位。

在腹股沟韧带下方 3~4 cm 处可触摸到股动脉搏动，在股动脉搏动点向外旁开一指即为穿刺进针部位。先用 18 号锐斜面注射针做一局部麻醉药皮丘，然后将带有外套管的锐斜面穿刺针通过皮丘刺入，为了使其能够进入腹股沟管的下方，应以 45°向头端推进穿刺针。

穿刺进针中可有两次明显的突破感，第 1 次突破感表明穿刺针已穿过阔筋膜，随后可有坚韧的阻力感，再用力推进穿刺针，当出现第 2 次突破感时，表明穿刺针和外套管已经到达髂筋膜下；稍微压低穿刺进针的角度，再向前推进穿刺针 1 cm，并将外套管送入。正常情况下推送外套管应当十分容易。连接注射器，并用力压迫穿刺进针点远侧的腹股沟，以促进局部麻醉药向近端扩散。在证实穿刺针位于确切位置并认真进行回抽试验后，通过外套管分次注入所选用的局部麻醉药。然后用肝素帽封闭外套管并留置，以便于手术后通过套管进行重复给药。

2. 注意事项

（1）髂筋膜室腰丛阻滞技术主要适用于膝部手术后的疼痛治疗，尤其适用于实施前十字韧带修复术的患者。

（2）操作中一定要确认股动脉向头端走行的方向，并严格保持穿刺针位于股动脉外侧，以免将其穿破。刺破股动脉可导致腹股沟区血肿形成。

（3）由于髂筋膜较致密和带有外套管的穿刺针常常较钝，所以要想获得第 2 次突破感，必须用力推进穿刺针。因此操作中患者的不适感可较为明显，穿刺操作前最好先经静脉给予适量的镇静和镇痛药物。

（4）必须牢记，髂筋膜室腰丛阻滞的效果取决于局部麻醉药容量，但必须限制局部麻醉药的浓度，以免发生全身毒性反应。在局部麻醉药中加入肾上腺素有助于防止全身毒性反应的发生。

九、骶丛阻滞技术

坐骨神经部分来自 S_1~S_3 神经根，很显然，如果想通过椎旁神经阻滞来获得完善的下肢麻醉效果，一定要联合应用腰丛和骶丛阻滞。

（一）解剖学基础

骶丛由 S_1~S_3 脊神经前支、L_5 脊神经根及 L_4 吻合支组成。L_5 脊神经根和 L_4 吻合支形成腰骶干。腰骶干和骶神经根向坐骨大孔集中，并在入臀之前并为一支。骶丛呈三角形，基底朝向骶前孔，顶点位于坐骨大孔的前内侧缘。骶丛在梨状肌的前面通过坐骨大孔，并被盆腱膜（即盆肌筋膜）所覆盖，后者将骶丛与骨盆中的脏器分开。骶丛的前面为输尿管、盆腔、结肠、部分直肠、髂动脉和髂静脉。骶丛发出两组分支：侧支和终末支。侧支（前、后）支配阴部丛、髋关节、臀部结构、内收肌和腘绳肌。与下肢神经阻滞更为相关的是终末支，形成大、小坐骨神经。

1. 臀上神经

臀上神经在穿过坐骨大孔之前离开骶丛，支配臀中肌和臀小肌，并止于阔筋膜张肌。

2. 臀下神经

臀下神经从 $L_5 \sim S_2$ 脊神经直接发出，穿过坐骨大孔的外侧缘进入臀部。在梨状肌下方，臀下神经沟绕臀大肌的下缘并支配臀大肌。

3. 股后皮神经

股后皮神经从 $S_{1\sim3}$ 脊神经直接发出，与臀下神经一起由梨状肌下面进入臀部，发出分支到臀下部（臀下皮神经）和会阴部；之后紧贴阔筋膜走行于大腿后部肌肉之间，并发出分支穿过筋膜支配大腿后面至腘窝区的皮肤。在腘窝处，股后皮神经穿过筋膜并分为两支：一支支配大腿的后面和上面；一支沿小隐静脉至小腿中部，与腓肠神经相吻合。在梨状肌下缘，坐骨神经、臀下神经和股后皮神经彼此靠近。

4. 坐骨神经

坐骨神经是人体最粗大的神经。虽然其可被视为骶丛单独的终末分支，但在此水平，它实际上由两个不同的部分汇合而成。坐骨神经穿过坐骨大孔后，在臀大肌下斜向外走行，而其内侧有股后皮神经和臀下血管相伴行。坐骨神经走行于梨状肌前面，并在股骨大转子和坐骨结节之间的中点，转向下沿大腿走行。在大腿处，坐骨神经紧贴大收肌背而走行于股二头肌（外侧）和半腱肌、半膜肌（内侧）之间。在腘窝顶点甚至更高水平，坐骨神经分成胫神经和腓总神经。

在臀部，坐骨神经发出一分支到髋关节囊的后部。坐骨神经的内侧部（胫神经部分）发出分支支配半腱肌和半膜肌、股二头肌长头和大收肌的坐骨结节部。在大腿中部，坐骨神经的外侧部（腓总神经部分）发出两个分支：一支支配股二头肌短头，另一支支配膝关节囊的后外侧部。

（1）胫神经：在腘窝，胫神经在血管外侧沿腘窝中轴走行。在小腿，胫神经最初位于胫骨后肌和比目鱼肌之间，后又位于趾屈肌和比目鱼肌间，向内下斜行。在小腿远端1/3，胫神经仅覆盖以皮肤和筋膜，向内绕行至内踝后方分为两支：足底内侧神经和足底外侧神经。在腘窝处，胫神经发出分支到膝关节囊，发出腓肠神经的一部分（腓肠内侧皮神经）并发出分支支配小腿肌肉。在小腿，胫神经发出关节支到达小腿关节、胫腓连结和骨，并支配足和趾的屈肌。在踝部和足部，胫神经支配足底的皮肤和足内侧肌。

（2）腓总神经：腓总神经沿腘窝的外侧缘下行，发出一个分支到腓肠神经，然后绕腓骨头，于腓骨颈的浅面分为浅支和深支。浅支循小腿外侧下行，支配小腿前面、外侧面和足背侧面的皮肤及腓骨肌，深支支配胫骨前肌和伸肌。腓总神经于足部在趾长伸肌腱和踇长伸肌之间穿出，支配第1、第2趾结合部的皮肤。

（3）腓肠神经：在腘窝处，胫神经和腓总神经分别发出腓肠内侧皮神经和腓肠外侧皮神经。腓肠外侧皮神经由交通支将腓肠内侧皮神经连接起来，形成腓肠神经。腓肠外侧皮神经支配小腿外侧面的皮肤，而腓肠神经支配小腿后外侧面和足外侧缘的皮肤。

5. 阴部神经

阴部神经，也称为耻神经，从坐骨孔中梨状肌和坐骨肌之间离开骨盆，位于骶棘韧带之上。分支包括直肠下神经、会阴神经以及男性阴茎背神经或者女性阴蒂背神经。它支配的感觉区域包括会阴部、男性的部分阴囊和阴茎以及女性的阴唇、尿道黏膜和肛门周围区域。运动纤维支配肛门外括约肌以及阴茎的海绵体球部和体部。

6. 骶骨及骶神经

骶骨是一个三角形楔状骨块，由 5 节骶椎相互融合而成。脊柱的生理性 S 形弯曲在骶骨处曲度最大。在直立状态下，骶骨矢状面与水平面成 40°～45°，与男性相比，该倾斜度在女性更为明显。骶管内容纳有马尾和延伸至尾骨基底部的终丝。骶神经根的前、后支分别经骶前孔和骶后孔穿出。

在骶骨的背面存有三条骶嵴，分别由骶椎的不同部分融合而成。骶正中嵴由上四节骶椎的棘突融合而成，为位于正中线的单一结构。骶中间嵴为骶椎关节突融合而成的一对粗隆，其外侧为骶后孔，骶神经根后支经骶后孔离开骶骨。骶后孔的外侧为骶外侧嵴，由骶椎横突融合而成。因此，骶中间嵴和骶外侧嵴之间的凹陷即为骶后孔所在部位。在体瘦患者常可扪及该凹陷，是骶神经阻滞时重要的体表解剖标志。骶正中嵴和骶中间嵴被骶尾后深、浅韧带所覆盖，后者与外侧的骶髂后韧带内侧部相融合。

虽然骶骨背面结构在小同个体之间存在明显的变异，但髂后上棘和骶骨角仍是重要的体表定位标志。髂后上棘（PSIS）下缘位于第 1 骶后孔和第 2 骶后孔之间的平面，即蛛网膜下隙的终止平面。骶管最下部的开口是与骶正中嵴位于同一条直线上的骶管裂孔。骶管裂孔由骶椎最末 1～2 节的椎弓板融合不完全而成。双侧骶骨角由 S_4 和（或）S_5 骶椎的椎弓根和关节突构成，其间仅为韧带相连接。骶管裂孔外侧为第 4 骶后孔，S_4 脊神经根经此穿出行向后方。

两排骶后孔并不十分平行，而是与中线具有一定的角度，但此角度并不像骶骨边缘那样陡。因此在标定体表标记时，牢记此点十分重要。另一重要的解剖关系是与骶后孔相对应的骶前孔，两者经骶管腔相通。骶管的深度在上下部位极不一致，在 S_1 水平，骶管的深度为 2.5 cm，在 S_4 水平为 0.5 cm。采用经骶法阻滞骶神经时，记住这些数据相当重要，否则穿刺针可进入盆腔。

骶管内共有 5 对骶神经，向下走行并经骶孔穿出。这些神经在梨状肌内侧走行，并在坐骨大孔下部汇聚成坐骨神经。臀下神经经梨状肌下孔出盆腔，支配臀肌的运动。

（二）适应证

与经典的"四神经阻滞"法（股神经、股外侧皮神经、闭孔神经和坐骨神经联合阻滞）相比较，采用腰椎和骶椎旁入路联合实施下肢神经阻滞所需的穿刺次数和局部麻醉药用量均较少。该方法可为大腿上部、髋部和会阴部手术提供满意的麻醉效果，而周围神经阻滞则不能。因此，这种方法可用于高位截肢术及坐骨神经痛的治疗。当因创伤、感染而不能实施单个周围神经阻滞时，也可选用这种神经阻滞技术。

（三）阻滞操作技术

采用经骶法实施骶丛阻滞时，患者取俯卧，髋部下面垫一个枕头。触摸两侧的髂后上棘前缘和骶骨角并做标记。在阻滞侧的骶骨角上外侧做 1 个局部麻醉药皮丘，在髂后上棘内下方 1 cm 处做另外 1 个局部麻醉药皮丘，在两个皮丘连线的正中点处做第 3 个局部麻醉药皮丘。这三个皮丘分别标记第 2、第 3、第 4 骶后孔。在第 2、第 3、第 4 骶后孔连线上，于第 2 骶后孔上方 1～2 cm 处即为第 1 骶后孔，不存在第 5 骶孔。S_5 神经位于各骶孔连线上第 4 骶后孔的下方 1～2 cm 处。

由于骶骨上部表面覆盖的软组织层较厚，因此所需的穿刺针比骶骨下部节段要长。满意阻滞 $S_{1~3}$ 神经通常需要长 8 ~ 10 cm 的 22 号穿刺针，骶骨下部节段阻滞需要长 5 cm 的穿刺针。由于第 2 骶后孔容易定位，因此一般首先在此部位进行操作，这有助于确定其他骶后孔的位置。将穿刺针刺向骶骨后面并稍偏向内侧，碰到骨质后停止进针。然后后退穿刺针并重新刺入，直至经骶后孔进入骶管。穿刺针进入第 1 骶后孔的深度为 2 ~ 2.5 cm，以下各节段依次减少 0.5 cm。将穿刺针自骶后孔推进至骶前孔，穿刺针进入的深度也大致反映了该距离。X 线透视应证实穿刺针的前端是位于骶骨前缘和骶前孔内。

证实穿刺针位于正确位置后，注入局部麻醉药。在第 1 骶后孔处通常需要注入局部麻醉药 5 ~ 7 mL，以下各节段依次减少 1 ~ 1.5 mL。穿刺操作中也可采用周围神经刺激器来提高骶丛阻滞的精确度。

（四）注意事项

（1）骶神经内仅含有自主神经系统的副交感神经纤维，所以采用经骶丛阻滞技术时不会出现交感神经阻滞和低血压等表现，除非注入的局部麻醉药过多而向近端扩散至腰交感神经处。但经骶阻滞技术可导致肠道、膀胱和括约肌的副交感神经功能丧失。

（2）如果穿刺针误入蛛网膜下隙或血管内并注入局部麻醉药，可导致极其严重的并发症。虽然一般认为硬脊膜囊的末端位于第 2 骶椎下缘水平，但研究发现硬脊膜囊末端的位置不仅具有明显的个体差异，而且可位于第 2 骶椎以下的位置，所以穿刺操作中一定要注意。

（3）穿刺针有误入盆腔内容物的可能，尤其是结肠、直肠、膀胱。如果穿刺针进入过深到达结肠或直肠而且未被发现，可使排泄物进入骶管内。

十、坐骨神经阻滞技术

（一）解剖学基础

坐骨神经发自骶丛，由 L_4、L_5 和 $S_{1~3}$ 神经根前支组成。这些相互融合的神经根从梨状肌下缘的坐骨大孔出骨盆，然后经股骨大转子和坐骨结节之间进入下肢的后面。在臀大肌下缘处，坐骨神经走行位置表浅。由此开始，其沿大腿后面走行一直到腘窝部位，并分为胫神经和腓总神经。在向腘窝下降的途中，坐骨神经发出支配大腿后面肌肉的分支。坐骨神经支配膝部以下整个小腿和足的感觉（除小腿和足的内侧面外）。大腿后面的感觉由股后皮神经支配；小腿和足内侧面的感觉由股神经的分支——隐神经支配。坐骨神经也支配下肢的某些交感神经功能。

（二）适应证

坐骨神经阻滞适用于足手术和膝以下的下肢手术。单独应用坐骨神经阻滞可为除小腿和足内侧面以外的所有膝部以下手术提供满意的麻醉效果。小腿和足内侧面为隐神经的感觉分布区，而隐神经是股神经的分支。当将坐骨神经阻滞与腹股沟血管旁"3 合 1"阻滞联合应用时，则适用于所有下肢手术的麻醉处理和手术后疼痛治疗。

（三）经典 Labat 后方入路坐骨神经阻滞技术

患者取侧卧位，阻滞侧下肢在上且膝部弯曲，非阻滞侧下肢伸直，将阻滞侧的足跟放置在下方伸直腿的膝部。仔细触诊后，在股骨大转子和髂后上棘的上方做标记，并在两点之间做一条连线，该线与梨状肌上缘和坐骨大孔上缘（坐骨切迹）相一致。在该连线的中点做一条垂线，该垂线向下 3 cm 即为穿刺进针点。定位穿刺进针点的另一种方法是在股骨大转子与骶骨角下方 1~2 cm 处之间做一条连线，此连线的中点基本上就位于上述垂线 3 cm 处，即坐骨神经穿出盆腔的部位。

将长 10~12 cm 的穿刺针垂直刺入皮肤，直至触到骨质。在中等身材的患者，此时的进针深度通常为 6~8 cm。有时在首次穿刺中穿刺针可进入坐骨切迹，此时应后退穿刺针至皮下组织内，沿垂线向头侧调整穿刺方向后重新进针，直至触到骨质。测定骨盆深度有助于正确评估异感，必须在大腿以下部位诱发出异感。与沿坐骨切迹上、下随意穿刺进针相比较，采用几何图形法寻找坐骨切迹以诱发坐骨神经异感更易成功。目前特别提倡采用神经刺激器进行坐骨神经定位，当出现腓肠肌收缩（足跖屈）或胫骨前肌收缩（足背屈）时，表明穿刺针已接近坐骨神经。将刺激电流降低至 0.5 mA，如果仍能维持满意的肌肉颤搐反应，在仔细进行回抽试验后，注入局部麻醉药 15~20 mL。

（四）前方入路坐骨神经阻滞技术

坐骨神经在臀大肌下缘走行，其内侧为腘绳肌，然后沿大腿下行，位于股骨的内面。由于股后皮神经常常在坐骨神经阻滞部位的外上方发出，所以采用前方入路坐骨神经阻滞技术有可能不能阻滞此分支。

与后方入路坐骨神经阻滞技术相比较，前方入路坐骨神经阻滞技术的临床适用性较差。前方入路的阻滞部位更靠近坐骨神经的远端，并且获得可靠麻醉效果需要操作者具有较高的操作技术水平。因此，只能将前方入路坐骨神经阻滞作为一种备用技术，用于不能被置放为后方入路坐骨神经阻滞穿刺操作所需侧卧位的患者，如股骨骨折患者。另外，前方入路坐骨神经阻滞也不适合置入导管实施连续坐骨神经阻滞，因为该入路不仅穿刺进针位置深，而且使导管到达坐骨神经部位需要将其成直角置入。如果计划手术中在大腿部位应用止血带，局部麻醉药中也不应加用肾上腺素。

1. Beck 前方入路坐骨神经阻滞技术

患者取仰卧位，下肢处于正中位。将腹股沟韧带分为 3 等份，在中、内 1/3 交界处做一条垂直于腹股沟韧带的垂线，向外下方延长此垂线使其到达大腿前面；触诊并定位股骨大转子，从股骨粗隆内侧做一条平行于腹股沟韧带并穿过大腿前面的延长线，该延长线与腹股沟韧带垂线的交点即为穿刺进针点，该交点大致是位于腹股沟韧带垂线上 8 cm 处。

虽然 Chelly 等描述的前方入路坐骨神经阻滞技术采用的解剖学标志与 Beck 前方入路有所不同，但两者的穿刺进针点却为同一部位。Chelly 前方入路坐骨神经阻滞技术的穿刺进针点定位方法如下：在髂前上棘和耻骨结节最高点之间做一条髂骨—耻骨连线，在该连线中点向下做一条垂线，距此垂线顶点 8 cm 处即为穿刺进针点。

在穿刺进针点做局部麻醉药皮丘，将长 10~12.5 cm 的穿刺针垂直于皮肤刺入，然后朝稍外侧的方向推进穿刺针，触及骨质（通常是股骨小转子）时停止进针，然后可根据以下原则进行操作：后退穿刺针 1~2 cm，向内侧调整穿刺进针方向，使穿刺针更垂直于皮肤；或者嘱患者内旋下肢，内旋下肢可使股骨小转子向下移动，并离开穿刺进针径路。在穿刺针通过股骨后，持续推进直至其超过开始触及股骨处 5 cm，此时穿刺针位于股骨后稍偏内侧的神经血管鞘内（内有坐骨神经）。在回抽试验阴性后，注入试验剂量的局部麻醉药，注射时应注意用力的程度，以了解穿刺针是位于肌束内还是筋膜腔内，前者注射时阻力很大，应继续进针；注射阻力小说明穿刺针位于正确的位置。

穿刺操作中一般不必特意寻找异感，但如果出现异感则有助于定位坐骨神经。在采用前方入路坐骨神经阻滞技术时，应用神经刺激器也有助于对坐骨神经的定位，当进针深至10~12 cm时常常可探测到坐骨神经，并导致足跖屈或足背屈。在证实穿刺针位于正确位置后，注入局部麻醉药20~25 mL。

采用Beck前方入路坐骨神经阻滞技术实施坐骨神经阻滞时，可经同一皮肤穿刺进针点阻滞更为表浅的股神经。但为了避免穿刺针对股神经/闭孔神经的损伤，最好首先实施坐骨神经阻滞，然后在后退穿刺针中实施股神经阻滞，此方法的优点是仅对患者进行一次穿刺即可。然而，这种方法不能完成"3合1"联合阻滞技术。在实施股神经阻滞时，越靠近腹股沟韧带，越容易阻滞闭孔神经和股神经的皮支，因为它们在解剖上十分靠近。但具体应该选用哪种方法阻滞股神经，应以外科手术的范围和手术中是否应用止血带（应用止血带时需要实施"3合1"联合阻滞）而定。

2. Raj 前方入路坐骨神经阻滞技术

Raj提出了另一种实施坐骨神经阻滞的前方入路，操作中患者取膀胱截石位，以有助于到达坐骨神经所在的部位。其解剖关系与前面提到的Beck前方入路坐骨神经阻滞技术十分相似，在坐骨神经通过坐骨结节和股骨大转子之间后，其恰好是位于臀大肌的前面。虽然在此部位坐骨神经与坐骨动脉和臀下动脉相伴行，但由于这些血管相对较细，所以穿刺操作造成的危险相当小。

操作时患者取仰卧位，并尽可能阻滞侧下肢的髋关节（90°~120°），可采用专用牵引镫、一些机械设施或由助手协助患者保持阻滞侧下肢处于此位置。此时，臀大肌伸平，坐骨神经的位置相对更为表浅，位于半腱肌和股二头肌之间很容易摸到的凹陷内。在坐骨结节和大转子之间做一条连线，在连线的中点可触及该凹陷，坐骨神经即位于该凹陷内，此即坐骨神经阻滞的穿刺进针点。在穿刺进针部位做局部麻醉药皮丘，将长12~15 cm的穿刺针垂直刺入皮肤，向内推进穿刺针，直至患者出现异感。虽然采用此方法时也有学者建议应用周围神经刺激器，但实际上很少有必要应用，除非患者对异感无反应，例如全身麻醉患者或神志不清的患者。在证实穿刺针处于正确位置后，注入局部麻醉药20~25 mL。

3. 股动脉旁前方入路坐骨神经阻滞技术

股动脉旁前方入路坐骨神经阻滞技术的解剖标志相当简单，主要包括：①腹股沟皮肤皱褶；②股动脉。穿刺进针点位于股动脉外侧缘向外旁开1~2 cm处。操作时患者取仰卧位，并将小腿伸直放在手术台上。在对腹股沟区皮肤进行消毒之后，采用皮肤记号笔标记上述的两个解剖标志，并在预计的穿刺进针部位的皮下组织内浸润注射局部麻醉药。

操作者将定位手牢固地按压在患者的大腿上，并将该手的中指稳定地按压在股动脉上。然后，在股动脉外侧缘向外旁开1~2 cm处将与神经刺激器相连接的长15 cm的20号穿刺针刺入。穿刺进针方向几乎垂直于皮肤，仅须轻微向外和向下成5°~15°。初始的刺激电流设定为1.5 mA。随着穿刺针的推进，在进针深度为1~3 cm时常常可刺激到股神经分支。随着进一步推进穿刺针，刺激股神经分支的肌肉颤搐反应消失。如果在穿刺针到达坐骨神经前触及骨质，通常是股骨颈或髋臼，需要调整的穿刺进针平面可能是：在初始穿刺进针平面上将穿刺针向下倾斜5°~10°和向内侧倾斜5°。

通常在进针深度为10~12 cm时刺激到坐骨神经而诱发出足部肌肉颤搐反应。继续推进穿刺针，直至到达在刺激电流强度≤0.5 mA 时仍可诱发出足部肌肉颤搐反应的部位，然后在该处注射局部麻醉药 15~20 mL。如果在输出电流小于 0.2 mA 时仍可诱发出刺激坐骨神经的反应，在注射局部麻醉药前应稍后退穿刺针，因为这可能意味着穿刺针刺入了坐骨神经内。

与经典前方入路（Beck 入路坐骨神经阻滞技术）坐骨神经阻滞技术相比较，股动脉旁前方入路坐骨神经阻滞技术的优点有：①大多数患者的体表定位标志非常简单，并十分清楚；②由于穿刺针是在更近端的位置接近坐骨神经，所以麻醉平面更靠近大腿近端较高的位置，并能更好地缓解止血带疼痛；③股骨小转子不会妨碍穿刺针到达坐骨神经的通路。

（五）仰卧位外侧入路坐骨神经阻滞技术

在坐骨神经向大腿后方肌腔隙走行的过程中，股方肌是其经过的髋短回旋肌中位置最低的一个。在坐骨神经跨过股方肌时，其位于臀下间隙内，可通过股骨与坐骨结节的关系来确定臀下间隙。

该方法是从大腿外侧穿刺进针到达坐骨神经所在的部位，穿刺操作时不仅需要采用长 15 cm 的穿刺针，而且需要应用神经刺激器辅助。患者取仰卧位并暴露整个下肢，髋关节处于自然位。在皮肤消毒和铺无菌单后，沿股骨后面在股骨大转子外侧最高点远端 3 cm 处做局部麻醉药皮丘，经皮丘刺入穿刺针。触及股骨干后，调整穿刺进针方向，以使穿刺针到达股骨的下方，再向前推进穿刺针，当进针深度为 6~12 cm 时即可到达坐骨神经所在的部位。采用神经刺激器常常能够诱发出足跖屈或足背屈，足内翻或足外翻及足趾屈。在确定坐骨神经位置后，至少注入局部麻醉药 20 mL。

（六）骶旁入路坐骨神经阻滞技术

患者取侧卧位，手术侧肢体在上。为了使患者较为舒适，可让其稍微屈髋和屈膝。操作时采用长 10 cm 的 21 号 B 斜面绝缘型穿刺针，并须应用神经刺激器辅助。首先确认髂后上棘，并在髂后上棘与坐骨结节之间做一条连线，穿刺进针点位于该连线上，髂后上棘下方 8 cm 处。将穿刺针连接到刺激电流为 2 mA 的神经刺激器上，将穿刺针刺入皮内，并沿矢状面推进穿刺针。穿刺针经过坐骨大切迹进入骨盆，一旦其前端接近坐骨神经，即可在踝部诱发出运动反应，如果将刺激电流降低至 0.5 mA 时仍可维持满意的运动反应，即可注入局部麻醉药约 30 mL。骶旁入路坐骨神经阻滞常常伴阴部神经和闭孔神经阻滞。

如果采用长 150 mm 的 18 号 Tuohy 绝缘型穿刺针进行穿刺操作，在注射负荷剂量的局部麻醉药后则可置入硬脊膜外导管，然后经硬脊膜外导管持续输注局部麻醉药即可达到连续坐骨神经阻滞的目的。连续坐骨神经阻滞时常用的局部麻醉药是 0.2% 罗哌卡因，连续输注的速率为 8 mL/h。

（七）臀下入路坐骨神经阻滞技术

臀下入路坐骨神经阻滞技术尤其适用于肥胖患者。通常是将该方法与单次或连续腰丛阻滞、股神经阻滞或单次隐神经阻滞联合应用于下肢手术。

臀下入路坐骨神经阻滞技术的解剖学标志也是股骨大转子和坐骨结节。穿刺操作时患者取侧卧位（即 Sims 体位），首先确认这两个解剖学标志并做标记。在两者之间做一条连线，由此连线的中点向下做一条垂线，并延伸至 4 cm 处，在该部位触摸到的皮肤凹陷（即股二头肌与半腱肌之间的沟）即为穿刺进针点。

将长 100 mm 的 21 号绝缘穿刺针与神经刺激器（输出参数为 1.5 mA，2 Hz，0.1 ms）相连接，在对穿刺进针部位实施局部浸润阻滞后，以与皮肤表面成 80° 刺入穿刺针，向尾侧推进穿刺针直至刺激坐骨神经诱发出：足内翻或足和趾跖屈（胫神经刺激反应），或足外翻或足背屈（腓总神经刺激反应）。如果穿刺进针中触及股骨，应后退穿刺针，在向内侧调整穿刺进针方向后重新进行穿刺操作。一旦将穿刺针调整到正确位置（在刺激电流 ≤0.5 mA 时仍能诱发出明显的上述运动反应）和回抽试验无血后，即可缓慢注入局部麻醉药 20 ~ 30 mL。在注药过程中，每注入局部麻醉药 5 mL 应进行回抽试验一次。

如果采用长 100 mm 的 18 号 Tuohy 绝缘型穿刺针进行穿刺操作，在单次给药后也可经穿刺针置入 20 号连续神经阻滞导管 3 ~ 4 cm。在退出穿刺针后，采用无菌透明敷料妥善固定导管，可经导管以 6 ~ 10 mL/h 的速率连续输注 0.2% 罗哌卡因或以患者自控镇痛方式给药（背景输注速率为 5 mL/h，单次剂量为 5 mL，锁定时间为 30 分钟）。

与其他坐骨神经阻滞技术（例如经典 Labat 后方入路坐骨神经阻滞技术、仰卧位外侧入路坐骨神经阻滞技术和前方入路坐骨神经阻滞技术）相比较，臀下入路坐骨神经阻滞技术可减少操作中穿破血管以及手术后导管脱出或移位的危险。

（八）注意事项

坐骨神经阻滞的起效比上肢神经阻滞和股神经阻滞慢，通常需要 20 ~ 30 分钟甚至更长时间才能达到满意的阻滞效果。应用碱化丁哌卡因不仅能够缩短坐骨神经阻滞的起效时间，而且能够延长其作用持续时间；增加局部麻醉药浓度也具有相似的作用。

虽然坐骨神经阻滞的最常见并发症是阻滞失败，但是应用神经刺激器辅助穿刺操作可明显降低失败率。其他可能的并发症是臀区血肿和将局部麻醉药直接注入神经内导致的感觉迟钝。

在通过前方入路和仰卧位外侧入路实施坐骨神经阻滞时，由于股后皮神经往往是在坐骨神经阻滞部位的上方发出，所以不能完全阻断大腿后部的止血带疼痛，可在股后皮神经自坐骨结节和坐骨神经之间穿过进入股后部之前的部位，注入单次剂量的局部麻醉药将其阻滞。

采用体表标记精确定位坐骨神经有时可相当困难，因为覆盖骨性标记的皮下组织量变化各异。最近提出了两种依赖较恒定标记的穿刺入路。①臀上动脉：为髂内动脉的最大分支，从 L_5 和 S_1 神经之间通过，并从坐骨切迹上面的梨状肌上缘出骨盆。通过笔式探头多普勒仪定位臀上动脉，然后用神经刺激器定位坐骨神经发现，臀上动脉是位于 Labat 连线内侧 1 ~ 2 cm 处，通常较 Labat 提出的穿刺进针点稍靠头侧，坐骨神经是位于臀上动脉稍外下方的位置。②在直肠内触摸坐骨棘相当容易，可作为定位坐骨神经的准确骨性标志。

虽然坐骨神经主要是躯体神经，但是其也含有一些下肢的交感神经纤维成分，因此坐骨神经阻滞可引起少量的下肢血液淤积，但一般不会引起明显的低血压。在某些情况下，例如肢体再植术和交感神经相关性疼痛疾病，则可将这种交感神经阻滞作用用于治疗，但应同时考虑对侧肢体的代偿性血管收缩。

十一、股神经阻滞技术

（一）解剖学基础

股神经是腰丛最大分支，位于腰大肌与髂肌之间下行到髂筋膜后面，在髂腰肌前面和股动脉外侧，经过腹股沟韧带的下方进入大腿前面，在腹股沟韧带附近，股神经分成若干束，在股三角区又合为前组和后组，前组支配大腿前面沿缝匠肌的皮肤，后组支配股四头肌、膝关节及内侧韧带，并分出隐神经伴随着大隐静脉下行于腓肠肌内侧，支配内踝以下皮肤。

（二）定位

在腹股沟韧带下面扪及股动脉搏动，于股动脉外侧 1 cm，相当于耻骨联合顶点水平处做标记为穿刺点。

（三）操作方法

由上述穿刺点垂直刺入，缓慢前进，针尖越过深筋膜触及筋膜下神经时有异感出现，若无异感，可与腹股沟韧带平行方向，向深部做扇形穿刺至探及异感，即可注药 5 ~ 7 mL。

十二、股外侧皮神经阻滞技术

（一）解剖学基础

股外侧皮神经起源于 $L_{2~4}$ 脊神经前支，于腰大肌后下方下行经闭孔出骨盆而到达大腿，支配大腿外展肌群、髋关节、膝关节及大腿内侧的部分皮肤。

（二）定位

以耻骨结节下 1.5 cm 和外侧 1.5 cm 处为穿刺点。

（三）操作方法

由上述穿刺点垂直刺入，缓慢进针至触及骨质，为耻骨下支，轻微调节穿刺针方向使针尖向外、向脚侧进针，滑过耻骨下支边缘而进入闭孔或其附近，继续进针 2 ~ 3 cm 即到目标。回抽无血后可注入 10 mL 局部麻醉药，退针少许注入局部麻醉药 10 mL，以在闭孔神经经过通道上形成局部麻醉药屏障。若用神经刺激仪引发大腿外展肌群颤搐来定位，可仅用 10 mL 局部麻醉药。

十三、隐神经阻滞技术

（一）解剖学基础

隐神经为股神经分支，在膝关节平面经股薄肌和缝匠肌之间穿出至皮下，支配小腿内侧及内踝大部分皮肤。

（二）操作方法

仰卧，在胫骨内踝内侧面，膝盖上缘做皮丘，穿刺针由皮丘垂直刺入，缓慢进针直至出现异感。若遇到骨质，便在骨面上行扇形穿刺以寻找异感，然后注药 5 ~ 10 mL。

十四、踝关节处阻滞技术

单纯足部手术，在踝关节处阻滞，麻醉意外及并发症大为减少，具体方法如下。

（1）先在内踝后一横指处进针，做扇形封闭，以阻滞胫后神经。

（2）在胫距关节平面附近的踇伸肌内侧进针，以阻滞胫前神经。

（3）在腓骨末端进针，便能阻滞腓肠神经。

（4）用不含肾上腺素的局部麻醉药注射于两踝关节之间的皮下，并扇形浸润至骨膜，以阻滞许多细小的感觉神经。

十五、足部趾神经阻滞技术

与上肢指间神经阻滞相似，用药也类同。

（柳晓然）

第五章

颅内动脉瘤手术麻醉

在脑卒中的病例中，有 15% ~20% 是脑出血性疾病。动脉瘤是造成自发性蛛网膜下隙出血（SAH）的首要原因，75% ~85% 的 SAH 是由颅内动脉瘤破裂引起，其中 20% 为多发性动脉瘤。

颅内动脉瘤好发于颅内大血管的分叉处，表现为血管壁的囊性扩张。据估算，动脉瘤患病率为 2 000/10 万人。有报道，动脉瘤破裂的发生率很低，每年动脉瘤破裂所致的 SAH 发病率为 12/10 万人。SAH 的危险随着年龄的增加而升高，主要发病人群集中在 30 ~ 60 岁，平均初发年龄为 55 岁，女性居多，男女发病比例为 1 ： 1.6。

一、概述

与颅内动脉瘤相关的疾病包括常染色体显性遗传的多囊肾病、纤维肌性发育不良、马方综合征、Ⅳ型埃勒斯—当洛综合征（遗传性皮肤和关节可过度伸展的综合征）和脑动静脉畸形。估计在常染色体显性遗传的多囊肾病患者中，5% ~40% 有颅内动脉瘤，10% ~30% 有多发性动脉瘤。

颅内动脉瘤多发生在血管分叉处或大脑动脉环周围。约 90% 的颅内动脉瘤位于前循环，常见部位是大脑前动脉与前交通动脉分叉处，颈内动脉与后交通分叉处，大脑中动脉两分叉处或三分叉处。后循环动脉瘤的常见位置包括椎动脉与基底动脉分叉处，椎动脉与大脑后动脉分叉处及基底动脉顶部。

动脉瘤破裂时，动脉与蛛网膜下隙相交通，导致局部颅内压（ICP）与血压相等，突发剧烈的头痛和短暂的意识丧失。血液流入蛛网膜下隙导致脑膜炎、头痛及脑积水。神经受损表现为意识障碍及局灶神经系统定位体征。单纯的脑神经麻痹可能为原发性损伤所致的神经失用症。

动脉瘤首次破裂出血时会有约 1/3 的患者死亡或出现严重的残疾，在幸存者中仅有 1/3 的患者神经功能恢复正常。虽然由有经验的外科医师手术病死率低于 10%，但再出血及脑血管痉挛等非手术相关并发症仍会很严重。

SAH 会引起广泛交感兴奋，导致高血压、心功能异常、心电图 ST 段改变、心律失常及神经源性肺水肿。SAH 后患者常由于卧床休息及处于应激状态而引起血容量不足。常出现电解质紊乱，如低钠血症、低钾血症及低钙血症，须及时纠正。约有 30% 的患者出现低钠血症，可能由脑盐耗综合征（CSWS）或抗利尿激素分泌失调综合征（SIADH）引起。

对于曾有过 SAH 和正处在 SAH 恢复期的脑动脉瘤患者麻醉处理稍有不同。SAH 患者可能会发生多种并发症，包括心功能不全、神经源性或心源性肺水肿、脑积水及动脉瘤再出血，其中动脉瘤再出血是最严重的并发症。动脉瘤破裂后最初 2 周内未行手术者再出血的发生率为 30% ~ 50% ，而病死率大于 50% 。

二、治疗

动脉瘤破裂后血液流入蛛网膜下隙，导致剧烈头痛、局部神经功能障碍、嗜睡和昏迷。出血后幸存的患者，应进行手术或者血管内介入治疗，避免再出血。此外，对于意外发现脑动脉瘤的患者，应采取干预措施以减少 SAH 风险，包括开颅动脉瘤夹闭术和血管内栓塞术。

从未破裂的小动脉瘤（ < 0.5 cm）发生破裂出血的概率很低（每年 0.05% ~ 1%），可以通过定期影像学检查监测变化。已破裂出血的动脉瘤再次出血的概率是上述情况的 10 倍，应进行治疗。目前主要有两种治疗方法，开颅动脉瘤夹闭术及血管内弹簧圈栓塞术。动脉瘤颈夹闭术是过去 50 年直至目前治疗动脉瘤的"金标准"。

Glasgow 昏迷评分和 Hunt - Hess 分级（表 5-1）是评估患者神经功能的常用指标。Hunt-Hess分级与患者预后相关度极高。术前分级为 1 ~ 2 级的患者经手术治疗，其预后明显好于分级较高的患者。动脉瘤手术的最佳时间取决于患者的临床状态及其他相关因素。临床状态良好的患者应早期手术（即 SAH 后 48 ~ 96 h）。早期手术时手术致残率增加，而血管痉挛和再出血的发生率要明显降低。而对困难部位的大动脉瘤及临床状态较差的患者应延迟手术（即 SAH 后 10 ~ 14 d）。目前，血管内介入治疗在动脉瘤治疗中占据了很高比例，一些患者可能在脑血管造影术后立即进行血管内弹簧圈栓塞治疗，对于那些有全身并发症或Hunt-Hess分级较高的患者，这种创伤小的治疗方法更适合。

表 5-1　SAH 的 Hunt-Hess 分级

评分	描述
0 级	动脉瘤未破裂
1 级	无症状或轻度头痛，轻度颈项强直
2 级	中等至重度头痛，颈项强直，除脑神经麻痹外无其他神经功能损害
3 级	嗜睡或谵妄，轻度定向障碍
4 级	昏迷，中度至重度偏瘫
5 级	深昏迷，去大脑强直，濒死表现

三、麻醉实施

颅内动脉瘤麻醉管理的目标是控制动脉瘤的跨壁压力差，同时保证足够的脑灌注及氧供，并须避免 ICP 的急剧变化。另外，还应保证术野暴露充分，使脑松弛，因为在手术早期往往出现脑张力增加及水肿。动脉瘤跨壁压力差（TMP）等于瘤内压（动脉压）减去瘤外周压。在保证足够脑灌注压的情况下而不使动脉瘤破裂。在动脉瘤夹闭前，血压不应超过术前值。SAH 分级高的患者 ICP 往往增高。另外，脑血肿、脑积水及巨大动脉瘤也会使 ICP 增高。在硬膜剪开之前应缓慢降颅内压，因为 ICP 迅速下降会使动脉瘤 TMP 急剧升高。

（一）术前准备

脑动脉瘤的内科治疗包括控制继续出血、防治脑血管痉挛（CVS）等。治疗方案要根据患者的临床状态而定。包括降低 ICP，控制高血压，预防治疗癫痫，镇静、止吐，控制精神症状。SAH 患者可出现水电解质紊乱、心律失常、血容量不足等，术前应予纠正。除完成相关的脑部影像学检查，术前准备需要完善的检查包括血常规、心电图、胸部 X 线摄片、凝血功能、血电解质检查以及肝、肾功能和血糖等。完成交叉配血试验，对于手术难度大或巨大动脉瘤，应准备足够的血源，并备自体血回收装置。一些患者心电图会显示心肌缺血，高度怀疑心肌损害的患者可以行血清心肌酶和超声心动图检查，必要时请相关科室会诊。

（二）麻醉前用药

对于高度紧张的患者可适当应用镇静剂，但应结合患者具体情况而定，尤其对于有呼吸系统并发症的患者。术前抗胆碱药物的选择要根据患者心率等情况决定，除非患者心动过缓，一般不选择阿托品，因其可使心率过快，增加心脏负担。

（三）麻醉监测

常规监测包括心电图、直接动脉压、经皮动脉血氧饱和度、呼气末二氧化碳分压、经食管核心体温监测、尿量等。对于临床分级差的患者，最好在麻醉诱导前进行直接动脉压监测，明显的心脏疾病需要监测中心静脉压。出血较多者，进行血细胞比容、电解质、血气分析的检查，指导输血、治疗。有些患者需要监测脑电图、体感或运动诱发电位。但至今无前瞻性临床试验表明神经功能监测的有效性。

（四）麻醉诱导

麻醉诱导应力求血流动力学平稳，由于置喉镜、插管、摆体位及上头架等操作的刺激非常强，易引起患者血压升高而使动脉瘤有破裂的危险。因此，在这些操作之前应保证有足够的麻醉深度、良好的肌肉松弛，并且血压应控制在合适的范围。对于老年患者或体质较差者可以选择依托咪酯，为防止出现肌阵挛，可预先静脉注射小剂量咪达唑仑或瑞芬太尼。丙泊酚具有诱导迅速平稳、降低脑血流量（CBF）、ICP 和脑氧代谢率（$CMRO_2$）、不干扰脑血管自动调节和 CO_2 反应性等特点，是目前诱导用药的首选。选择起效较快的非去极化肌肉松弛药，如罗库溴铵可以迅速完成气管插管。另外，在上头钉的部位行局部浸润麻醉是一种简单、有效的减轻血流动力学波动的方法。ICP 明显升高或监测体感诱发电位时宜选用全静脉麻醉。

（五）麻醉维持

麻醉维持原则是保持正常脑灌注压；防治脑缺氧和水肿；降低跨壁压；保证足够的脑松弛，为术者提供良好的手术条件；同时兼顾电生理监测的需要。

全诱导后不同阶段的刺激强度差异可导致患者血压的波动，在摆体位、上头架、切皮、去骨片、缝皮这些操作时，应保持足够的麻醉深度。切皮前用长效局部麻醉药行切口部位的局部浸润麻醉。术中如不需要电生理监测，静吸复合麻醉可以达到满意的麻醉效果。

减小脑容积可以使术野暴露更充分，使脑松弛，为夹闭动脉瘤提供便利。为了保持良好的脑松弛度，术前腰椎穿刺置管用于术中脑脊液引流是动脉瘤手术较常用的方法，术中应与术者保持良好沟通，观察引流量，及时打开或停止引流。为避免脑的移位及血流动力学改变，引流应缓慢，并须控制引流量。维持 $PaCO_2$ 在 30～35 mmHg 有利于防止脑肿胀。也可以通过静脉滴注甘露醇 0.5～1 g/kg 或合用呋塞米（10～20 mg，静脉注射）使脑容积缩小。甘露醇的作用高峰在静脉滴注后 20～30 分钟，判断其效果的标准是脑松弛度而非尿量。甘露醇增加脑血流量，降低脑组织含水量。早期 ICP 降低可能说明脑血管代偿性收缩以使脑血流恢复正常。

术中合理使用糖皮质激素及甘露醇，预防脑水肿，使用抗癫痫药物预防术后癫痫发作。

（六）麻醉恢复和苏醒

无拔管禁忌的患者术后早期苏醒有利于对其进行神经系统评估，便于进一步的诊断治疗。苏醒期常出现高血压。轻度高血压可以提高脑灌注，这对预防 CVS 有益。血压比术前基础值增高 20%～30% 时颅内出血的发生率增加，对有高血压病史的患者，苏醒及拔管期间可以应用心血管活性药物控制血压和心率，避免血压过高引起心、脑血管并发症。术中使用短效阿片类镇痛药维持麻醉者，应在停药后及时追加镇痛药，可以选择曲马多或小剂量芬太尼、苏芬太尼等，同时应注意药物对呼吸的抑制。预防性应用适宜的止吐药也可避免手术结束后患者出现恶心、呕吐，引起高血压。对术前 Hunt-Hess 分级为 3～4 级或在术中出现并发症的患者，术后不宜立即拔管，应保留气管导管回 ICU 并行机械通气。病情严重的患者术后需要加强心肺及全身支持治疗。

四、麻醉中的特殊问题

（一）诱发电位监测

大脑皮质体感诱发电位及运动诱发电位可用来监测大脑功能。通过诱发电位监测脑缺血可以指导外科操作及循环管理。进行神经生理监测时，首选全凭静脉麻醉，因为其对诱发电位描记的干扰较吸入麻醉小。运动诱发电位监测要求不使用肌肉松弛药，目前多联合应用丙泊酚和瑞芬太尼静脉麻醉，既能满足监测需要，也能很好地抑制呼吸以维持机械通气。

（二）术中造影

为提高手术质量，确保动脉瘤夹闭得彻底，术中造影是最有效的方法。动脉置管术中造影须在手术开始前放置导管，这使手术时间延长，对患者创伤较大。术中吲哚菁绿荧光血管造影使显微手术操作和荧光血管造影可以同时进行。该技术一经出现，即在神经外科领域得到迅速推广。能在术中判断动脉瘤是否完全夹闭，载瘤动脉及其分支血管是否通畅等，通常术者在造影后 1 分钟以内即能作出判断。在荧光剂注射后部分患者会出现几秒的经皮动脉血氧饱和度降低。少数患者可能出现对吲哚菁绿的过敏反应，应予以注意。

（三）载瘤动脉临时阻断术

在处理巨大动脉瘤或复杂动脉瘤时，为减少出血，便于分离瘤体，常会使用包括对载瘤动脉近端夹闭在内的临时阻断技术，阻断前应保持血压在 120～130 mmHg，以最大限度地保证脑供血。

（四）预防脑血管痉挛

动脉瘤破裂 SAH 后，30%～50% 的患者可出现 CVS，手术后发生率更高。预防措施包括维持正常的血压，避免血容量不足，围术期静脉注射尼莫地平，动脉瘤夹闭后，局部使用罂粟碱或尼莫地平浸泡等。

（五）控制性降压

降低动脉瘤供血动脉的灌注压可以减小动脉瘤壁的压力并使手术时夹闭动脉瘤更易操作。另外，如果动脉瘤破裂会更易止血。但是，目前随着神经外科医师技术的提高，以往常用的控制性降压技术目前不再常规使用。低血压虽然有助于夹闭动脉瘤，但可能破坏脑灌注，尤其是在容量不足的情况下，CVS 发生率增加，从而导致预后不良。大多数神经外科医师通过暂时夹闭动脉瘤邻近的供血动脉的方法达到"局部降低血压"的效果。有些是 3 ~ 5分钟短期多次夹闭，但另外一些医师发现，多次夹闭可能会损伤血管而采用5 ~ 10 分钟的时间段。血压应保持在正常范围或稍高于正常水平，以增大其他部位的血流量。但应避免暂时夹闭后尚未处理的动脉瘤直接处于血压过高的状态。

（六）术中动脉瘤破裂

术中一旦发生动脉瘤破裂，必须迅速补充血容量，可采用短暂控制性降压，以减少出血。如短时间内大量出血，会使血压急剧下降，此时可适当减浅麻醉，快速补液，输血首先选择术野回收的红细胞，其次可以适当补充异体红细胞及新鲜血浆。如血压过低，可以使用血管收缩药维持血压。出血汹涌时可以采用两个负压吸引器同时回收血液，注意肝素的滴速，避免回收血凝固，回收的红细胞可加压输注。已有大量病例证实，术野自体血液回收是挽救大出血患者生命的有力措施，术前应做好充分准备。

（七）低温

低温麻醉会使麻醉药代谢降低，苏醒延迟，增加术后心肌缺血、伤口感染及寒战的发生率。在研究中，采用低温麻醉实施动脉瘤夹闭术尚未发现有益。

（韩沛坤）

第六章

幕上肿瘤手术麻醉

幕上肿瘤主要是指小脑幕以上所包含的所有脑组织中生长的肿瘤。其包含范围广泛，肿瘤性质繁杂，更因累及多个功能区而具有其独特的病理生理特性。其不同的病种和病变位置，临床症状多样，麻醉的特点与要求也有所不同。

一、幕上肿瘤的定位及其特性

幕上肿瘤以胶质瘤最多、脑膜瘤次之，再次为神经纤维瘤、脑血管畸形、脑转移瘤等。幕上肿瘤包括位于额叶、颞叶、顶叶、枕叶、中央区、丘脑、脑室内和鞍区的广泛部位的肿瘤。其位置不同，临床表现各异。额叶肿瘤发生率居幕上肿瘤的首位，临床表现有精神症状、无先兆的癫痫大发作、运动性失语、强握反射和摸索运动、尿失禁等。颞叶肿瘤临床上表现为视野改变、有先兆（如幻嗅、幻视、恐惧）、精神运动型癫痫发作、命名性失语等。顶叶肿瘤主要表现为对侧半身的感觉障碍、失用症、失读症、局限性癫痫发作。枕叶肿瘤常可累及顶叶和颞叶后部，主要表现为视觉障碍（视野缺损、弱视）、幻视及失认症。中央区肿瘤指中央前回、中央后回区的肿瘤，临床表现为运动障碍，病变对侧上、下肢不同程度的瘫痪，温、痛、触觉障碍，局灶性癫痫。丘脑部肿瘤临床表现为颅内压（ICP）增高、精神障碍、"三偏"症（偏瘫、偏身感觉减退、同向性偏盲）。脑室内肿瘤可无症状，影响脑脊液循环可产生 ICP 增高。

二、幕上肿瘤的病理生理

幕上肿瘤能引起颅腔内动力学的改变。在最初病变较小、生长缓慢的时候，颅腔内容积的增加可以通过脑脊液（CSF）的回流和临近的脑内静脉收缩所代偿，从而阻止 ICP 的增加。当病变继续扩张，代偿机制耗竭，肿瘤大小的增加将导致 ICP 的急剧升高，脑组织中线结构移位。ICP 的增加可进而导致脑缺血和脑疝。

幕上肿瘤临床表现主要包括局灶性症状和 ICP 升高症状两大类。麻醉医师要掌握麻醉及药物对 ICP、脑灌注压、脑代谢的影响，避免发生继发性脑损伤（表6-1）。同时，关注可能出现的一些特殊问题，如颅内出血、癫痫、空气栓塞等。麻醉中还要综合考虑同时伴随的其他疾病，如心、肺、肝、肾疾病；副肿瘤综合征伴转移癌；放化疗等对手术和麻醉可能造成的影响。

表 6-1　引起继发性脑损伤的因素

颅内因素	全身因素
ICP 增加	高碳酸血症/低氧血症
癫痫	低血压/高血压
脑血管痉挛	低血糖/高血糖
脑疝：大脑镰疝，小脑幕切迹疝，枕骨大孔疝，手术切口疝	心排血量过低
中线移位：脑血管的撕裂伤	低渗透压
	寒战/发热

三、麻醉对颅内压、脑灌注压、脑代谢的影响

麻醉（药物与非药物因素）易导致颅内外生理状态的改变（如颅内顺应性，颅内疾病，颅内血容量），而麻醉操作、麻醉药物和通气方式等都对 ICP、脑灌注压（CPP）、脑代谢产生影响，并直接关系到疾病的转归。

1. 麻醉操作

气管插管、气管内吸引均可致 ICP 急剧升高。

2. 静脉麻醉药

多数静脉麻醉药能降低脑氧代谢率（$CMRO_2$）、脑血流量（CBF）及 ICP，维持脑血管对 CO_2 的反应。巴比妥类药、丙泊酚、依托咪酯呈剂量依赖性降低 $CMRO_2$，可引起脑电图的爆发性抑制。静脉麻醉药降低 ICP 的程度依次为丙泊酚 > 硫喷妥钠 > 依托咪酯 > 咪达唑仑。颅内压增高患者应用丙泊酚或硫喷妥钠后，对体循环的影响较大，但可使脑灌注压下降，致 $CBF/CMRO_2$ 比例下降，影响脑氧供需平衡；应用依托咪酯则无此顾忌；咪达唑仑对脑血流的影响相对较小。氯胺酮对脑血管具有直接扩张作用，迅速增加 CBF，升高 ICP，禁止单独用于幕上肿瘤手术的麻醉。利多卡因抑制咽喉反射，降低 $CMRO_2$，防止 ICP 升高。

3. 吸入麻醉药

吸入麻醉药都可增加 CBF、降低 $CMRO_2$。常用吸入麻醉药均引起脑血管扩张、CBF 增加，从而引起继发性 ICP 升高，其 ICP 升高的程度依次为氟烷 > 恩氟烷 > 氧化亚氮 > 地氟烷 > 异氟烷 > 七氟烷。脑血流—代谢耦联功能正常时，当吸入浓度 < 1.5 MAC 时，与清醒时比较，脑血流降低，但 CBF 自动调节功能保存完整；当吸入浓度 > 1.5 MAC 时，CBF 呈剂量依赖性降低，CBF 自我调节功能减弱或丧失，但仍保留脑血管对 CO_2 的反应性。吸入麻醉药对 ICP 的影响取决于两个因素：①基础 ICP 水平，在基础 ICP 较低时吸入麻醉药不致引起 ICP 升高或升高较少；②$PaCO_2$ 水平，过度通气造成低碳酸血症时，吸入麻醉药 ICP 升高作用不显著；而在正常 $PaCO_2$ 水平下，等浓度吸入麻醉药可使 ICP 明显升高。

4. 阿片类药

阿片类药可引起 $CBF/CMRO_2$ 下降。不影响脑血流—代谢耦联、CBF 的自动调节功能，不影响脑血管对 $PaCO_2$ 的反应性。

5. 肌肉松弛药

肌肉松弛药虽不能直接进入血脑屏障，但通过作用于外周肌肉、神经节或组胺释放而间

接引起 ICP 改变。筒箭毒碱、阿曲库铵和米库氯铵有较弱的组胺释放作用，均可引起 ICP 升高。罗库溴铵、维库溴铵都不引起明显的 CBF、CMRO$_2$ 和 ICP 增加，故适合于长时间神经外科手术。去极化肌肉松弛药琥珀酰胆碱一过性的肌颤可增加 ICP，但困难气道或脑外伤快速序贯诱导时，选用琥珀酰胆碱是有效的经典方法。罗库溴铵起效快，也可作为快速序贯诱导的选择用药。

四、控制颅内压增高、减轻脑水肿

脱水治疗是降低 ICP、治疗脑水肿的主要方法。脱水治疗可减轻脑水肿，缩小脑体积，改善脑供血和供氧情况，防止和阻断 ICP 恶性循环的形成和发展，尤其是在脑疝前驱期或已发生脑疝时，正确应用脱水剂常是抢救成败的关键。常用脱水剂有渗透性脱水剂和利尿剂两大类，低温、激素等也用于围术期脑水肿的防治。

1. 渗透性脱水剂

渗透性脱水剂进入机体后一般不被机体代谢，又不易从毛细血管进入组织，可使血浆渗透压迅速提高。由于血脑屏障作用，药物在血液与脑组织内形成渗透压梯度，使脑组织的水分移向血浆，再经肾脏排出体外而产生脱水作用。另外，因血浆渗透压增高还能增加血容量，同时增加肾血流量，导致肾小球滤过率增加。因药物在肾小管中几乎不被重吸收，因而增加肾小管内渗透压，从而抑制水分及部分电解质的回收产生利尿作用，可减轻脑水肿，降低 ICP。常用药物有 20% 的甘露醇、山梨醇、甘油、高渗葡萄糖等。20% 甘露醇 0.5 ～ 1.0 g/kg，于 30 分钟内滴完，每 4 ～ 6 小时可重复给药。

2. 利尿剂

此类药物通过抑制肾小管对氯和钠离子的再吸收产生利尿作用，导致血液浓缩，渗透压增高，从而间接地使脑组织脱水，ICP 降低。此类药物利尿作用较强，但脱水作用不及甘露醇，降 ICP 作用较弱，且易引起电解质紊乱，一般与渗透性脱水剂同时使用，可增加脱水作用并减少渗透性脱水剂的用量。常用药物有呋喃苯胺酸等。

3. 过度通气

过度通气造成呼吸性碱中毒，使脑血管收缩、脑血容量减少而降低 ICP。ICP 平稳后，应在 6 ～ 12 小时内缓慢停止过度通气，突然终止可引起血管扩张和 ICP 反跳性增高。过度通气的靶目标是使 PaCO$_2$ 在 30 ～ 35 mmHg 波动。

4. 糖皮质激素

糖皮质激素也有降低 ICP 的作用，对血管源性脑水肿疗效较好，但不应作为颅内压增高治疗的常规用药。糖皮质激素降低 ICP 主要是通过减少血脑屏障的通透性、减少脑脊液生成、稳定溶酶体膜、抗氧自由基及钙通道阻滞等作用来实现。

五、麻醉实施

（一）麻醉前评估

幕上肿瘤患者的麻醉前评估与其他患者相类似，需要特别注意进行神经系统的评估。根据患者的全身一般情况、神经系统功能状态、手术方式制订麻醉计划。

神经功能评估包括 ICP 的升高程度、颅内顺应性和自动调节能力的损害程度、在脑缺血和神经性损害发生之前 ICP 和 CBF 的稳态的自动调节能力，评估已经存在的永久性和可恢复的神经损害。术前详细了解患者病史、体格检查以及相关的影像学检查，了解采用的手术体位、手术入路和手术计划，进行术前讨论。

1. 询问病史

头痛、恶心、呕吐、视物模糊等颅内压升高表现；癫痫发作及意识障碍、偏瘫、感觉障碍等神经功能缺失表现等；脱水剂、类固醇类药、抗癫痫类药用药史。

2. 体格检查

包括意识水平、瞳孔、Glasgow 昏迷评分、脑水肿、库欣反应（高血压、心动过缓）等；脱水状态评估。

3. 影像学检查

包括肿瘤的大小和部位，如肿瘤位于功能区还是非功能区？是否靠近大血管？与重要神经的毗邻关系；颅内占位效应，如中线是否移位，脑室受压，小脑幕切迹疝，脑干周围有脑脊液的浸润，脑水肿等。

（二）制订麻醉方案

麻醉方案制订应考虑以下要点。

（1）维持血流动力学的稳定，维持 CPP。

（2）避免增加 ICP 的技术和药物。

（3）建立足够的血管通路，用于监测和必要时输入血管活性药物等。

（4）必要的监测，颅外监测（心血管系统的监测）；颅内监测（局部和整体脑内环境的监测）。

（5）创造清晰的手术视野，配合术中诱发电位等神经功能监测。

（6）决定麻醉方式，根据肿瘤部位特点和手术要求，决定麻醉方法；语言功能区肿瘤必要时采用术中唤醒方法。

（三）麻醉前用药

垂体肾上腺轴或垂体甲状腺轴抑制的患者继续激素治疗，术前服用抗癫痫药、抗高血压药或其他心血管系统用药应持续至术前。麻醉前用药包括镇静药咪达唑仑、抗胆碱能药物，如阿托品或长托宁；H_2 受体阻滞剂或质子泵抑制剂。

（四）开放血管通路

开放两条或两条以上外周血管通路。必要时进行中心静脉穿刺。中心静脉穿刺可选用股静脉或颈内静脉。注意体位对中心静脉回流的影响，保持静脉通路的通畅，避免脑静脉血液回流受阻继而升高 ICP。

（五）麻醉诱导

麻醉诱导方案的选择以不增加 ICP，保持血流动力学的稳定为前提（表6-2）。

上头架时疼痛刺激最强烈，充分镇痛、加深麻醉和局部麻醉浸润可有效抑制血流动力学的波动。固定好气管导管，以防意外脱管或因导管活动引起的气道损伤。保护双眼以防角膜损伤。轻度头高位以利于静脉回流；膝部屈曲以减轻对背部的牵拉。避免头颈侧过度的屈曲/牵拉（确保下颌与最近的骨性标志间距大于 2 横指）。过度牵拉头部易诱发四肢轻瘫、面部和口咽部严重水肿，导致术后拔管延迟。

表 6-2　推荐的麻醉诱导方案

1. 充分镇静，开放动静脉通路
2. 心电图，经皮动脉血氧饱和度，无创血压监测，直接动脉压、呼气末二氧化碳监测
3. 预先充氧，随后给予芬太尼 1~2 μg/kg（或阿芬太尼、芬太尼、瑞芬太尼）；2% 利多卡因 1.0~1.5 mg/kg；丙泊酚 1.25~2.5 mg/kg，或依托咪酯 0.4~0.6 mg/kg；非去极化肌肉松弛药
4. 根据患者状态，适度追加 β 受体阻滞剂或降压药
5. 控制通气（$PaCO_2$ 维持于 35 mmHg 左右）
6. 气管插管
7. 上头架前，0.5% 罗哌卡因局部浸润麻醉，或追加镇痛药（单次静注芬太尼 1~3 μg/kg 或苏芬太尼 0.1~0.2 μg/kg，瑞芬太尼 0.25~0.5 μg/kg）
8. 适当的头位，避免颈静脉受到压迫

（六）麻醉维持

麻醉维持的基本原则在于维持血流动力学稳定，维持 CPP，避免升高 ICP；通过降低 $CMRO_2$、CBF 来降低脑部张力；麻醉方案确保患者安全的同时，可进行神经功能监测（表 6-3）。

表 6-3　推荐的麻醉维持方案

无电生理功能监测	电生理功能监测
丙泊酚或七氟醚 1.5%~2.5%，或异氟醚 1%~2%	丙泊酚
镇痛药：芬太尼，或阿芬太尼，苏芬太尼，瑞芬太尼	镇痛药：瑞芬太尼 0.2~0.3 μg/（kg·min）
间断给予非去极化肌肉松弛药	不给予肌肉松弛药
体位：头高位，颈静脉回流通畅	
维持足够的血容量	

1. 吸入全身麻醉

适用于不伴有脑缺血、颅内顺应性下降或脑水肿；早期轻度过度通气；吸入麻醉药浓度 <1.5 MAC；避免与 N_2O 合用。在术中进行电生理功能监测时，吸入麻醉药的浓度 <0.5 MAC 时，对皮层体感诱发电位影响小。

2. 全凭静脉麻醉

全凭静脉麻醉可控性强，维护 $CBF-CMRO_2$ 耦联，降低 CBF、ICP，减轻脑水肿，适用于颅内顺应性下降、ICP 升高、脑水肿以及术中进行电生理监测患者。常用药物选择以丙泊酚、瑞芬太尼、苏芬太尼为主。

（七）液体治疗和血液保护

液体治疗目标在于维持正常的血容量、血管张力、血糖，维持血细胞比容约 30%，轻度高渗（术毕 <320 mOsm/L）。避免输注含糖的注射液，可选择乳酸钠林格注射液或 6% 羟乙基淀粉。预计大量出血的患者进行血液回收，对切除的肿瘤为良性的患者可以将回收的血液清洗回输给患者。根据出血量、速度及血红蛋白水平及凝血功能决定异体红细胞和异体血浆的输注，维持凝血功能和血细胞比容。

（八）麻醉苏醒

麻醉苏醒期维持颅内或颅外稳态，避免诱发脑出血和影响 ICP、CBF 的因素，如咳嗽、

气管内吸引、呼吸机对抗、高血压等。苏醒期患者应表现安静，合作，能服从指令。回顾性研究证实，影响术后并发症的主要因素包括：肿瘤严重程度评分（肿瘤位置、大小、中线移位程度）、术中失血量及输液量、手术时间＞7小时和术后呼吸机机械通气。因此，呼吸恢复和术中维持情况对麻醉苏醒期尤为重要。

术前意识状态良好，心血管系统稳定，体温正常，氧合良好，手术范围不大，无重要脑组织的损伤，不涉及后组脑神经（Ⅸ～Ⅻ）的后颅窝手术，无大的动静脉畸形未切除（避免术后恶性水肿）的情况下，可以早期苏醒。

在持续使用超短效镇痛药（如瑞芬太尼）或吸入麻醉药时，停药前注意镇痛药的衔接。在术毕前追加长效镇痛药，芬太尼或苏芬太尼，或者曲马朵，待患者呼吸及反射恢复后拔出气管导管。

神经外科手术的术后镇痛对于避免患者躁动、减轻痛苦有着重要的意义，可以选择多模式镇痛的方式。在头皮神经阻滞及局部切口浸润麻醉的基础上，以阿片类药物为主，根据患者一般状态和不同手术入路可采用不同的配方。应注意药物用量以避免影响患者的意识水平和神经功能评估。

（王　娟）

第七章

垂体腺瘤手术麻醉

垂体腺瘤是常见的颅内肿瘤之一，约占颅内肿瘤的8%~15%，发病率仅次于胶质瘤和脑膜瘤，占颅内肿瘤的第三位。男女发病比例约为1：2，成年人多发，青春期前发病罕见。垂体腺瘤按照分泌激素类型可分为高功能腺瘤和无功能腺瘤，高功能腺瘤又包括生长素腺瘤、催乳素腺瘤、皮质激素腺瘤、生殖腺瘤、甲状腺素腺瘤。有相当部分的垂体腺瘤分泌两种或两种以上的激素，有报道68%的生长素腺瘤同时分泌生长激素（GH）和催乳素（PRL），仅32%只分泌生长激素；而97%的催乳素型垂体腺瘤只单纯分泌催乳素，不复合分泌其他激素。通常认为垂体腺瘤是良性颅内占位性病变，易复发，但垂体瘤也有恶性，如垂体后叶细胞瘤，非常少见。

一、发病机制

垂体腺瘤的发病机制有两种假说：下丘脑假说和垂体假说。前者认为，垂体腺瘤由控制垂体前叶功能的下丘脑功能紊乱或正常生理调节机制缺失所致；后者则认为是垂体自身细胞发生改变的结果。

目前认为，垂体腺瘤发展可以分为两个阶段：首先垂体细胞发生突变，其次在内外因素作用下突变的细胞异常增殖，发展成垂体腺瘤。可以用单克隆细胞异常增殖来解释。目前还未找到垂体腺瘤真正的发病机制。

二、临床表现（表7-1）

表7-1 垂体腺瘤分型及临床表现

垂体腺瘤分型	分泌激素	临床表现
生长素腺瘤	GH 和 PRL	巨人症，肢端肥大症
催乳素腺瘤	PRL	男：阳痿，性腺功能下降
		女：溢乳—闭经—不孕
皮质激素腺瘤	ACTH	库欣综合征
	ACTH	纳尔逊综合征
生殖腺瘤	FSH/LH	性腺功能减退
甲状腺素腺瘤	TSH	（中枢性）甲状腺功能亢进

注：GH，生长激素；PRL，催乳素；ACTH，促肾上腺皮质激素；FSH，卵泡刺激素；LH，黄体生成素；TSH，促甲状腺素。

在垂体腺瘤早期，往往因为肿瘤较小，临床上没有任何颅内占位表现，仅出现内分泌改变症状，常被患者忽视。随着瘤体的增大，内分泌改变症状凸显，主要表现：①垂体本身受压症群，造成其他垂体激素的减少和相应周围靶腺体的萎缩，表现为生殖功能低下和（或）继发性甲状腺功能低下和（或）继发性肾上腺皮质功能低下等；②垂体周围组织受压症群，主要压迫视交叉，此类患者可能存在颅内压增高，表现为视力减退、视野缺损和眼底改变等，还可因肿瘤生长到鞍外，压迫颈内动脉、Willis 动脉环等组织产生血管神经性头痛；③垂体前叶功能亢进综合征，以高催乳素血症、肢端肥大症和皮质醇增多症多见。

在垂体腺瘤的大小诊断标准中，Hardy（1969）提出直径 10 mm 以下者为微腺瘤，10 mm 以上者为大腺瘤。Grote（1982）提出肿瘤直径超过 40 mm 者为巨大腺瘤。相当比例的垂体腺瘤都表现为一种或几种激素异常分泌增多。

三、麻醉实施

垂体腺瘤患者的临床症状表现多样，尽管内分泌紊乱所致的独一无二的表现很容易被发现，如库欣病和肢端肥大症，但理想的麻醉管理需要充分理解每一位患者的内分泌及复杂的病理生理。所有患者都需要慎重的术前评估，有很多种可行的麻醉方案供选择，但麻醉药物的最终选择应该是个体化的。

（一）催乳素型垂体腺瘤

此型腺瘤是最常见的垂体腺瘤，占所有垂体腺瘤的 50% 以上。高催乳素血症是最常见的下丘脑—垂体紊乱表现。催乳素型垂体腺瘤的 65% 为小催乳素瘤，发生于女性，其余35% 的腺瘤男女均可发生。除鞍区神经占位压迫症状外，男性表现为性功能减退，女性表现为"溢乳—闭经—不孕"三联征。

高催乳素功能腺瘤，相关激素合成或分泌不足，导致不同程度的代谢失常以及有关脏器功能障碍，应激水平相对低下，对手术和麻醉的耐受性差，术前应补充糖皮质激素，以提高机体对药物的反应性。麻醉诱导、麻醉维持可适当减低镇静、镇痛药物剂量，术中也可追加糖皮质类激素。此型腺瘤的麻醉苏醒期也较其他类型长。

（二）生长素型垂体腺瘤

此型腺瘤起病隐匿，逐渐出现手足增大、鼻唇增大增厚、皮肤粗厚、皮质骨增厚、下颌骨增长等特有表现，从症状出现到最终确诊，平均为 6~7 年，初次就诊原因通常为腕管综合征或视野缺损。随着病程的延长，此型患者均伴有不同程度的血压增高、心律失常，出现左心室肥厚、瓣膜关闭不全等心脏器质性改变的患者，手术后激素水平可逐步恢复正常，但心脏器质性改变已不可逆转。

麻醉前访视应充分评估气道，准备困难气道的应对措施。由于舌体肥厚、会厌宽垂，还有下颚骨过度增长，导致咬合不正、颅骨变形，即使应用最大号喉镜片也不能充分推开舌体，全部置入喉镜片也感提升会厌吃力，声门常常暴露困难。国外一项回顾性研究显示，746 例经蝶入路垂体腺瘤患者有 28 例遇到困难气道问题，占 3.8%，发生率并不比普通外科困难气道发生率高，但在垂体腺瘤患者当中，生长素型垂体腺瘤患者困难气道的发生率是其他类型垂体腺瘤患者的 3 倍。生长素型垂体腺瘤患者困难气道的发生与性别、肿瘤大小无关。

应激反应主要由交感—肾上腺髓质系统和下丘脑—垂体—肾上腺皮质系统参与，可见垂体是应激反应的重要环节。此型腺瘤患者麻醉诱导、麻醉维持阶段的镇静镇痛要求较高，可能与高生长激素血症、高代谢有关，也可能与骨质增厚导致外科有创操作困难、耗时长久有关。

垂体依赖性血糖升高，因垂体占位性病变造成中枢性内分泌激素分泌异常所致，可出现糖尿病的临床表现，也有学者认为垂体瘤性高血糖是由抗激素因子存在引起的。糖代谢的紊乱是影响神经功能恢复的重要风险因素，高血糖可以加重乳酸酸中毒，造成脑继发损害。术中动态监测血糖水平，必要时给予胰岛素进行干预，有利于术中脑保护及术后脑功能的恢复，对缺血性脑损伤有明显的保护作用。

（三）皮质激素腺瘤

典型的皮质激素腺瘤患者表现为库欣综合征，是由腺垂体的促皮质激素腺瘤引起的皮质醇增多症的一种表现形式，男女发病比例约为 1：5，女性主要集中在孕产期。大于 7 岁的儿童若并发库欣综合征，则多患有垂体瘤，反之，小于 7 岁的儿童若并发库欣综合征，则多提示肾上腺肿瘤。1912 年 Haevey Cushing 首次报道并定义库欣综合征，并且揭示了库欣综合征患者中，接近 80% 的患者是由垂体 ACTH 分泌增多引起的，其余 20% 是由于异位存在 ACTH 分泌功能的肿瘤，如燕麦细胞癌、支气管肿瘤、胰岛细胞瘤、嗜铬细胞瘤。

与生长素腺瘤基本一致，此型应激反应更剧烈，增加麻醉深度，并辅以尼莫地平、艾司洛尔等维护循环稳定，将应激反应控制在一定程度内，保证内环境稳定，减少内分泌并发症，避免过强过久的应激反应造成机体损伤，深麻醉恐是不二选择。

术中应动态监测血糖水平，将血糖控制在 12 mmol/L 以内，加深麻醉以削弱外科操作引起的强烈应激反应，可降低交感神经—下丘脑—肾上腺轴的反应性，使糖异生减少，抑制无氧酵解增多导致的乳酸生成；逆转应激状态下机体胰岛素受体敏感性的下降，减弱血糖升高的趋势，稳定糖代谢，有利于术后脑功能的恢复。

（杨麦巧）

第八章

重症肌无力手术麻醉

重症肌无力（MG）是神经肌肉接头处乙酰胆碱（ACh）传导障碍引起的一种慢性、自身免疫性疾病，主要表现为某些横纹肌异常容易疲劳，多侵犯眼肌、咀嚼肌、咽肌、呼吸肌和骨骼肌等。运动时无力加重，经休息或用抗胆碱酯酶类药物后减轻或恢复，具有缓解、复发、恶化的临床特征。本病可发生于任何年龄，但多见于儿童和青少年，发病率为（2 ~ 10）/10 万，迄今尚无理想的根治方法。

一、分型

（一）眼型

较多见，儿童为多，主要表现为一侧或两侧眼睑下垂，眼外肌麻痹。此型常可缓解，预后较好。

（二）延髓型

以延髓所支配的肌群受损为主，表现为吞咽困难、咀嚼无力、发音不清等。此型病情较重。

（三）全身型

全身肌肉包括肢体及躯干肌肉均可波及。此型较为严重，常因呼吸肌麻痹以致死亡。

（四）三种特殊类型

1. 新生儿一时性重症肌无力

患重症肌无力的母亲所生的新生儿中，有 10% ~ 20% 出现一时性重症肌无力，新生儿肌无力症状的轻重与其母亲病程长短、严重程度以及在妊娠期的治疗情况无关。一般出生时或出生后几小时内即出现肌无力症状，主要表现为哭声低弱、全身肌无力、四肢主动运动少，莫罗反射从深反射减弱或消失，而眼外肌麻痹及眼睑下垂少见，约占 15%。

诊断本病可应用依酚氯铵 0.5 ~ 1 mg 或新斯的明 0.1 ~ 0.2 mg 皮下注射或肌内注射，肌无力症状立即好转，可确定诊断。

2. 新生儿持续性重症肌无力（先天性重症肌无力）

本病患儿的母亲并无重症肌无力，但有家族性发病倾向，患儿的兄弟姊妹可同样患病，在出生后稍晚即发病，主要表现为眼外肌不完全性永久性麻痹，面肌无力及上眼睑下垂也可明显。有的在出生后 1 周内哭声低弱、吸吮困难等，全身性肌无力轻微。此型患儿有时由于症状较轻而延误了诊断。本病病程较长，抗胆碱酯酶药物疗效差，特别是对眼肌麻痹，未见有完全缓解者。

3. 重症肌无力危象

重症肌无力危象是延髓所支配的肌肉和呼吸肌无力突然加重，出现呼吸麻痹，不能维持正常换氧功能，如不及时抢救，即可危及患者生命。重症肌无力危象是重症肌无力死亡的常见原因，发生重症肌无力危象的因素：①未经抗胆碱酯酶药物治疗或用药不足，或对药物产生耐药性；②感染（特别是肺部感染）、外伤、手术、疲劳、月经来潮、精神紧张或突然停药；③抗胆碱酯酶药物过量，致使乙酰胆碱蓄积过多，发生持久性去极化发作，终板不能再接受刺激（称为去极化型阻滞）。

二、临床表现

起病隐匿，主要症状是某些横纹肌在活动后异常疲劳。在疾病初期，经休息后肌力可有不同程度的恢复，因此，患者通常早晨起床时情况较好，至下午及傍晚则症状趋明显。部分患者在日光照射后肌无力也可加重。受累肌肉的分布在各个患者并不相同，即使在同一患者也常随病程而有变异。眼外肌无力见于 90% 以上病例，以下依次为延髓支配肌、颈肌、肩胛带及躯干骨骼肌受累，严重时呼吸肌受累。

三、辅助检查

血清免疫球蛋白测定可有 2/3 患者 IgG 增高；少数可有抗核抗体阳性；多数患者血清中抗 AChR 抗体阳性；C_3 补体增高；抗 nAChR 抗体增高，其效价基本与病情严重程度一致；重症肌无力并发胸腺瘤的患者血清中骨骼肌柠檬酸提取物抗体（CAE-ab）增高，横纹肌抗体（ASA）阳性。肌电图检查的特征性改变为运动神经诱发的肌肉动作电位幅度很快降低。单纤维肌电图可见兴奋传递延缓或阻断。

四、诊断

根据受累肌群的极易疲劳性，病情波动，朝轻夕重，神经系统检查无异常发现，诊断并不困难。疑诊患者可做以下试验和检查。

1. 疲劳试验

让患者做受累肌肉的重复或持续收缩（如重复闭眼、睁眼、咀嚼、举臂、握拳或双眼瞪视医生手指，两臂平举等）数十次或数十秒后即可出现暂时性所检肌肉的瘫痪。

2. 药物试验

肌内注射新斯的明 0.5 ~ 1 mg 后观察 30 ~ 60 分钟内受累肌肉的肌力变化，有明显改善者可明确诊断。为减轻新斯的明的毒蕈碱样的作用，可同时肌内注射阿托品 0.5 mg。

3. 电刺激试验

用感应电流反复刺激受累肌群，如见肌肉收缩反应逐渐减弱以至消失，即为肌无力反应（JOLLY 反应）。

4. 肌电图检查

若仍不能确定者可做肌电图重复刺激和单纤维肌电图以明确诊断。

五、麻醉前准备

充分的术前准备是降低 MG 患者术后并发症和病死率的重要环节。

1. 了解肌无力的程度及其对药物治疗的反应

合理调整抗胆碱酯酶药物的剂量，其原则为以最小有效量的抗胆碱酯酶药维持足够的通气量和咳嗽、吞咽能力。如果停药 1~3 天而症状不明显加重则更好。如果停药后病情加重，应迅速给予抗胆碱酯酶药，观察对药物的反应性，这对判断术中和术后用药有很大的价值。

2. 完善术前检查

胸部 CT 或 MRI、纵隔气体造影能明确有无胸腺肿瘤及其范围和性质；心电图及心磁描记术能了解心脏功能及肌力情况；免疫学如免疫球蛋白 IgA、IgG、IgM 检查能确定抗体蛋白的类型；血清 AChR-Ab 效价测定及血清磷酸激酶（CPK）测定能明确病源及肌肉代谢情况；测定肺通气及 X 线胸片等有助于了解肺功能。肺功能明显低下、咳嗽、吞咽能力不良者宜延缓手术。

3. 支持治疗

MG 患者术前应有足够的休息及适当的营养，以增强体质，加强抗病菌能力；对吞咽困难或发呛者宜鼻饲，防止发生吸入性肺炎。

4. 麻醉前用药

以小剂量、能镇静而又不抑制呼吸为原则。病情较轻者可适用苯巴比妥或安定类药物；病情重者镇静药宜减量或不用。吗啡和抗胆碱酯酶药物间有协同作用，不宜使用。为抑制呼吸道分泌及预防抗胆碱酯酶药不良反应应常规用阿托品或东莨菪碱，但剂量宜小，以免过量造成呼吸道分泌物黏稠或掩盖胆碱能危象的表现。

六、麻醉选择与实施

对于麻醉医师来说，重要的问题是肌肉松弛药的使用和拮抗。因为多数重症肌无力患者在治疗过程中需要调整抗胆碱酯酶药物的剂量以最大限度恢复肌力，而手术期间因改变了治疗进程，就需要重新制订药物剂量。为此，一些研究者指出，术前 6 小时暂停使用所有抗胆碱酯酶药物，并在术后非常小心地恢复药物治疗，因为此时患者对此类药物的敏感性可能已经改变。此外，还有个问题值得关注，对行肠吻合术的患者应用抗胆碱酯酶药物可能增加吻合口瘘的发生率。可采用小剂量氯琥珀胆碱行气管插管；小剂量非去极化肌肉松弛药可用于达到术中局部麻醉药和挥发性麻醉药不能达到的肌肉松弛。通常术后至少要求 24 小时的控制呼吸。特别是对于重症肌无力病史长于 6 年，有慢性阻塞性肺疾病，每日溴吡斯的明用量 750 mg 并伴有显著的肌无力，以及肺活量小于 40 mL/kg 的患者，术后控制通气尤其重要。

此类患者对去极化和非去极化肌肉松弛药物的反应不可预测，主要取决于病程的长短。对于去极化肌肉松弛药物，起初呈抵抗性，随后又是双相阻滞，通常见于使用较大剂量（1 mg/kg）的氯琥珀酰胆碱。对此药的反应性还与使用抗胆碱酯酶药物治疗有关，它使肌肉松弛的作用时间延长。而患者对非去极化肌肉松弛药物十分敏感，有报道称，仅 2 mg 筒箭毒碱就可达到临床肌肉松弛。由于此类患者对肌肉松弛药的反应性变异很大，在用肌肉松弛药时须持续进行肌肉松弛监测，也有患者在术前漏诊，术后会发生肌肉松弛作用延迟恢复，对于发生肌肉松弛延迟恢复者，要警惕此病。小剂量的阿曲库铵和维库溴铵可控性较好，同时无需较深的吸入麻醉，有学者报道仅吸入氟烷和异氟烷就可产生四联颤搐衰减。

麻醉选择以尽可能不影响神经肌传导及呼吸功能为原则。对于非开胸手术，可采用局部麻醉或椎管内麻醉。胸腺手术一般取胸骨正中切口，有损伤胸膜的可能，为确保安全以选用气管插管全身麻醉为妥。尽量采用保留呼吸气管插管，可在小剂量镇痛、镇静药配合表面麻醉下完成；对过度紧张、手术时间较长的患者可采用静脉硫喷妥钠或丙泊酚 + 肌肉松弛药快速诱导插管，但肌肉松弛药在 NMJ 功能监测下使用较好。

MG 患者的血浆及肝脏胆碱酯酶量仍属正常，故普鲁卡因静脉麻醉并无禁忌，但可能因分解变慢有发生蓄积中毒的倾向，应避免高浓度、大剂量。氧化亚氮、硫喷妥钠、丙泊酚、氯胺酮对神经肌传导的影响很轻，可酌情复合应用。MG 患者通常对非去极化肌肉松弛药敏感，有报道是正常人的 20 倍，只需要通用剂量的 $1/(4\sim5)$ 即满足肌肉松弛要求，并以短效药物为安全。MG 对去极化肌肉松弛药表现为耐药或早期 Ⅱ 相阻滞。若选用氯琥珀胆碱，应注意脱敏感阻滞而引起的延迟性呼吸抑制。所以，对 MG 患者最好不用肌肉松弛药。吸入麻醉药的神经肌接头阻滞强度依次为异氟烷 > 七氟烷 > 恩氟烷 > 地氟烷 > 氟烷 > 氧化亚氮，高浓度吸入可加重肌无力的程度，若与静脉麻醉复合应用，浓度可明显降低。麻醉性镇痛药都有呼吸抑制作用，应慎用。一些抗生素（如链霉素、新霉素、庆大霉素、肠黏菌素等）可阻碍乙酰胆碱释放，有神经肌肉接头阻滞作用，可加重肌无力，应注意。有些抗心律失常药物（如奎尼丁、普鲁卡因胺等）可抑制肌纤维的兴奋传导，减少节后神经末梢释放乙酰胆碱，如果再用肌肉松弛药，肌无力症状可趋恶化。降压药胍乙啶、六羟季胺和单胺氧化酶抑制药均可增强非去极化肌肉松弛药的作用，故慎用。利尿剂呋塞米促使血钾降低，可加重肌无力。此外，低钠、低钙和高镁也可干扰乙酰胆碱的释放。

胸腺切除术中，呼吸管理至关重要，必须常规施行辅助呼吸或控制呼吸以保证足够的通气量，但要避免过度通气；术中有可能损伤胸膜，应予警惕。胸腺摘除术后并发症包括呼吸功能异常、出血和气胸。术毕后在 NMJ 功能监测下给予新斯的明和阿托品拮抗肌肉松弛作用。拔除气管导管必须具备下列指征：自主呼吸频率及潮气量恢复正常，神志完全清醒，咳嗽、吞咽反射活跃。鉴于术后须继续使用抗胆碱酯酶药物治疗，有可能呼吸道分泌物增多，对于 MG 病史长、术前有呼吸功能不全、服用抗胆碱酯酶药物剂量较大的患者，术后宜保留气管导管，以便于随时清理气管内分泌物、充分供氧和呼吸机辅助通气，但应严格无菌操作，以防肺部继发感染。当出现导管耐受有困难时，可使用镇静药，但剂量应视通气量及是否需要施行机械通气而定。

硬膜外阻滞会加重重症肌无力的症状，是因为局部麻醉药抑制乙酰胆碱的突触前释放，或是由于局部麻醉药物对病变肌肉具有毒性，因此须减小局部麻醉药的剂量。

重症产妇的新生儿会发生产后数天的呼吸抑制，需呼吸机支持，直到母亲在其机体内的抗体消失为止。

使用 D-青霉胺治疗类风湿关节炎的患者，常发生重症肌无力，因此药可刺激产生数种自身抗体，包括抗乙酰胆碱受体抗体，对此类患者用肌肉松弛药须谨慎。

七、术后处理

术后处理的重点在排痰及呼吸支持，应持续监测呼吸功能，间断行血气分析。呼吸功能异常时应首先查明原因，针对不同变化妥善处理，防止肌无力或胆碱能危象。术后机械通气支持对于病程 > 6 年者，或伴有肺疾患、肺活量 < 2.9 L 或日服溴吡斯的明 > 750 mg 者是必要的。

（魏红芳）

第九章

食管及纵隔手术麻醉

一、食管手术麻醉

（一）麻醉前评估及准备

1. 食管癌

麻醉前应了解是否进行化疗和放疗。化疗药物多采用抗生素类，如博来霉素、阿霉素。阿霉素除了脊髓抑制外还随剂量并发急性或慢性心肌病，约10%急性发作，心电图出现非典型ST-T段改变及QRS低电压，偶尔有室性期前收缩、室上性心动过速及传导阻滞。博来霉素常用于鳞癌治疗，但5%~10%的患者出现肺毒性反应，表现咳嗽、呼吸困难及肺基底部啰音，逐步由中度发展至严重状态，可出现端坐呼吸、休息状态低氧血症、间质性肺炎及X线片显示肺纤维化。术后有发生急性呼吸窘迫综合征（ARDS）的危险，70岁以上患者并用放疗及博来霉素400 U更易出现肺毒性反应，均应准备高浓度氧吸入装置。放疗对鳞状上皮癌较腺癌更有效，但容易并发肺炎、心包炎、出血、脊髓炎及气管食管瘘，所以麻醉前必须考虑这些治疗可能发生的并发症。另外，食管癌患者进食不当，多合并有营养不良、低蛋白血症，甚至水电解质平衡失调，均应在术前尽量纠正。

2. 食管裂孔疝

麻醉前应复查胸部X线片，是否显示吸入性肺炎或降低肺容积。如有吸入性肺炎应先行抗生素、抗支气管痉挛药及物理疗法治疗。为了防止反流、误吸，也可给予 H_2 受体阻滞剂抑制胃酸分泌及升高pH，如雷尼替丁50 mg，静脉注射，6小时或8小时1次，较西咪替丁效果强，且不良反应小。由于透过血脑屏障的量少，对中枢神经影响也小。多在手术前一晚及手术日早晨应用。也可选用液体抗酸药枸橼酸钠口服与 H_2 受体阻滞剂交替应用。注意避免用固体抗酸药，以免误吸造成更大危害。甲氧氯普胺10~20 mg，静脉注射，3~5分钟可增加食管下段括约肌张力，有利于防止反流。麻醉前用药如需要给抗胆碱药有可能降低食管下段括约肌张力。

3. 胸内食管破裂及穿孔

胸内食管破裂或穿孔因疼痛可出现低血压、冷汗、呼吸急促、发绀、气肿、气胸及液气胸。X线胸片可显示皮下气肿、纵隔气肿、纵隔增宽、胸膜渗出及气腹。食管造影可确定穿孔部位。这类患者麻醉前即应给抗生素及补充液体，也须给氧及应用正性肌力药支持循环功能。如液气胸气液过多，麻醉前应先做闭合引流以改进循环及呼吸功能。手术前应先用食管镜确定破裂或穿孔部位。如穿孔在食管上半段，准备右侧开胸；如在下半段，则准备左侧开胸。如患者极度虚弱不能耐受开胸，可在颈部分离并做颈部食管造口术，剩余食管经腹切口分离并做胃造口术以便喂食。所以麻醉前必须根据病情及拟行术式进行麻醉准备。

（二）麻醉实施

1. 麻醉诱导

由于食管患者容易发生反流误吸，所以清醒气管插管或快速诱导插管时均应压迫环状软骨。如有食管呼吸道瘘，则在气管插管前尽量维持自主呼吸，避免用正压通气，以免气体经瘘管造成腹胀导致呼吸功能不全、低血压及心搏骤停。

2. 气管导管选择

经左胸腹切口进行下段食管切除术无须用双腔管萎陷左肺，应用单腔气管导管及拉钩压迫左肺即可暴露满意的手术野。如经胸切口进行食管切除术，应用双腔管有利于同侧肺萎陷，便于手术。应用单腔气管导管时须请术者助手用盐水纱布及拉钩压迫同侧肺叶显露术野。

3. 注意事项

（1）术中常因低血容量、失血、上腔静脉受压或手术操作牵拉心脏等刺激引起血流动力变化，应及时通知术者。由于食管切除常把胃提至胸腔，所以应禁用高浓度 N_2O，以免腹胀损害呼吸功能以及干扰手术操作。

（2）如应用单肺通气，较肺叶切除更容易发生低氧血症。因为肺叶切除患者病肺血流已受限，单肺通气时通气/血流比例的影响也较食管手术患者相对正常的肺要少，且结扎病肺肺动脉以及对病肺进行肺叶切除更进一步减少血液分流。所以麻醉中必须密切观察经皮动脉血氧饱和度，避免低氧血症。

（3）如食管癌手术进行淋巴结广泛廓清术，则应严格控制输液，尽量参照中心静脉压及尿量输液，避免应用葡萄糖注射液，适当补充胶体溶液。因为胸腔淋巴廓清后，丧失肺淋巴回流，更易发生肺水肿。

（4）如合并有食管呼吸道瘘，瘘管多与气管或左主支气管相通，所以用双腔管时可先做右侧单肺通气。如发现胃膨胀或潮气量下降说明有右侧主支气管瘘，应改用左侧单肺通气。如用单腔管进行双肺通气，应经鼻插入胃管引流，同时潮气量可不断丢失。瘘管缝合后尽快恢复自主呼吸，因正压通气常能损害缝合口。如无胃管引流，食管缝合口也易裂开。术后需人工通气支持时也可采用高频喷射通气，气道内压较小。

（5）开胸进行食管破裂或穿孔修补术后并发症很多，容易并发纵隔炎导致严重厌氧或革兰阴性菌败血症，所以麻醉前即应开始使用广谱抗生素。术后应保留气管导管，有利于吸痰及呼吸管理，也可防止喉返神经损伤后发生误吸。

二、纵隔肿块手术麻醉

纵隔肿块主要累及或压迫重要器官及血管，常在麻醉诱导时出现紧急情况，需要在麻醉前充分评估并准备。

（一）肿块压迫气管及支气管的麻醉

麻醉诱导中由于肌肉松弛，气管或支气管失去外力支持容易出现气道梗阻致窒息，一般气管插管常不能完全解除气道梗阻，甚至导管开口紧贴肿块、压迫管壁或未通过狭窄处。所以麻醉前应查看 X 线片测定狭窄处管径（X 线片常放大 20%）准备导管，同时要估计狭窄处至切牙的长度，必须应用足够长度及硬度的导管，必要时采用带螺旋钢条的气管导管通过气管压迫部位才能解除梗阻。为了防止梗阻，不宜采用肌肉松弛药，清醒插管或表面麻醉加羟丁酸钠静脉注射，保持自主呼吸下进行气管插管较为安全。常常需要试插不同管径的导管才能成功。气道梗阻时有时可变动体位而缓解，个别情况还须用金属直达喉镜才能解除，均应有所准备。术后仍可能因气管壁软化产生气管萎陷，出现气道梗阻需要重新插管，所以术后拔管前先拔至声门下观察压迫部位气管（或支气管）是否萎陷，再决定拔管较为安全。由于解除梗阻，强烈吸气可能引起负压性肺水肿，应及时给予正压高氧通气等措施。

（二）肿块累及心血管的麻醉

上腔静脉（SVC）梗阻多见于支气管癌、恶性淋巴瘤及肺动脉置测压管后导致的 SVC 栓塞，病情险恶。因外周静脉压剧升，上半身静脉怒张包括胸壁静脉扩张、发绀及头、颈、臂水肿。由于气道内静脉怒张出现呼吸困难、咳嗽及端坐呼吸，颅内静脉压增加影响神志改变，所以麻醉后减少静脉回流可能出现低血压，气管插管容易产生气管内出血。纵隔肿瘤如压迫肺动脉还可导致心排血量及肺灌注量降低，威胁生命。有时肿瘤包裹肺动脉在麻醉诱导后出现严重发绀，所以对严重气道梗阻不能缓解或发绀不能减轻时应立即采用股动静脉带氧合器的体外循环。麻醉前应有所准备。严重 SVC 梗阻术前可先进行纵隔放疗以减轻症状，麻醉时应取半坐卧位以减轻气道气肿，建议麻醉前先做桡动脉置管测压，中心静脉压应从股静脉置管，因经 SVC 易发生穿孔出血风险及测压误差。静脉输液应在下肢用粗针管置入，避免从上肢静脉输液给药。气管插管应高度小心，避免插管损伤气管内怒张的静脉导致出血。为了避免咳嗽，可应用雾化局部麻醉药吸入代替环甲膜穿刺。麻醉过程应竭力避免患者咳嗽、挣扎、仰卧位甚至屈氏位等加剧 SVC 梗阻，必要时应给袢利尿药及地塞米松。如 SVC 梗阻不能解除可能产生呼吸衰竭。术中还应准备库存血以备严重出血时应用。

（马一栋）

第十章

肺切除手术麻醉

一、概述

肺切除术是治疗肺内或支气管疾病的重要外科手段，常应用于肺部肿瘤、药物难以治愈的感染性疾病（肺结核、肺脓肿）、支气管扩张、肺大疱等疾病的治疗。根据不同病情可分为全肺切除术和部分肺切除术（包括肺叶切除、肺段切除或楔形切除）。此外，因病变累及范围增大，可能采取支气管或肺动脉袖形切除术、胸膜肺切除等特殊手术方式。

一般无特殊要求。哮喘及喘息性支气管炎患者避免使用吗啡；抗胆碱能药物可能引起患者的不适，不宜在麻醉前给药，术中需要时应用即可。

二、麻醉实施

（一）麻醉选择

肺切除术目前基本在支气管内麻醉下完成，全身麻醉方式可选择全静脉麻醉、静吸复合麻醉、静脉或静吸全身麻醉联合硬膜外阻滞或椎旁阻滞麻醉等。

（二）选择适当的肺隔离技术

双腔支气管导管仍是最常用的选择，在确定不涉及左总支气管的手术，可常规使用左侧双腔支气管导管，因为右总支气管的解剖特点决定了右侧双腔支气管定位准确率低、术中移位率高。上海市某医院基本选用手术对侧双腔支气管导管，即右胸手术选左侧双腔支气管导管，左胸手术选右侧双腔支气管导管，可取得良好的肺隔离效果。Univent 管和支气管阻塞导管也可以灵活地运用于肺叶手术，但吸引管细，不适用于湿肺患者，现在支气管阻塞导管基本取代了 Univent 管。在特殊情况下，单腔管也可以灵活地延长成为支气管导管，实施单肺通气。

（三）呼吸功能的维护

1. 保持对气道的控制

改变体位、手术牵拉等可使双腔支气管导管位置改变而影响通气，随时进行纤维支气管镜检查是最有效的调整方法，此外，也可请手术医师探查气管隆嵴处导管位置，辅助调整定位，简便有效。

2. 采用个体化的通气模式

根据患者情况，选择容量控制通气，潮气量 6 ~ 8 mL/kg，呼吸频率12 ~ 14次/分，术中必要时通气侧肺用呼气末正压通气（PEEP 5 cmH$_2$O），非通气侧肺用持续气道正压（CPAP 2～5 cmH$_2$O），可减少单肺通气时肺内分流，从而减少低氧血症的发生。单肺通气中高流量纯氧维持氧合并非必须。高流量麻醉或手术时间长时，应当加用人工鼻保持气道的湿化。

3. 适时气道内吸引

在改变体位、处理气管后及患肺复张前，应常规进行气道内吸引，注意无菌要求，且吸引健侧肺与患侧肺时应常规更换吸引管。

4. 及时纠正低氧血症

基于缺氧的危害以及患者对缺氧的耐受能力较差，一旦出现低氧血症，应积极采取应对措施。术中低氧血症最常见的原因是双腔支气管导管位置不当，一般调整位置、适当提高吸入氧浓度均可避免低氧血症，但要注意避免过高气道压或过大潮气量等肺损伤因素。对于原有肺疾病患者可采用允许性高碳酸血症策略，但长时间的高碳酸血症终究为非生理状态，条件允许的情况下可作适当调整，采用个体化通气模式，既满足机体代谢的需求，又避免造成肺损伤。

（四）维护循环功能的稳定

1. 保证机体有效循环血量

术前的禁饮禁食、开胸手术的体液蒸发以及创面的失血等均可导致患者有效循环血量不足，因此在诱导前应适当补液，避免麻醉中因低容量导致低血压而匆忙以缩血管药来维持血压。

2. 避免输液过多引起肺水过多甚至肺水肿

在心、肾功能健全的患者单纯输液引起肺水肿者罕见，但是在全肺切除时，相当于瞬间缺失了一个低阻高容的容量器官，余肺要承担全身循环血量，故输液量应加以控制。输液量以满足机体最低有效灌注的容量为目标，实施体液平衡管理，避免肺含水量过多，严密监测中心静脉压，尤其是要注意中心静脉压与动脉压和末梢组织灌注的关系，对指导输液有益。

3. 心律失常的处理

肺切除手术术中及术后心房颤动的发生率较高，多见于高龄、男性患者，尤其是在淋巴结清扫时。术中使用钙通道阻滞剂或β受体阻滞剂是否可以减少发生，还有待观察；但对于术中心率增快、血压增高或房性期前收缩增多的患者，提示心脏在手术操作过程中易受激惹，推荐在维持适宜麻醉深度的基础上，运用瑞芬太尼降低心脏的应激性。一旦术中发生心房颤动，在不伴有过快心室率和不影响血流动力学稳定性的情况下，暂不做处理，但必须检查血钾等电解质水平；对伴有快心室率、循环受干扰明显者，则可用β受体阻滞剂或胺碘酮来控制心室率，同时检查通气效果、氧合状况，并对麻醉深度予以调整。如体位方便也可考虑术中电复律。如进入PACU仍处于心房颤动状态，待调整患者内环境及体温正常后，在麻醉状态下行同步电复律，以减少持续心房颤动所致的不良后果；但对于有严重心脏疾病的患者，则须慎重考虑，可与心内科共同会诊后处理。在处理肺门，尤其是左侧开胸或心包内肺切除患者，还须注意手术操作可能诱发的心搏骤停。严密观察有创动脉压波形，可以及时发现心电图受干扰时的心搏骤停，一旦出现，即嘱外科医师暂停操作，鉴别心搏骤停的类型，对于心脏停搏或无脉电活动者，外科医师行心脏按压的同时，立刻经中心静脉给予阿托品或后续使用肾上腺素；对于心室颤动的患者，在外科医师行心脏按压的同时准备除颤器，依据心电图心室颤动波形，必要时加用肾上腺素后电击除颤。有创动脉压波形是心脏按压是否有效的良好提示。只要处理得当，均可在短时间（3 min）内复苏，对麻醉恢复期无明显影响。

（五）术中维持适宜的麻醉深度，术后早期避免呛咳

术中维持适当的麻醉深度十分重要，肺门周围神经丰富，探查操作时心血管反应较大，麻醉过浅时，刺激气管易引起强烈的膈肌抽动，故应避免在处理肺血管时吸痰，必须吸引前应适当加深麻醉并告知外科医师。目前 BIS 脑电监测和肌肉松弛监测是较为有效的监测方法。此外，在麻醉恢复期也要注意避免躁动与呛咳，以防血管结扎处脱落造成大出血，有效的镇静、镇痛显得格外重要。

（袁炳林）

第十一章

支气管镜与纵隔镜手术麻醉

一、支气管镜手术的麻醉

支气管镜在肺疾病的诊断治疗中有重要意义。从硬质支气管镜到软镜（纤维支气管镜、电子支气管镜），支气管镜的应用范围不断扩大。支气管镜目前主要用于气管支气管异物取出、肺内引流、大咯血的治疗、气道与肺肿物的诊断与治疗。

（一）适应证

从适应证看，硬质支气管镜与软镜并无区别，但临床上支气管镜的选择受很多因素控制，如设备条件、医师的经验、使用安全性与患者的舒适度等。软镜具有检查范围广、创伤小等优点，但在一些治疗性操作中应用受限。因此，既往硬质支气管镜主要用于治疗性操作，而软镜主要用于诊断性检查，现在随着软镜器械及技术的发展，在治疗中的应用也日趋增多。荧光支气管镜检查（黏膜下的早期肿瘤组织会发出异样的荧光，对此部位进行组织活检可以提高肿瘤早期检出率）、经支气管镜超声检查（EBUS，即 6.0 mm 左右 EBUS 定位引导下行支气管镜针吸活检术，可以探明血管的位置，防止活检时误伤血管，提高肿瘤的早期检出率并降低穿刺活检的并发症）为近年来开展的新技术，属于软镜的范畴，但其诊断与治疗较为费时，对"无痛气管镜"的需求增多。"无痛气管镜"滞后于"无痛胃肠镜"，主要的原因在于麻醉医师与内镜操作医师"共抢气道"，任何麻醉最需要保持的呼吸道通畅，在该操作过程中却始终由内镜占据呼吸道造成气道的部分梗阻。经近 20 年的临床实践，"无痛气管镜"已安全在国内开展。

（二）术前用药

术前用药应考虑患者的一般状况、手术类型、使用的支气管镜类型及麻醉方式。术前用药的主要目的在于缓解焦虑、提高痛阈、减少分泌与抑制反射。常用的术前用药阿片类药、镇静药及抗胆碱能药，对于支气管镜检查或治疗患者应谨慎，避免其加重呼吸抑制，避免分泌物黏稠不易排出或吸引。

（三）麻醉方式的选择与实施

麻醉方式的选择应根据选用的支气管镜类型、拟行手术、患者的一般状况与要求综合考虑。可选择的麻醉方式包括局部麻醉与全身麻醉。

局部麻醉主要用于一般情况较好、可配合的患者，手术操作较简单，手术时间一般较短。通过局部麻醉药雾化吸入与喷雾，对整个呼吸道施行表面麻醉。环甲膜穿刺注射局部麻醉药是声门下呼吸道表面麻醉的有效方式。舌咽神经阻滞与喉上神经阻滞对缓解声门上刺激有效，是较好的辅助措施。辅助神经阻滞时应防止误吸。使用局部麻醉还应注意局部麻醉药过敏，防止局部麻醉药过量中毒。

全身麻醉是支气管镜手术主要的麻醉方式。硬质支气管镜手术对镇静、镇痛与肌肉松弛要求高，一般均选择全身麻醉。麻醉药的选择应考虑患者一般情况与手术类型。目前主张使用短效药物，保证术后迅速恢复。麻醉诱导可采用吸入诱导，也可采用静脉诱导。麻醉维持的方式多根据支气管镜通气方式确定。

（四）呼吸功能的维护

硬质支气管镜可使用的通气方式包括自主呼吸、无呼吸氧合与正压通气。自主呼吸主要用于异物取出；无呼吸氧合维持时间短；正压通气是硬质支气管镜主要的通气方式，包括间断正压通气、喷射通气和高频喷射通气等形式。

既往纤维支气管镜在无气管插管的情况下均采用自主呼吸，现在内镜专用面罩、喉罩在支气管镜检查与治疗中的应用日趋广泛，为控制患者的气道创造了条件，这样可以按需、随时进行辅助或控制呼吸，依据患者的全身情况及支气管镜下检查或治疗的需求可以采用以下三种麻醉方式。

1. 监测下的麻醉镇静管理（MAC）

即在麻醉医师的监测下，静脉镇静用药至保留自主呼吸程度的镇静深度，一般选用内镜专用面罩。

2. 不使用肌肉松弛药的全身麻醉

可能潜在一过性呼吸抑制，多需要气管插管或喉罩控制气道，必要时可行辅助呼吸。

3. 使用肌肉松弛药的全身麻醉

需要控制呼吸，多应用喉罩，也可用气管插管控制气道。

以上三种方法各有利弊，其共同点是局部麻醉不能省略，采用超声雾化吸入局部麻醉患者更容易接受，效果更好。右美托咪定镇静、不抑制呼吸的特点，为MAC下支气管镜的检查提供了便利，但该药的起效需10分钟，因此需要提前用药。由于吸入麻醉药在支气管镜操作过程中容易污染环境，因此更多地采用静脉麻醉药，丙泊酚与瑞芬太尼为较好的选择，中短效肌肉松弛药为安静的术野创造了条件，但同时患者咳嗽能力的消失，需要操作者及时吸引气道内分泌物。

对于需要在硬质支气管镜或软镜下行气道内电灼或激光治疗的患者，控制呼吸或辅助呼吸时应避免高氧，宜将吸入氧浓度降低至30%以下，避免气道烧伤。采用喉罩可以避免损伤气管导管后继发性损伤气道，必须行气管插管时则需要专用的抗激光气管导管。

（五）并发症

支气管镜手术的并发症涉及手术并发症与麻醉并发症。硬质支气管镜可造成口腔至支气管径路的组织损伤，包括牙齿、口咽黏膜、喉及支气管损伤，组织活检后可引起组织出血等。麻醉相关的并发症包括呼吸抑制、麻醉过浅或过深带来的并发症。呼吸抑制表现为低氧血症与高碳酸血症，可通过辅助呼吸、调整通气来纠正。麻醉过浅时气道内操作刺激可诱发心律失常与血压波动，麻醉过深又不利于麻醉后恢复，因此需要适宜的麻醉深度及呼吸道黏膜的局部麻醉。术中心电图、无创血压、经皮动脉血氧饱和度及呼气末二氧化碳监测应作为常规，并应按照手术室内麻醉要求装备麻醉机、空氧混合装置及抢救药品等。

（六）麻醉恢复

麻醉后恢复应按照全身麻醉后处理。

二、纵隔镜手术的麻醉

（一）适应证

纵隔镜最早用于肺癌分级中纵隔淋巴结活检，以确定手术切除的可能性。后来逐渐用于纵隔上部淋巴结活检、纵隔肿块活检与后纵隔肿瘤的手术。虽然计算机断层扫描（CT）与磁共振成像（MRI）能发现纵隔内异常的肿瘤或淋巴结，但不能获取组织明确其病理性质，因此，纵隔镜常与支气管镜检查结合用于治疗方案的确定。

胸骨上切迹切口入路的纵隔镜手术又称为颈部纵隔镜手术，主要用于上纵隔病变的诊断治疗。胸骨左缘第2肋间切口与胸骨旁纵切口入路的纵隔镜手术又称为前纵隔镜手术，主要用于前纵隔、肺门、上腔静脉区域病变的诊断治疗。

虽然纵隔镜手术可以在局部麻醉下完成，但由于纵隔镜技术的发展，由目视纵隔镜到电视纵隔镜，手术适应证也在扩大，巨大纵隔肿瘤、上腔静脉综合征已不再是纵隔镜手术的绝对禁忌证，因此，麻醉管理的难度在增加。特殊的手术部位潜在大出血、气栓、气胸、脑供血不足等严重并发症的风险，且手术要求术中术野静止、无咳嗽，故更多倾向于选用全身麻醉，并在手术中严密观察，做好应对大出血、气胸、脑供血不足的准备工作。

（二）术前准备与麻醉诱导

术前访视除了常规内容，重点仍是呼吸、循环功能的评估。对于潜在的气道压迫问题，做出正确的分级评估后，术前做好应对措施的准备。此外，由于纵隔镜手术多为诊断性手术，对于巨大纵隔肿块活检手术有时手术后肿瘤不但不能缩小，而且由于手术创伤、局部水肿、炎性反应等造成气道周围进一步水肿，可使气道受压进一步加剧，甚至威胁患者的生命，因此，在拔除气管导管前这一问题也要有所考虑并做好应对准备。

术前存在气道受压迫的患者，麻醉诱导前应充分评估控制气道与气管插管的难度，为防止手术损伤胸膜导致气胸宜插入双腔支气管导管，应急时可迅速实施肺隔离而避免张力性气胸或通气不能。纵隔肿瘤对大血管的压迫可能导致麻醉诱导与正压通气时循环功能的恶化，可考虑改变患者体位的方法防止低血压、改善头部静脉血液的回流也是需要经常观察的项目。

（三）麻醉实施

患者进入手术室后开放一条静脉通道（16G～18G）。常规监测心电图、左手接经皮动脉血氧饱和度、右手桡动脉穿刺接有创血压监测。麻醉诱导与维持的方法很多，以静脉快速诱导、静脉维持的麻醉方法较常用。由于手术操作接近大血管、气管等重要解剖部位，麻醉中应创造安静的手术野，完善的肌肉松弛效果是必须的，由于手术时间短，应选用中短效的肌肉松弛药。手术可能带来上纵隔与气管等部位的刺激，因此要有足够的麻醉深度防止呛咳造成损伤，这也是不选用局部麻醉的主要原因之一。

纵隔镜手术中，无名动脉、无名静脉、奇静脉与镜身毗邻，均可能受损而造成出血。无名动脉受压时，右侧的颈总动脉血供不足可引起脑供血不足，但在全身麻醉中较难发现，由于右锁骨下血供同时受阻，因此可通过右桡动脉波形的不规则或消失同步发现，及时提醒手术医师移动纵隔镜位置，以避免长时间脑供血不足，这是纵隔镜术中强调右桡动脉置管监测血压的主要目的之一。此外，由于纵隔镜手术的特殊体位要注意上腔引流是否通畅，避免头颈过伸导致颈部血管受压。

（四）麻醉恢复

麻醉恢复期需要注意的问题是对于术前呼吸道梗阻的患者拔管前充分评估，警惕拔管后呼吸道梗阻加剧，对于术中潜在喉返神经与膈神经损伤的患者要注意避免误吸与呼吸困难。

（李彦博）

第十二章

缺血性心脏病手术麻醉

缺血性心脏病指心肌相对或绝对缺血而引起的心脏病，其中约90%因冠状动脉粥样硬化引起；约10%为其他原因如冠状动脉痉挛、冠状动静脉瘘、冠状动脉瘤、冠状动脉炎等引起。因冠状动脉粥样硬化及冠状动脉痉挛引起的缺血性心脏病，简称"冠心病"，我国40岁以上人群中的患病率为5%～10%。缺血性心脏病的临床表现类型包括心绞痛、心肌梗死、心源性猝死及充血性心力衰竭。

一、心脏代谢的特点

（一）心脏耗氧量

心脏耗氧量居全身各脏器之首，静息时可达（7～9）mL／（100 g·min），因此在正常情况下，心肌从冠状动脉血流中的氧摄取量高达65%～75%，心肌氧储备量很低。当心肌氧耗量增加时，必须通过扩大冠状动脉管腔，增加冠状动脉血流量才能满足耗氧量增加的需求。

（二）冠状动脉的血流量

冠状动脉的血流量主要依赖于三个因素：冠状动脉管腔的大小、冠状动脉灌注压（体循环舒张压）的高低以及心脏舒张期的时限。正常的冠状动脉具有一定的自主调节功能，当冠状动脉灌注压在60～180 mmHg时，冠状动脉能够通过自主调节管腔的大小来维持正常的冠状动脉血流量。然而当冠状动脉灌注压低于60 mmHg时，冠状动脉的管腔达到最大的舒张状态依然无法满足心肌的氧耗量，患者会出现心肌缺血的表现。但对于冠心病的患者，由于冠状动脉粥样硬化斑块形成、管腔狭窄，冠状动脉失去了自主代偿的功能，冠状动脉狭窄50%～70%为中度狭窄，患者在运动状态下可能出现心肌供血不足的表现；而冠状动脉狭窄70%以上为重度狭窄，患者在静息状态下即可能出现心肌供血不足的表现。冠状动脉循环的另一特点是心脏收缩期由于心肌毛细血管受挤压，冠状动脉循环血流量反而减少，因此冠状动脉的灌注主要发生在心脏舒张期。当心率增快，心脏舒张期缩短时可能发生冠状动脉灌注不足和心肌缺血。

（三）影响冠状动脉氧供的因素

冠状动脉狭窄、冠状动脉痉挛、斑块破裂血栓形成、心动过速导致心脏舒张期缩短，低氧血症导致冠状动脉含氧量下降，体循环舒张压降低导致冠状动脉灌注压不足，心肌肥厚导致心肌内毛细血管和心肌细胞的比例降低等。增加心肌耗氧的因素有：①心率加快；②心肌收缩力增强；③心室壁收缩期或舒张期张力增加。

二、心脏手术术前评估

对于拟行冠状动脉搭桥手术的患者，除了术前常规脏器功能评估外，还需要通过详细地询问病史、细致的体格检查及实验室检查对患者的心脏情况进行充分评估。

（一）评估冠状动脉粥样硬化的严重程度

特别要注意患者是否存在严重的左冠状动脉主干病变或等位病变，是否存在左冠状动脉前降支近端或三支病变等高危因素。

（二）评估临床心功能

应用血管造影术或超声心动图等检查来评估左心室的收缩功能。临床心功能评估可按照纽约心脏病协会的心功能分级：Ⅰ级（体力活动不受限，一般活动无症状）；Ⅱ级（一般活动引起疲劳、心悸、呼吸困难或心绞痛，休息时感觉舒适）；Ⅲ级（轻微活动即感心悸、呼吸困难、心绞痛，休息后缓解）；Ⅳ级（休息时也有症状或心绞痛）。成人正常左心室射血分数（LVEF）为 60% ±7%。一般认为 LVEF <50% 即为心功能下降。心肌梗死患者若无心力衰竭，LVEF 多在 40% ~50%；如果出现症状，LVEF 多在25% ~40%；如果在休息时也有症状，LVEF 可能 <25%。LVEF 可通过左心室导管心室造影获得，也可通过超声心动图、核素心脏显像获得。LVEF 正常或大于50% 时，患者术后发生低心排综合征的危险度低，而 LVEF 为 25% ~50% 的患者具有中等危险度，LVEF 低于25% 的患者具有高危险度。

（三）评估患者是否存在急性冠状动脉综合征

明显的充血性心力衰竭、严重心律失常及瓣膜疾病等是严重影响围术期生存率的因素。存在上述并发症的患者，围术期发生心肌梗死、恶性心律失常、心源性休克等风险很高。

影响手术效果的危险因素如下：①年龄大于 75 岁；②女性，冠状动脉细小，吻合困难，影响通畅率；③肥胖；④LVEF <40%；⑤左冠状动脉主干狭窄 >90%；⑥术前为不稳定性心绞痛，心力衰竭；⑦合并瓣膜病、颈动脉病、高血压、糖尿病、肾及肺疾病；⑧心肌梗死后 7 天内手术；⑨经皮腔内冠状动脉成形术（PTCA）后急症手术；⑩再次行搭桥手术，或同期施行其他手术。

三、心脏手术术前准备

包括降压药、降脂药、控制心率的 β 受体阻滞剂均口服至手术当日晨起，小口水送服；抗血小板聚集药物是否停药以及是否使用抗凝治疗须根据患者冠状动脉病变的严重情况和外科医生的要求进行个体化决策；对于病情不稳定须继续服用阿司匹林、氯吡格雷等抗血小板聚集药物的患者，术前须备血小板以防因血小板功能不全导致术中止血困难。

对于冠心病患者，特别是存在急性冠状动脉综合征的患者，术前应采取各种措施来缓解患者紧张焦虑的情绪，包括精神安慰和镇静镇痛药物的使用；但对于合并心力衰竭或肺部疾病的患者，术前使用镇痛镇静药物时须注意药物的用量，并加强监测。对于存在心力衰竭的患者，术前应采取强心、利尿等治疗纠正心力衰竭症状。

术前准备过程还须监测并纠正电解质紊乱等情况，尤其须避免低钾血症和低镁血症。营养状况较差的患者，须加强营养支持治疗，纠正低蛋白血症和贫血。对于高血压和糖尿病患者，须调整降压药和降糖药的用量，使术前血压、血糖控制平稳。

同时，麻醉医生应特别关注心电图或病史中的异常心律，例如，心房颤动或其他室上性心动过速（可能导致血流动力学不稳定或增加栓塞性神经并发症的发生）、左束支传导阻滞、PR 间期延长（可能发展为更进一步的心脏传导阻滞）及完全性心脏传导阻滞（可能已经安置了起搏器）。应充分了解目前抗心律失常的治疗方法，麻醉前准备好相应的抗心律失常药物。

四、麻醉实施

（一）麻醉监测

标准的常规监测包括：有创动脉血压监测（通常采用桡动脉）、中心静脉压监测、五导联心电图监测、经皮动脉血氧饱和度监测、鼻温和肛温监测、术中动脉血气分析、活化凝血时间（ACT）监测等。麻醉深度监测包括脑电双频谱指数（BIS）和镇静深度监测系统（Narcotrend）。对于存在肺动脉高压或右心室功能不全的患者可采用肺动脉导管监测，有条件的机构还可采用经食管超声心动图检查（TEE）和血流动力学监测（PiCCO）等检查来监测术中的血流动力学指标，指导术中补液及血管活性药物的使用。同时 TEE 还能够早期发现心肌缺血的部位和范围，指导外科手术方案，评估心脏瓣膜功能。复杂的神经系统功能监测包括术中脑电图监测、多普勒脑血流图及脑氧监测等，但这些监测手段的使用与神经系统的改善并无直接相关性。

（二）麻醉方法及麻醉药物选择

患者进入手术间后先连接心电图、经皮动脉血氧饱和度，建立无创袖带血压监测，镇静吸氧，开放 1~2 条 14G 的外周静脉通道，并在局部麻醉下建立桡动脉有创监测。对于存在左冠状动脉主干严重病变或心功能不全的患者，须在麻醉诱导前放置主动脉球囊反搏装置。

目前仍没有确切证据证实某一种麻醉药物明显优于其他药物。所以无论采用七氟醚、异氟醚还是以丙泊酚为基础的静脉麻醉，只要血流动力学控制平稳，都能够取得满意的麻醉效果。传统的心血管手术主要依赖于大剂量阿片类药物的使用，但大剂量长效阿片类药物的使用使患者术后麻醉苏醒缓慢，拔管延迟，术后并发症和医疗费用明显增加。目前的临床实践已经证实，使用中小剂量阿片类药物能够达到和大剂量阿片类药物相同的血流动力学效果。

（三）术中注意事项

手术开始后外科医生先取大隐静脉，此过程疼痛刺激性较小，因此麻醉深度不宜过深，否则容易导致严重的心动过缓和低血压。如果同时取乳内动脉，劈胸骨的疼痛刺激感较强烈，须达到足够的镇痛强度和麻醉深度，以避免心动过速和高血压导致心肌缺血。外科医生取乳内动脉时应将手术床升高并稍向左侧倾斜以便于外科医生操作；同时采用小潮气量、高通气频率的方式以减少胸膜膨胀对术野产生干扰。

（四）体外循环

体外循环前需要患者肝素化，肝素的剂量通常为 3 mg/kg，ACT 须大于 480 秒。同时要追加镇痛药和肌肉松弛药，以弥补体外循环后药物分布容积增大以及体外循环机器粘附造成的药物浓度降低。在主动脉插管前，采用 TEE 评估升主动脉或主动脉弓部有无钙化或游离粥样斑块，并确定它们的具体位置以指导插管的位置。主动脉插管时须适当降低血压，收缩压小于 110 mmHg，对于动脉粥样硬化严重的患者收缩压甚至要降得更低。在动静脉插管期间，由于容量丢失、心脏受压等因素，患者极易发生严重低血压、恶性心律失常等并发症，麻醉医生应密切关注患者的血流动力学情况，随时提醒外科医生。体外循环开始后停止机械通气，采用静态膨肺的方法减少术后肺不张的发生率；定期检查颈静脉压力，查看患者的颜面部有无水肿，及时发现由于颈静脉梗阻导致的颜面静脉回流障碍；体外循环期间可以采用单次推注苯二氮䓬类药物或持续泵注丙泊酚，定期追加阿片类药物和肌肉松弛药物来维持麻醉深度。体外循环期间由于药物分布容积扩大、体外循环机器管壁对药物的黏附作用、机体温度降低导致药物代谢减慢等多种因素的影响，麻醉药物的药代动力学无法按照常规方法进行计算，因此，术中加强麻醉深度监测对于避免麻醉过浅和术中知晓极为重要。

（五）心脏复跳前的准备

复查动脉血气分析，确保酸碱平衡及电解质在正常范围内，血细胞比容大于 20%；肛温恢复至 35 ℃以上；压力换能器重新调零；各种监护仪工作正常；准备好可能用到的各种血管活性药物，如硝酸甘油、肾上腺素、去甲肾上腺素、胺碘酮等。

（六）体外循环停机前注意事项

复温完全，肛温大于 36 ℃；电解质在正常范围内，血红蛋白在 9 g/dL 以上；TEE 检查示心腔内没有大量的气泡；容量基本正常，在使用或者未使用血管活性药物的情况下，心肌收缩力基本良好；无论是起搏心律还是自主心律，要求没有恶性心律失常；血流动力学基本平稳的情况下可以考虑脱离体外循环。体外循环停机后，给予鱼精蛋白拮抗体内的残余肝素。鱼精蛋白和肝素之比为（0.8 ~ 1.0）：1，之后根据 ACT 的情况决定是否追加鱼精蛋白。

（七）体外循环后麻醉管理

需要避免容量过负荷，避免左心室室壁张力过高导致心肌氧耗量增加；维持冠状动脉灌注压，对于术前存在心功能不全的患者，可能须使用正性肌力药物及缩血管药物来维持血压，部分患者甚至需要主动脉内球囊反搏来维持冠状动脉灌注压；避免过度通气、麻醉过浅等因素导致冠状动脉痉挛，尤其是对于动脉搭桥的患者须泵注硝酸甘油或钙通道阻滞剂类药物以防止冠状动脉痉挛；输注机血时须适当补充鱼精蛋白，但要避免鱼精蛋白过量导致桥血管血栓形成。

（八）冠状动脉搭桥手术和技术性缺血并发症

包括移植物近端或远端吻合不佳、失误导致冠状动脉后壁切口而形成冠状动脉夹层、冠状动脉缝闭、静脉移植物长度不够使血管在心脏充盈时受到牵拉、静脉移植物过长导致静脉扭结、静脉移植物血栓形成等。

缺血的其他原因包括：①冠状动脉气体栓塞或粥样斑块碎片栓塞；②冠状动脉痉挛；③肺过度充气导致的静脉移植物牵拉或乳内动脉血流阻塞，心脏停搏液的残留、室壁瘤或心包炎可能导致在没有真正缺血的情况下出现 ST 段抬高。

（九）心肌缺血监测

心电图仍然是监测心肌缺血的标准方法。心脏手术患者使用的监护仪应能够同时查看两个导联的心电图，通常是Ⅱ导联和V_5导联，能同时自动分析 ST 段者更优。但对于心肌缺血的监测，心电图改变的敏感性低于 TEE 监测到的局部室壁运动异常。因此，在血管重建手术中可以采用 TEE 来动态观察心腔半径和心室壁厚度的变化，用以评价局部心肌是否存在缺血的情况。与其他方法相比，TEE 通常可以提供更好的信息，这对评估脱离体外循环后患者的身体状况具有十分重要的价值。

五、注意事项

（一）保证氧供

维持血压和心脏收缩功能，必要时辅用小剂量血管活性药物。同时保证足够的血容量，使中心静脉压维持在满意的水平。应用小剂量硝酸甘油，防止冠状动脉痉挛，扩张外周血管。

维持血红蛋白浓度，桥血管通畅的患者维持 8 g/dL 即可满足心肌氧摄取率、混合静脉血氧张力及冠状窦氧张力。但对于心功能不全、年龄 >65 岁或术后出现并发症导致机体氧耗量增加时，血红蛋白浓度应维持 10 g/dL 或更高。

维持血气及酸碱度正常，充分给氧。积极治疗酸中毒、糖尿病及呼吸功能不全。

（二）减少氧耗

保持麻醉苏醒期平稳，避免术后过早减浅麻醉，应用镇静镇痛药以平稳过渡到苏醒期。

预防高血压和心动过速，必要时使用 α 受体阻滞剂（马拉地尔）、β 受体阻滞剂（美托洛尔）、钙通道阻滞剂等药物。如果仍出现血压升高，试用小剂量硝普钠，但应注意术后患者对硝普钠较敏感，须慎重掌握剂量。注意控制心率，避免心动过速导致心肌缺血。

（三）早期发现心肌梗死

冠状动脉搭桥患者围术期心肌缺血的发生率为 36.9% ~55%，其中 6.3% ~6.9% 发生心肌梗死。临床上小范围的心肌梗死往往不易被发现；大范围心肌梗死则可引起低心排综合征或恶性心律失常，其中并发心源性休克者为 15% ~20%，病死率高达 80% ~90%；并发心力衰竭者为 20% ~40%。

早期发现心肌梗死具有重要意义，其诊断依据如下。

（1）主诉心绞痛；不明原因的心率增快和血压下降。

（2）心电图出现 ST 段及 T 波改变或心肌梗死表现。

（3）心肌肌钙蛋白（cTnI）、CK-MB、肌红蛋白异常有重要的诊断价值。

（四）防治心律失常

心律失常可加重血流动力学紊乱，使心肌氧耗量增加，氧供减少，易导致心肌及体循环灌注不足。因此，术后及时纠正心律失常对于维持患者血流动力学平稳，减少术后并发症极为重要。当患者发生心律失常时，首先要去除心律失常的诱发因素，如电解质紊乱、酸碱失衡、缺氧、二氧化碳蓄积、疼痛刺激、情绪紧张等。去除诱因后若心律失常仍持续存在，则根据患者心律失常的类型选用合适的抗心律失常药物。搭桥手术后器质性的心律失常通常为室性心律失常，可以选用胺碘酮治疗，先给予负荷剂量 150 mg 在 10 分钟内缓慢注射，然后以 1 mg/min 速度持续输注 6 小时，再以 0.5 mg/min 的速度输注 18 小时进行维持。

（五）术后镇痛

心脏手术后伤口疼痛不仅会增加患者的痛苦，而且有可能引起机体一系列的病理生理改变。例如：①患者取强迫体位，不敢呼吸，肺通气量下降，导致低氧血症和 CO_2 蓄积；②患者不能有效咳嗽排痰，易诱发肺不张和肺炎；③患者焦虑、烦躁、睡眠不佳，可使体内儿茶酚胺、醛固酮、皮质醇、肾素—血管紧张素系统分泌增多，从而导致高血压、心动过速，心肌耗氧量增加，引起心肌缺血；④引起交感神经兴奋，使胃肠功能受到抑制，引发腹胀、恶心、尿潴留等。

综上所述，对于冠状动脉搭桥手术后的患者施行有效的镇痛具有重要意义。

（江　浩）

第十三章

心脏瓣膜病手术麻醉

心脏瓣膜病是指由炎症性、先天性、老年退行性、缺血性坏死或创伤等原因引起瓣膜的结构（如瓣叶、瓣环、腱索或乳头肌）或功能异常，从而导致瓣口狭窄和（或）关闭不全。心室或动脉根部严重扩张也可引起相应瓣膜的相对性关闭不全。

目前，我国的心脏瓣膜病以风湿性瓣膜病最为常见。在 20～40 岁的心脏瓣膜病患者中，约 70% 为风湿性心脏病。成人风湿性心脏病中，1/3～1/2 的病例可无明显风湿病史。风湿性瓣膜病以累及左心瓣膜为多见，其中单独二尖瓣病变约占 70%，二尖瓣合并主动脉瓣病变约占 25%，单独主动脉瓣病变占 2%～3%。

风湿性心脏病的发病率在逐年下降，而随着诊疗技术及外科技术的提高，感染性心内膜炎、白塞病、梅毒及马方综合征等原因导致的心脏瓣膜病变比例逐年增加。因此，心脏瓣膜置换术仍然是心脏手术十分重要的一个部分。熟练掌握心脏瓣膜疾病的特点及其麻醉处理原则是心血管麻醉医生的基本技能之一。

一、术前准备

（一）心理准备

瓣膜成形术和瓣膜置换术都是创伤较大的手术，机械瓣置换术的患者还需要终身抗凝，影响患者的生活质量。因此，术前要对患者详细地讲述病情、风险以及麻醉相关的有创操作，使之了解麻醉当天可能发生的事情，有充分的心理准备；同时鼓励患者，使之建立信心，减少术前焦虑和紧张。

（二）术前治疗

术前尽量加强营养支持治疗，改善患者的全身状况。心力衰竭或肺水肿患者应用强心利尿药，使循环维持在满意状态后再进行手术。

术前重视呼吸道感染或局灶感染的积极防治，若存在活动性感染灶，手术应延期进行。

长期使用利尿药者可能发生电解质紊乱，特别是低钾血症，术前应予调整至接近正常水平。

术前治疗药物可根据病情酌情使用，如洋地黄或正性肌力药及利尿药可用到手术前日，以控制心率、血压和改善心功能；降压药和 β 受体阻滞剂使用至手术日晨起，小口水送服。但应注意，不同类型的心脏瓣膜病有其各自的禁用药，如 β 受体阻滞剂能减慢心率，用于主动脉瓣或二尖瓣关闭不全的患者，可能会增加反流量而加重左心负荷；主动脉瓣严重狭窄的患者使用 β 受体阻滞剂可能会出现心搏骤停。二尖瓣狭窄合并心房纤颤，要防止心率加快，不宜使用阿托品；主动脉瓣狭窄患者不宜使用降低前负荷（如硝酸甘油）及降低后负荷（钙通道阻滞剂）的药物以防止心搏骤停；术前合并严重病窦综合征、窦性心动过缓或严重传导阻滞的患者，为预防麻醉期骤发心脏停搏，麻醉前应先经静脉安置临时心室起搏器；对重症心力衰竭或严重冠状动脉病变的患者，在施行抢救手术前应先安置主动脉内球囊反搏，并联合应用正性肌力药和血管扩张药，以改善心功能和维持血压。

二、麻醉诱导

心脏瓣膜病患者通常都有明显的血流动力学改变和心功能受损，麻醉诱导必须缓慢而谨慎。麻醉诱导前连接心电图、经皮动脉血氧饱和度，并在局部麻醉下建立桡动脉有创监测。诱导药的选择以不过度抑制循环、不加重血流动力学紊乱为前提。①对于病情轻到中度的患者采用咪达唑仑、依托咪酯、芬太尼诱导；肌肉松弛药可根据患者心率进行选择，心率不快者可用泮库溴铵，心率偏快者用阿曲库铵、哌库溴铵等。②对病情重、心功能 Ⅲ ~ Ⅳ 级的患者，可采用依托咪酯、芬太尼进行诱导，给药时根据血流动力学情况缓慢加量。

三、麻醉维持

可采用吸入麻醉，也可采用以静脉药物为主的静吸复合麻醉。对于心功能较差的患者，以芬太尼或舒芬太尼等阿片类药物为主，复合丙泊酚、异氟醚或七氟醚等麻醉药物为辅。但麻醉过程中须加强麻醉深度监测，预防术中知晓。对于心功能较好的患者，以吸入麻醉药为主，如合并窦房结功能低下者可加用氯胺酮。在体外循环前、中、后应及时追加静脉麻醉药以防止麻醉过浅致术中知晓。静脉麻醉药可直接注入体外循环机或经中心静脉测压管注入。

（一）二尖瓣狭窄手术

1. 体外循环前麻醉管理要点

（1）容量管理：一方面要保持足够的血容量，保证足够的左心前负荷，另一方面又要严控输入量及速度，以免左心房压力继续升高导致急性肺水肿；此类患者体位改变对回心血量的影响十分明显，应缓慢改变体位。

（2）心率管理：防止心动过速，否则舒张期缩短，左心室充盈时间进一步减少，可导致心排血量明显下降；同时也要防止心动过缓，因为重度二尖瓣狭窄患者主要依靠心率适当加快来代偿每搏输出量的减少，若心动过缓，血压将严重下降；心房颤动伴心室率过快时，应选用洋地黄控制心率。

（3）避免肺循环压力进一步升高：二尖瓣狭窄患者通常存在肺动脉高压，而低氧血症、酸中毒、高碳酸血症或使用氧化亚氮等因素可引起严重的肺血管收缩，进一步加重肺动脉高压，从而导致右心功能不全。右心心排血量降低使左心房压力降低，而室间隔左移左心室内压力升高，因此左心室前负荷明显降低，从而引起体循环血压明显下降。

（4）除非血压显著下降，一般不用正性肌力药，否则反而有害；有时为保证主动脉舒张压以维持冠状动脉血流，可适量应用血管加压药。

2. 体外循环后麻醉管理要点

（1）人工瓣膜置换后，二尖瓣跨瓣压差降低，左心室充盈改善，但由于左心室长期处于容量减少状态，重症患者甚至存在失用性心肌萎缩，容量过负荷或心动过缓可致心室过度扩张，从而引起左心衰竭，甚至房室破裂。

（2）在维持足够心排血量的前提下尽量降低左心室舒张末压，适当使用强心药物增强心肌收缩力，维持适当的心率，减小左心室大小和室壁张力。

（3）部分慢性心房颤动患者在体外循环后转复为窦性心律，应给予胺碘酮等抗心律失常药物或给予心房起搏以维持窦性心律。

（二）二尖瓣关闭不全手术

（1）适当的左心室前负荷对于保证足够的前向心排血量非常重要，但容量超负荷可使左心房压力升高，导致心力衰竭和肺水肿。

（2）心率应维持在正常甚至较快的水平，否则容易引起左心室容量负荷增加，反流分数增加，前向心排血量减少。

（3）降低左心室后负荷有助于减少反流分数，因此术中要防止高血压，必要时可用扩血管药降低外周阻力。

（4）可能需要用正性肌力药支持左心室功能。

（三）主动脉瓣狭窄手术

1. 体外循环前的麻醉管理要点

（1）容量管理：左心室的心排血量对于左心室前负荷十分依赖，适当的左心室前负荷对于维持正常每搏输出量十分重要，不恰当的使用硝酸甘油等扩血管药物可致回心血量骤降，从而引起心排血量骤降，患者会出现严重的心肌缺血或脑缺血；但容量超负荷可使左心室舒张末容量和压力进一步升高，导致心力衰竭，也应该避免。

（2）心率管理：心率最好维持在 70～80 次/分，心率过快或过慢患者都不能很好地耐受。但相对而言，稍慢的心率（50～60 次/分）较偏快的心率（＞90 次/分）为好。因为主动脉瓣狭窄时，左心室射血分数对收缩期的长短十分依赖，心率过快时，左心室射血时间不足导致心排血量（CO）明显下降；室上性心动过速可使有效心房收缩丧失，左心室充盈受限，也可导致病情的急剧恶化；对心房退化或丧失窦性心律者应安置心房心室顺序起搏器。

（3）体循环阻力：左心室射血的后负荷大部分来自狭窄的瓣膜，因而基本是固定的，体循环压力下降对于减小左心室后负荷作用甚微。而冠状动脉灌注对体循环舒张压却十分依赖，加上主动脉瓣狭窄患者左心室肥厚，舒张末压力升高，极易发生心内膜下缺血，因此术中应避免体循环压力下降。麻醉诱导时，要准备好去氧肾上腺素等 α 受体激动剂，积极纠正低血压以维持心肌灌注。

2. 体外循环心肌保护及心脏复跳时的管理要点

（1）存在心肌肥厚的患者，体外循环期间心肌保护十分重要，要保证升主动脉阻断期间停搏液有效的灌注，必要时可采取"顺灌 + 逆灌"相结合。

（2）心脏复跳时容易出现顽固性心室颤动，因此复跳前要求复温完全，充分排气，维持电解质、酸碱平衡和冠状动脉灌注压，必要时使用利多卡因、胺碘酮等抗心律失常药物。如果经过上述处理仍无法恢复正常节律，可采用温血半钾停跳液进行温灌注一次后再行复跳。

（四）主动脉瓣关闭不全手术

（1）保证足够的左心室前负荷。主动脉瓣大量反流患者左心室心排血量依赖于左心室前负荷，因此瓣膜置换前要避免使用静脉扩张药物。

（2）对于主动脉瓣关闭不全的患者，保持较快的心率有助于增加前向心排血量。心率增快时，由于反流分数降低，左心室舒张末容积和舒张末压力降低，因此心内膜下血流反而能够得到改善。90次/分的心率对于患者而言最为合适。

（3）降低体循环阻力有助于降低反流量，改善心内膜下血供。

（4）对于左心室明显扩张，甚至存在收缩功能不全的患者须给予β受体激动剂增强心肌收缩力。主动脉内球囊反搏在瓣膜置换前属于禁忌证。

四、术后注意事项

（一）二尖瓣狭窄

二尖瓣狭窄患者的左心室由于失用性萎缩，体外循环手术打击，术后早期收缩功能往往明显受损。因此，术后早期的管理依然是控制容量，避免左心室超负荷，同时维持适当的心率，避免心动过缓。如果患者存在明显的收缩功能不全，则加用正性肌力药物辅助度过恢复期。

（二）二尖瓣关闭不全

二尖瓣关闭不全的患者左心室容积扩大，因此术后需要有足够的血容量以保证心排血量。但瓣膜置换后，左心室必须把每搏输出量全部泵入主动脉，失去了心房的缓冲作用，因此左心室的负荷增大。所以，体外循环后通常需要正性肌力药的支持，以增加左心室做功。心房颤动患者如果在体外循环后恢复窦性心律，则需要加用抗心律失常药物，快速房室顺序起搏，维持水电解质平衡，以维持窦性心律。

（三）主动脉瓣狭窄

术后早期，主动脉瓣梗阻消除，每搏输出量增加，肺毛细血管楔压和左心室舒张末压力随即降低，但肥厚的心肌仍需要较高的前负荷来维持其正常的功能。若瓣膜置换成功，术后心肌功能一般能够迅速得到改善。

（四）主动脉瓣关闭不全

瓣膜反流得到纠正后，左心室舒张末容积和压力随即下降，但左心室肥厚和扩大依然存在，因此需要维持较高的前负荷以维持左心室的充盈。同时，术后早期左心室功能低下，可能需要正性肌力药的支持。

（韩宝庆）

第十四章

前列腺手术麻醉

一、经腹前列腺手术的麻醉

切除肥大增生的前列腺组织的手术方式很多，包括经尿道前列腺切除术（TURP）、耻骨上前列腺切除术、经会阴前列腺切除术、耻骨后前列腺切除术及腹腔镜前列腺切除术。一般前列腺体积在 40 g 以下的多选择经尿道切除，当前列腺体积超过 80 g 时才选用开放性手术。对于前列腺癌，可选用腹腔镜前列腺切除加盆腔淋巴结清扫术、根治性耻骨后前列腺切除术和双侧睾丸切除术。经腹前列腺手术一般针对体积大于 80 g 的前列腺增生和前列腺癌手术，包括腹腔镜手术、经耻骨后直视下开放手术和经下腹部切开直视下开放手术。

行前列腺手术的患者一般高龄者多，多数患者合并有循环系统和呼吸系统疾患及肾功能不全，故而在手术前应仔细评估患者的并发症，把握患者手术的风险，做好术前准备并制订好手术麻醉方案。

（一）腹腔镜手术麻醉

麻醉要点：一般使用气管插管全身麻醉。该手术一般用来行根治性前列腺切除，与其他腹腔镜手术的区别在于以下几点：①手术中为了充分暴露，采用更低的头低脚高屈氏位（>30°）；②腹膜后腔镜入路，二氧化碳的吸收更明显；③由于手术时间长，术中采用屈氏位，内脏牵拉操作多，要随时调节患者的呼吸参数；④为防止肠胀气，尽量不使用氧化亚氮。

（二）经耻骨后和经下腹切开直视手术麻醉

可使用全身麻醉，也可使用区域阻滞麻醉，或二者同时采用，区域阻滞的阻滞平面达到第 6 胸椎（T_6）就可满足手术的需要，区域阻滞的硬膜外置管可行术后硬膜外镇痛。全身麻醉和区域阻滞麻醉相比，手术失血量和围术期病死率相似。因为盆腔淋巴结清扫对盆腔静脉的破坏易导致静脉血栓的形成，使用硬膜外阻滞和术后镇痛可能会减少术后深静脉血栓，但是这种效应往往被术后常规应用华法林、低分子肝素等抗凝治疗所掩盖，并且抗凝治疗还增加了硬膜外血肿的危险。术中应注意以下几点。

失血量可能较大，应做好大量失血的准备。如：①留置粗的静脉套管针；②做好保温措施，如使用血液加温仪、加温毯等；③对前列腺癌的经下腹切开直视手术一般常规行中心静脉穿刺和动脉穿刺置管，特别对合并心血管疾病的患者更应如此，中心静脉置管可快速输血输液并行中心静脉压测定，动脉置管可以有创直接测定动脉压并随时抽血样测血气；④术前做好至少 4 个单位的交叉配血，确保库存血随时取用。

可行控制性降压麻醉配合手术，以减少手术出血。如果预期出血量大，也可使用自体血回收技术。

影响出血的因素包括：患者体位、盆腔解剖和前列腺大小等。

术者常静脉注射 1% 亚甲蓝做诊断性染色，可能会导致血压下降和短暂的经皮动脉血氧饱和度下降（SpO_2 低于 65%，时间持续 10~70 秒），有些外科医生要求静脉注射靛胭脂染色，因其为 α 肾上腺能激动剂，可能会引起血压的升高。

二、经尿道前列腺切除手术麻醉

经尿道前列腺切除术（TURP），是一种在膀胱镜明视下使用环状电极切除前列腺组织的术式。一般用来切除增生在 40~50 g 的前列腺组织。

麻醉一般采用硬膜外阻滞或蛛网膜下隙阻滞，只要平面达到第 10 胸椎（T_{10}）即可提供满意的手术条件。骶管阻滞麻醉因为血流动力学稳定，常应用于高危的前列腺手术患者。与全身麻醉相比，区域阻滞麻醉的交感神经阻滞能减少术后深静脉血栓发生的风险，研究表明，区域阻滞麻醉能降低术后高凝状态，维持正常的凝血和血小板功能。区域阻滞麻醉还有不易掩盖 TURP 综合征和膀胱穿孔的症状与体征，以及降低术后即刻对镇痛的要求的优点。但是对前列腺癌伴背痛的患者，因有骨转移的可能，禁忌行椎管内麻醉。因行 TURP 手术者常常年龄较大，手术时可能意识不清或耳聋，没有办法配合，这时也不能选用椎管内麻醉。气管内麻醉是上述椎管内麻醉不宜时的良好选择，特别是对肥胖和有反流病史的患者。目前尚无研究表明这两种麻醉方法在手术失血、术后认知功能和病死率上存在差别。

行 TURP 的患者，有时可能需要快速输血输液，因此需要留置较粗（16G）的静脉套管针，并且可能需要加温输血输液。

TURP 可能会产生一些并发症，术中应密切监护患者，对症处理，保证患者安全度过围术期。

三、麻醉并发症及处理

前列腺由 4 个紧密相连的完整区域组成，分前区、外周区、中央区和前列腺前区，4 个区都被包在一个包膜里。前列腺组织血供丰富，动脉和静脉穿过前列腺包膜，在腺体内分支，静脉窦邻近包膜，并且比较大。早在 40 岁，前列腺前叶的组织就可能开始增生，增生结节可引起尿道梗阻，需要行 TURP 切除增生组织。施术时尽可能切除前列腺组织，但须保留前列腺包膜，如果包膜损伤，大量的灌洗液就可能被吸收进入血液循环、前列腺周围间隙或腹膜后间隙。

因前列腺组织的组织学特点和大量使用灌洗液，采用 TURP 可能发生一系列并发症，包括出血、TURP 综合征、膀胱穿孔、低体温、败血症和弥散性血管内凝血（DIC）等。

（一）出血和凝血异常

因增生的前列腺组织血供丰富，行 TURP 时出血常见，出血量变化较大，为 200~2 000 mL，因和灌洗液混合，很难估计。虽然已建立依赖切除时间（2~5 mL/min）和切除组织大小（20~50 mL/g）的估计失血量方法，但是并不可靠，且是粗略估计。密切监测患者的生命体征和检测血红蛋白含量变化有助于评估失血情况。

TURP 出血常较易控制，但是如果损伤静脉窦则出血较多，难以控制，如果出血不止，应尽快结束手术，通过尿道放置 Foley 尿管入膀胱压迫止血，Foley 尿管球囊产生的侧壁压力可以减少出血。因前列腺组织富含肾上腺素受体，因此使用肾上腺素受体激动剂如肾上腺素等可以减少出血。使用区域阻滞麻醉适当降低血压也有助于减少出血。

TURP 术后异常出血发生率很低，一般小于 1%。原因不明，一种观点为与血纤溶酶引起的全身纤溶系统激活有关，也有学者认为纤溶系统激活是继发于富含促凝血酶原激酶的前列腺组织切除时局部吸收引起的 DIC。

TURP 术中灌洗也可造成凝血因子的稀释，少数前列腺癌患者可能因释放纤溶酶样的肿瘤因子引起纤溶亢进。手术中出血不易控制应考虑凝血异常，但凝血异常的确诊须依赖实验室检查的结果。如果怀疑纤溶亢进，可以静脉使用氨基己酸，第 1 小时 4 ~ 5 g，以后每小时 1 g/h 静脉滴注。DIC 的治疗可使用肝素、凝血因子和血小板等。

（二）TURP 综合征

TURP 大量使用灌洗液，TURP 中前列腺组织的静脉窦开放可使大量的灌洗液吸收入血，大量液体（>2 L）吸收后导致的一系列症状、体征被命名为 TURP 综合征。

正常情况下，灌洗液以约 20 mL/min 的速度被吸收，患者的平均吸收总量是 1 ~ 1.5 L，但也有高达 4 ~ 5 L 的记录，临床上精确估计吸收量几乎是不可能的，其吸收量取决于下列因素。

1. 灌注压

灌洗液袋应在达到适当流量的条件下尽可能保持低位，通常高度为 60 ~ 70 cm，不要超过 100 cm。

2. 静脉压

如果患者存在低血容量或低血压，则会吸收更多的灌洗液。

3. 手术持续时间/前列腺大小

手术时间 >1 小时或前列腺重量超过 50 g 时，TURP 综合征更易出现。

4. 失血量

失血量大预示有大量的静脉窦开放。

导致脑水肿的水中毒可引起神经系统的临床表现，如术中或术后的头痛、烦躁、精神错乱、感觉器官异常、惊厥和意识模糊等。容量超负荷和低钠血症可引起心血管功能的异常，患者表现为发绀、呼吸困难、心律失常、低血压、肺水肿、充血性心力衰竭，甚至呼吸、心搏骤停等。灌洗液溶质的吸收同样可以带来毒性表现，如甘氨酸溶液冲洗可导致高甘氨酸血症，表现为循环系统抑制和中枢神经系统毒性，山梨醇或右旋糖酐的吸收可导致血糖升高，甘露醇吸收可带来扩容效果，导致容量过负荷。高血压和心动过缓见于急性高血容量时。对全身麻醉患者，心动过速和高血压可能是唯一的线索。TURP 综合征的治疗依赖早期诊断。

治疗措施基于症状的严重程度。治疗原则是将过多的水排出，防止低氧血症和组织灌注不良。多数患者通过限制液体入量和使用袢利尿药（如呋塞米）即可。

控制惊厥可使用小剂量的咪达唑仑 2 ~ 4 mg、地西泮 3 ~ 5 mg 或硫喷妥钠 50 ~ 100 mg。如果患者意识不清，在患者意识恢复前可考虑气管插管以防误吸。

（三）膀胱穿孔

TURP 并发膀胱穿孔的概率约为 1%，一般由膀胱镜操作失误直接穿破膀胱或灌洗液引起膀胱过度膨胀所致。腹膜外穿孔多见，灌洗液回流不畅应怀疑膀胱穿孔，清醒的患者表现为恶心、大汗和下腹部疼痛。腹膜外较大的穿孔和腹膜内穿孔则表现为突然出现不明原因的血压改变，清醒的患者诉腹部疼痛。不管采用何种麻醉方式，TURP 术中突然出现不明原因的血压下降，尤其伴心动过缓时，应考虑膀胱穿孔的可能。

（四）低体温

手术中使用与室温相同的大量灌洗液时可导致患者热量散失引起低体温。低体温引起的术后寒战可引起凝血块脱落，加重术后出血。为防止低体温发生，如果需大量灌洗液冲洗时，应该将灌洗液预热至体温水平。

（五）败血症

前列腺组织易滋生细菌并迁延形成慢性感染。手术操作以及静脉窦的开放可使潜伏在腺体组织的细菌直接入血。经尿道前列腺手术术后的菌血症并不少见，其中 6%~7% 可发生败血症或感染性休克。通常菌血症没有症状，败血症时，患者表现为寒战、发热、心动过速，严重病例可出现心动过缓、低血压甚至循环衰竭，其病死率为 25%~75%。术前预防性使用抗生素可降低菌血症或败血症的发生。

（六）心肌梗死和肺水肿

心肌梗死和肺水肿也是 TURP 的并发症之一。因为行 TURP 的患者年龄较大，常合并心血管疾病，如果手术中吸收灌洗液过多，可引起心脏前负荷的增加，引起左心衰竭，甚至诱发心肌梗死。因而术前对患者心肺情况详细周密的术前检查和评估是非常必要的。

（于福文）

第十五章

骨科手术麻醉

骨科手术麻醉需要掌握多种麻醉技术和相关设备的使用，包括神经阻滞麻醉（神经刺激器引导或超声引导周围神经阻滞）、椎管内麻醉、困难气道管理（喉罩、可视喉镜和纤维支气管镜引导气管插管等）、血液保护（自体血回收和控制性降压等）、有创血流动力学监测、诱发电位神经功能监测以及围术期疼痛处理等。

一、术前评估

（一）全身情况

患者外伤或多次矫正手术后长期卧床和精神紧张、焦虑，特别是老年患者，全身营养欠佳。恶性骨肿瘤病程发展快多伴消耗病容、低血容量和贫血，术前须改善全身营养状况。

（二）心血管功能

术前规律服用降压药物有利于患者术中血压控制，根据药物不同的特性来调整药物的应用，如钙通道阻滞剂服用至手术当天，ACEI 类药物服用至手术前一天。术前需要注意服用抗凝药的患者，禁用椎管内麻醉，可能增加手术出血，而停用抗凝药或可增加心肌梗死、脑梗死可能。麻醉医师应按相关指南恰当处理。

（三）呼吸功能

（1）类风湿关节炎、颈椎结核、外伤及脊柱畸形、脊柱融合术后、强直性脊柱炎，患者伴有颈椎强直或活动受限，可使气管插管发生困难，特别要在术前仔细评估和选定插管方案。麻醉诱导插管过程中须注意保持颈椎的稳定性，避免头部过度后仰。

（2）类风湿脊柱炎、脊柱侧弯畸形、肌营养不良性疾病都可影响呼吸功能。强直性脊柱炎因胸廓活动受限，肺活量下降，严重时胸式呼吸消失。应避免双侧臂丛阻滞以防膈神经阻滞后影响自主呼吸。

（3）老年患者、长期卧床除容易并发肺部感染外，必须注意下肢深静脉血栓形成，术前行胸部 X 线摄片检查和下肢静脉超声检查。必要时进行手术前后的对照具有重要意义。

（四）内分泌功能

脊柱结核可能合并肾上腺结核，表现为肾上腺皮质功能下降。类风湿关节炎、股骨头无菌性坏死可能长期应用激素治疗，术前须了解肾上腺皮质功能，调整激素用药，以防术中出现皮质功能不足意外。长期激素治疗刺激胰腺分泌胰高血糖素而升高血糖，对合并糖尿病的老年患者，术前应控制血糖。

二、手术体位

不同的体位对术中的管理提出不同的要求，掌握体位对机体的影响可有效降低围术期相关并发症的出现。骨科手术常需侧卧位、仰卧位和俯卧位，有时取头高位或坐位。注意事项如下。

（1）手术部位高于右心房时，如术野内有较大静脉或静脉丛破损未能及时发现，可能会引起肺空气栓塞。

（2）俯卧位手术时，患者的肺活量、潮气量、功能余气量及胸肺顺应性都有显著降低。在以胸腹为体重的支点时，则对胸腹膨胀的限制更为严重。因此，在放置俯卧位时应取锁骨和髂骨为支点，放置海绵垫，以减轻体位对呼吸功能的影响。

（3）神经阻滞或椎管内麻醉前四肢手术安放体位时，向远端牵拉肢体时应轻柔，以免加重患者痛苦或造成骨折移位。

（4）脊柱手术与体位相关的并发症主要发生于俯卧位患者，包括眼部受压，乳房、外生殖器受压，臂丛牵拉，尺神经压伤等。俯卧位时，要特别关注头部的摆放，调整头托的宽窄至合适大小，避免眼睛受压，术中体位发生移动时要再次检查眼睛是否受到头托压迫。如果术中眼睛受压，会导致视网膜中动脉产生血栓而发生术后视力减退甚至失明。上肢外展时与躯干的角度不宜超过90°，否则臂丛会因过度牵拉而损伤。上肢支架与肘部之间要放置棉垫以避免尺神经受压。

三、手术切口

骨科手术包括脊柱、四肢手术，手术切口种类繁多，麻醉医师应充分了解各种手术切口的入路，了解其神经分布范围，确定合适的麻醉方案。

四、手术对象

骨科手术患者的年龄跨度大，老年患者日趋增多，手术种类多而复杂，手术范围也扩大。老年患者常合并心、肺、脑等重要脏器疾病，术前访视、术前检查和麻醉前准备都十分重要。

五、手术中注意事项

1. 四肢手术
常须应用止血带以减少术野失血。但须预防使用止血带不当而致的并发症。

2. 血液保护
骨组织血运丰富，手术创面、骨髓腔和血管丛的出血有时迅猛，难以控制，严密监测血压、脉搏和尿量等利于判断失血情况，及时纠正。血液保护技术在骨科手术中占据重要地位。

六、麻醉实施

骨科四肢手术选用神经阻滞麻醉（上肢）或椎管内麻醉（下肢），脊柱手术、较大而复杂的破坏性手术、非平卧位手术和手术中需要变换手术体位应选用全身麻醉。在神经末梢丰富的关节囊和骨膜部位操作时，麻醉作用须完全，麻醉过浅而刺激较强时容易出现反射性血压、心率变化。某些骨科手术如长管骨骨折、关节脱位的闭合或切开复位及脊柱手术均需要良好的肌肉松弛。如在全身麻醉下手术，须合理应用肌肉松弛药。麻醉应在全部手术操作结束（如石膏固定、特殊包扎等）后才能终止，避免患者过早清醒甚至躁动影响手术效果。根据患者的全身情况、手术体位、手术部位、手术时间和麻醉医师围麻醉期处理的技能等选择麻醉方法。

（一）上肢与肩部手术

上肢的手术多数可以在局部麻醉或神经阻滞麻醉下进行，可以选择不同穿刺入径的臂丛阻滞和局部麻醉药物，有时可以联合静脉麻醉、外周神经阻滞和全身麻醉进行。但是对于术前神经功能有损伤的患者和手术部位接近神经结构的手术应谨慎应用神经阻滞麻醉。

肘部手术最适宜采用锁骨上或锁骨下路径行臂丛阻滞。追加肋间臂神经阻滞能为上臂内侧切口提供更好的阻滞，碱化局部麻醉药也有利于肌间沟阻滞的药物扩散。

长时间手术可以采用植入导管行连续臂丛阻滞。止血带的应用导致患者不适，影响麻醉和手术时间。双侧上肢手术行臂丛阻滞可以错开阻滞时间，另外，可以选用全身麻醉，高位颈胸部硬膜外阻滞因技术复杂及风险较大现很少选用。

如果因颈部或腋部感染或解剖异常，无法实施臂丛阻滞，在上肢前臂或手部手术可选用局部静脉麻醉。将局部麻醉药注入用止血带阻断的远端上肢或下肢静脉内，产生局部麻醉作用。IVRA 可用于肘关节和膝关节以下手术，手术时间 < 1.5 小时。手术方式包括开放性或闭合性骨折复位、骨与软组织手术，但禁用于肢体手术部位有感染病灶或血管栓塞引起肢体缺血坏死的情况、雷诺病以及未经控制的高血压病患者。

（二）髋关节手术

成人常见的髋关节手术包括髋关节骨折修复、全髋关节置换及髋关节脱位闭合整复。髋关节骨折（尤其是股骨颈骨折及股骨粗隆间骨折）多见于老年人；股骨或骨盆骨折见于车祸、高坠伤等，年轻患者居多。

1. 髋关节手术患者的特点

（1）术前并发症多：年老体弱，常合并心脑血管疾病、慢性阻塞性肺疾病、糖尿病等多系统疾病，并常因摄入不足而存在不同程度的水电解质失衡，且患者隐性失血可能会很多，甚至影响循环血量。髋部骨折的失血量与骨折部位有关，通常囊内骨折（头下和经股骨颈骨折）较囊外骨折（基底、转子间和转子下骨折）失血少，可能是因为关节囊的存在限制了出血。

（2）围术期并发症的发生率及病死率明显升高：有研究报道，髋关节骨折的病死率在初次住院期间为10%，一年内为25%。且由于老年人退行性骨关节病极为普遍，麻醉和手术操作也有相当难度。

（3）髋部骨折患者术前可能出现低氧血症，可能的因素包括肺栓塞（脂肪栓塞或血栓栓塞）。尤其要注意的是，创伤后多处于高凝状态，且髋关节创伤患者均须卧床，必须高度警惕有深静脉血栓形成及血栓栓塞的风险。可通过监测血 D-二聚体水平、行血管彩超检查及静脉造影评估有无深静脉血栓形成。若连续监测血 D-二聚体水平持续处于高值或呈上升趋势，须高度怀疑已有深静脉血栓形成，经静脉造影确认后，可于术前放置下腔静脉滤网以避免围术期肺栓塞的发生。已行抗凝治疗的，术前根据所用药物的不同决定停药时间。对接受充分抗凝和溶栓治疗（如尿激酶）的患者，不宜采用椎管内麻醉；而对于已接受小剂量抗凝治疗的患者，皮下注射小剂量普通肝素 6~8 小时内或低分子肝素 12 小时内，也不能进行硬膜外穿刺、置管及拔管。脊椎麻醉有同样风险。肺栓塞可发生在围术期不同阶段，术中、术毕和术后均可突发。

（4）肺不张、肺淤血、肺部感染及肺实变：由伤后卧床所致，给麻醉带来许多困难，术后呼吸功能不全发生率高，甚至需要机械通气支持呼吸。

（5）术前需要对患者的受伤机制、伤情严重程度、重要脏器功能、拟行手术方案、预计失血量、并发症及并发症、目前用药情况等进行全面和详细的评估，并根据情况配血备用。患者身体虚弱及关节活动受限常妨碍对其运动耐量的评估，从而会掩盖冠心病和肺功能不全的病情。对活动受限且有冠状动脉疾病病史的患者，可采用心肌核素显像或多巴酚丁胺负荷试验评估其心血管功能。

2. 麻醉选择

（1）手术时间长、创伤大的手术，以全身麻醉或全身麻醉复合局部麻醉为宜。

（2）手术时间短、创伤较小、出血不多的手术或老年合并有心、肺疾病时可在部位麻醉下进行。连续硬膜外阻滞应控制麻醉平面，髋关节前外侧或外侧切口时麻醉平面应控制在 T_{11} 神经至腰骶部脊神经；后外侧或后侧切口时则为 L_1 神经至骶部脊神经。椎管内麻醉对血压有一定影响，应密切观察。

（3）年老体弱或禁忌行椎管内麻醉的患者，宜选用腰丛加坐骨神经阻滞。但髋关节前外侧或外侧切口的患者，由于腰丛和坐骨神经阻滞不能有效阻断下胸段脊神经，近端切口部位须行皮肤及皮下组织局部浸润麻醉进行补充，或联合丙泊酚靶控输注，用最低血药浓度达到适当镇静，必要时同时行喉罩通气。

（4）研究报道在病死率和肺部并发症方面，局部麻醉优于全身麻醉。

3. 麻醉处理

（1）患者多数取侧卧位，注意正确放置。

（2）除常规监测外，病情重以及出血较多的患者应用有创桡动脉血压及 CVP 监测。

（3）应用骨水泥时注意严密监生命体征，及时处理骨水泥反应。

（4）术毕应加强呼吸和循环管理。

（三）下肢手术

下肢手术一般在椎管内麻醉下完成，部分手术也可在神经阻滞或神经阻滞复合全身麻醉下完成。骨折患者多为老年人，而且骨折后多卧床制动，是血栓栓塞的高危人群，甚至在摆放牵引体位时都可能突发急性肺栓塞，需要严密监测。术前预防性使用抗凝血药能减少相关并发症的产生，但是有增加椎管内麻醉时硬膜外血肿的风险。关节置换术中置入骨水泥型假体时，可导致血压下降甚至心搏骤停的可能，应加以预防和及时治疗。膝关节置换术后患者疼痛剧烈，连续股神经阻滞有助于减轻术后疼痛，并有益于膝关节功能锻炼。

（四）断肢（指）再植术

此类手术时间较长，是操作精细的显微外科手术，要求止痛完善和制动。注意选择适当的药物和高超技术才能充分发挥神经阻滞的作用。上肢可用连续臂丛阻滞，上、下肢也可用连续硬膜外阻滞，既能满足长时间麻醉需要，又可使血管扩张，术后镇痛效果良好，还能避免血管痉挛。如选用全身麻醉，则用静吸复合麻醉维持，挥发性全身麻醉药物能扩张血管，使组织血流量增加 $2 \sim 3$ 倍。必要时应用小剂量扩血管药。术中还应注意失血量，必要时输血，维持水电解质平衡和生命体征稳定。

（五）脊柱手术

1. 颈椎手术

颈椎疾病可能影响颈部活动度和稳定性，由此可能影响全身麻醉的气道管理，术前气道评估是保障手术顺利进行的重要前提。寰枢椎半脱位的患者插管时尤其应注意颈部椎体活动可能对脊髓造成压迫。颈椎损伤或颈椎疾病气管插管操作宜在纤维支气管镜下插管，并备妥紧急气道建立装置。高位颈椎手术接近颅底延髓，有的手术需要在术中评估神经功能，因此宜选用短效药物，以便术中让患者尽快苏醒。脊髓损伤后的截瘫患者 $3 \sim 6$ 个月内禁用去极化肌肉松弛药，以免发生高钾血症而致心搏骤停。气管插管或气管内吸引可反射性引起心动过缓甚至心搏骤停，应高度警惕。颈椎手术术中的牵拉或俯卧位等可能导致呼吸道、喉头水肿和喉神经麻痹，拔管时注意气道痉挛和呼吸道梗阻等。术中有可能导致椎动脉损伤或痉挛，导致脑供血不足，引发梗死等脑血管意外。

术毕及麻醉恢复期注意事项如下。

（1）制动，如呼吸已恢复正常，应在一定深度镇静下拔管，必须效有预防和处理躁动和谵妄。

（2）加强呼吸管理，及时发现和处理低氧血症，警惕颈椎前路手术后伤口出血形成血肿压迫气道。高位截瘫患者估计应用机械通气支持呼吸的患者可行气管切开，有利于清除呼吸道分泌物。

（3）搬动和运送患者注意保护颈椎。

（4）严格消毒隔离操作，预防感染。

2. 胸椎手术

经胸入路和经胸膜外入路可能需要单肺通气，术前需要对呼吸功能进行全面评估，判断能否耐受单肺通气。经胸入路术后疼痛可能更为剧烈，需要术后更为完善的镇痛。脊柱畸形的发病年龄和严重程度是影响心肺功能的主要因素。脊柱畸形矫正手术时间长、范围广泛，可能导致大量出血，需要保证足够的输液通道。唤醒试验对监测设备无特殊要求，简单易行，但是对麻醉要求更高，要求应用短效药物以便停药后能够尽快苏醒。

3. 腰椎手术

常见的腰椎手术包括腰椎间盘切除椎体融合术、椎板切除减压术、椎弓根螺钉固定术、椎间融合术及肿瘤切除术等。一般选择全身麻醉。多在俯卧位下进行，体位安置时需要注意避免腹部、眼部、外周神经和局部组织受压。大手术出血较多，尤其是椎体肿瘤切除术需要输血。也有用术前腹主动脉球囊置入和选择性动脉栓塞能够有效降低手术出血。对于后入路的中小手术可以选择椎管内麻醉，其优点是可以减少术中出血以及有确切的术后镇痛效果。

但是，临床上很少使用椎管内麻醉，这是因为新的神经功能异常是由椎管内麻醉引起，还是由手术操作引起在鉴别上会比较困难。

4. 脊髓损伤手术

按照脊髓损伤程度分为脊髓震荡（脊髓休克）和脊髓损伤。脊髓震荡患者循环紊乱，对体位改变、容量变化、血管扩张药物和麻醉药物特别敏感，围术期需要注意用药量的调整。全身麻醉利于脊髓实质性损伤患者呼吸和循环的调控，术中一旦发现自主反射亢进的表现，应及时处理，包括：去除外界刺激、加深麻醉、选择适当的降压药物（钙通道阻滞剂较常用）等。急性脊髓损伤后 48 ~ 72 小时，去极化肌肉松弛药氯琥珀胆碱的应用，可导致大量的钾离子释放，由此可能造成心搏骤停。急性脊髓损伤后 2 天以上禁忌使用氯琥珀胆碱，应选择非去极化肌肉松弛药。

5. 脊柱侧弯、脊柱后凸畸形矫形术

脊柱畸形矫形术是脊柱手术中操作最复杂、切开最广泛、出血最多的术式。早期形成畸形的患者因发育问题往往在术前已经合并心肺功能不全，术中与术后均需要精心治疗。因术中可能发生脊髓功能改变，所以多数患者需要给予复杂的脊髓功能监测与保护。

（1）术前评估与准备：术前访视时，麻醉医师首先应该知道脊柱侧弯的位置、方向、患者发病年龄，病情严重程度和病因。特发性脊柱侧弯是最常见的脊柱畸形，约占临床病例的 70%。按侧凸发生的年龄可分为婴儿型（0 ~ 3 岁）、少年型（4 ~ 10 岁）和青少年型（11 ~ 20 岁），肺实质的发育一般在 10 岁左右才完成，所以，脊柱侧弯发生的年龄越早对肺发育的影响越大。婴儿型侧凸容易限制肺实质的发育，引起肺功能障碍。如果病程在 10 年以上，则可能存在严重肺功能障碍，麻醉和手术的耐受性差，风险明显高于少年型和青少年型。轻度和早期侧凸对心肺功能的影响一般较小，侧凸 Cobb 角大于 60° 时，肺功能通常会降低，若 Cobb 角大于 100°，则会有明显的呼吸功能障碍。低位侧凸一般只会引起躯干的歪斜，而中胸段侧凸的发展将使心肺功能受损。神经肌肉性脊柱侧弯一般在婴幼儿时期就开始发生侧凸，手术多在发育的快速生长期之前完成。由于发病早，肺发育受到严重影响，肺泡受压，肺容量较正常小，多存在较严重的肺功能障碍。此类患者的呼吸肌是软弱无力的，对肌肉松弛药比较敏感，且肌肉松弛药的临床作用时间可能延长。需要注意的是，此类患者也是恶性高热发生的易感人群，术前要认真询问家族史。强直性脊柱炎表现为脊柱的风湿性炎症样改变，起病缓慢而隐匿，一般 10 ~ 40 岁发病。随着病情进展，脊柱会自下而上发生强直，先是腰椎前凸消失，然后胸腰椎发生驼背畸形并逐渐加重。胸肋关节发生融合，胸廓变硬，呼吸基本靠膈肌运动。严重畸形表现为限制性通气功能障碍，若肺实质受累发生纤维化，则可同时存在肺换气功能障碍。颈部脊柱侧弯会导致气道管理困难。强直性脊柱炎患者的颈椎可以表现为多种样式的强直形式，从直立位刚性强直到下颌完全接触胸骨固定位。术前需要通过颈胸 X 线片来评估是否有颈胸椎畸形及气管位置情况，如有异常，麻醉前需要准备包括纤维支气管镜在内的困难气道处理工具。

术前心肺功能储备的评估是非常重要的。通过询问患者是否有呼吸急促、劳力性呼吸困难及运动耐量情况等来评估心肺功能储备。有肌营养不良、马方综合征和神经纤维瘤的患者，应询问有无提示心脏传导系统异常的症状，如心悸或晕厥。运动耐量可通过询问患者的日常活动情况，用代谢当量十级评估法来评估心肺功能储备。

术前神经功能评估也很重要。有神经功能缺损的患者脊髓损伤的风险会增加，术中需要更加重视脊髓功能保护与监测。

术前检查除常规项目外，还应做血气分析、肺功能和超声心动图。一般情况下，脊柱侧弯患者的动脉氧分压较正常人低，而二氧化碳分压和 pH 通常是正常的。动脉氧分压降低可能是由通气/血流比例失调所致。严重的长期脊柱侧弯可导致严重的通气/血流比例异常、肺泡通气量下降、二氧化碳潴留和较严重的低氧血症。限制性通气功能障碍最常见于胸段脊柱侧弯，此类患者肺活量一般下降到预计值的 60% ~ 80%。肺总量、功能残气量、深吸气量和补呼气量也降低。一项针对呼吸衰竭患者的调查发现，肺活量低于预计值的 50% 和 Cobb 角大于 100°的患者呼吸衰竭的风险增加。如果心电图提示异常，如 V1 和 V2 导联大 R 波（右室肥大），P 波 >2.5 mm（右房增大），或提示有心脏疾病的患者，尤其是怀疑有肺动脉高压的患者，应做超声心动图或心导管检查以进一步评估心功能。脊柱侧弯患者肺血管阻力会增加，导致肺动脉压升高，从而引起右心室肥厚，最终致右心衰竭。导致肺血管阻力增加的因素可能包括：①低氧血症导致肺血管收缩，引起肺血管阻力增加，从而导致肺动脉压增加。慢性低氧血症会导致高血压性血管改变，同时，肺动脉高压是不可逆的；②胸廓的变形会压迫部分肺脏，增加肺血管阻力。如果脊柱侧弯发生在 6 岁之前，则肺血管床的发育会因为胸廓变形而受到影响，有研究发现脊柱侧弯患者每个肺容积的血管单位数少于正常人。

术前肺功能的改善对于 Cobb 角大于 60°的且有限制性通气功能障碍者，可增加麻醉与手术的安全性，减少术后肺部并发症的发生。改善肺功能的办法包括：每天吸氧 1 ~ 2 小时，每天登楼梯步行锻炼或吹气球，鼓励患者做自我悬吊练习，结合颌枕带骨盆牵引等。

（2）术中监测。

1）监测项目：监测项目应该包括有创动脉压、心电图、经皮动脉血氧饱和度、呼气末二氧化碳分压、中心体温和脊髓功能。桡动脉穿刺置管用于连续监测血压，可方便术中血压调控，及时发现血压波动，采集血样进行血气分析和血细胞比容分析；如连接微创持续心排血量监测仪则可用来间接判断心脏泵功能和血容量状态。因为此类手术时间较长、切口广泛，容易发生低体温，以及部分侧凸患者是恶性高热的易感人群，所以监测中心体温非常必要。所有患者应该留置尿管，以便记录尿量，评估容量状态。

2）脊髓功能监测：接受前路、后路或联合前后路脊柱融合术的患者的脊髓损伤率是 0.21% ~ 1.12%。神经损伤的可能因素是，对脊髓的牵拉和畸形的矫正直接压迫了脊髓、破坏了脊髓的血供；脊髓和神经根也可能被手术器械直接损伤。神经并发症的预防应该从鉴别高危人群开始，如患者脊柱存在严重的强直形变（Cobb 角大于 100°）、脊柱后凸、神经纤维瘤病、先天性或感染后脊柱侧弯、术前已有神经缺损或使用了创伤性较大的内固定器，这类患者术中，应该给予脊髓功能监测。同时，术中使用大剂量皮质类固醇预防，如给予甲强松龙 30 mg/kg。脊髓功能监测常用的手段包括术中唤醒试验、体感诱发电位（SSEP）和运动诱发电位（MEP）监测。

3）唤醒试验：唤醒试验是最可靠的脊髓功能监测方法，因为 SSEP 易受麻醉药物影响，神经肌肉退变的患者也可能监测不到 SSEP，单纯的脊髓前角运动通路损伤也无法通过 SSEP 监测到，而在严重脊柱侧弯、后凸矫形时往往会影响脊髓前角的血液灌注，因此唤醒试验显得非常重要。当内固定器放到合适位置后或 SSEP 监测发现异常时，通常就应进行唤醒试验。实施唤醒试验时，首先要减浅麻醉深度让患者能够执行医师的指令，令患者紧握麻醉医师的手，证实患者有反应，然后，嘱患者活动足和足趾。如果患者可以握紧自己的手，但不能动脚，这时必须减小矫正角度，减轻对脊髓的牵拉，以达到安全的矫正度。如果患者能够动足或足趾，则证明脊髓的运动通路功能完好，随后应快速给予丙泊酚和肌肉松弛药以加深麻醉，并再次确认患者体位没有问题。需要术中唤醒的患者，麻醉维持最好选用短效麻醉药，如丙泊酚、瑞芬太尼、氧化亚氮及七氟烷。肌肉松弛药可恒速泵入，于唤醒前提前停药，一般而言，如果四个成串刺激可以出现二、三次收缩，患者就能够动趾。通常情况下没有必要逆转神经肌肉阻滞及阿片类药物作用以加速唤醒，因为那样可能导致患者躁动而使仪器受损及患者受伤。

4）体感诱发电位监测：重复刺激外周神经（如胫神经），用标准脑电图头皮电极检测大脑皮层和皮质下区域的诱发电位反应，用来判断感觉信息从外周传递到大脑皮层的脊髓后角传导通路的完整性。诱发电位波形的两个重要参数是潜伏期和波幅，潜伏期是指从给予外周电刺激至记录到皮层诱发反应的时间间隔。如果潜伏期延长、电位幅度降低或诱发反应完全消失，并且不能除外其他原因时，应考虑有脊髓缺血或外科损伤。术中 SSEP 正常是术后感觉功能正常的良好预测指标，但它只能监测脊髓后角（感觉）功能，而不能反映脊髓前角（运动）功能。脊髓前角接受前脊髓动脉氧供，而脊髓后角接受后脊髓动脉氧供，所以当脊髓前角受损时，SSEP 仍可以表现为正常。因而，大幅度或高风险脊柱矫正时最好不能仅依靠 SSEP 来监测脊髓功能。

5）运动诱发电位监测：MEP 是用头皮电极经骨电刺激运动皮质或用硬膜外电极刺激脊髓前索，刺激信息通过运动通路的传导，产生外周神经冲动、肌电图信号或肢体的实际运动，用来判断脊髓前角运动通路的完整性。

所有的麻醉药都会不同程度地影响脊髓功能监测。其中，以强效吸入麻醉药影响最大，阿片类镇痛药对 SSEP 的影响最小，而氯胺酮会增强 MEP，肌肉松弛药可影响运动反应的强度并引起 MEP 的解释混乱。尽管麻醉药会影响脊髓功能监测，但如果麻醉深度合适且稳定，还是可以得到很好的监测结果。麻醉药最好持续输注，而不是间断给药。最重要的是在监测过程中维持稳定的麻醉深度，特别是在脊髓牵拉或使用内固定器矫正期间，监测是非常关键的。通常的麻醉维持策略是丙泊酚加瑞芬太尼持续输注，可同时持续吸入低浓度氧化亚氮或七氟烷。但小儿或术前就有神经功能缺损的患者使用强效吸入麻醉药将对监测产生显著影响。

如果脊髓功能监测提示异常，在麻醉方面，应确保氧供和脊髓灌注充分，纠正低血容量和贫血。如果患者存在过度通气，则应降低分钟通气量，维持二氧化碳分压在正常水平。有研究证明，接受控制性降压的患者，如果使其血压恢复正常或者高于正常的水平可以改善脊髓灌注，使 SSEP 恢复正常。外科医师也应分析手术原因，如牵拉过度或内固定器侵入，并尽早处理存在问题。如果采取了措施，但异常没有解决，就应该做唤醒试验，以决定内固定器是否应该调整或移开。有证据表明，从发现损伤到调整内固定器的时间间隔越短，神经功能预后越好。

（3）脊髓功能保护：脊髓功能保护的关键是脊髓灌注要充分，以保证脊髓氧供。麻醉方面主要涉及术中输血策略和血压调控两方面的问题。

在脊柱手术中，以脊柱畸形矫正术的切口暴露最为广泛，加上棘突、关节突的去除以及截骨等骨性切除操作，导致出血量明显增加。出血量一般可达到 15 ~ 25 mL/kg，这意味着一个 70 kg 的患者出血量可能达到 1 000 ~ 2 000 mL。麻醉过程中可以通过降低腹内压、体温保护和控制性低血压的方法来减少出血。腹内压的增高可传导到脊椎静脉丛，从而导致术野静脉出血增加，所以，安置体位时要尽量避免腹部受压，最好使用专为脊柱手术设计的手术床。肌肉松弛药或较深的麻醉可用来防止腹壁张力的升高，但同时也会影响脊髓功能的监测。由于手术时间一般较长及切口暴露广泛，术中患者体温容易下降。体温低于 34 ℃将明显影响血小板功能以及延长凝血酶激活时间而增加出血量。所以，术中要给患者保温及输注加温的液体。是否在该类患者手术中使用控制性低血压是一个需要考虑的问题，因为它在减少出血的同时也存在降低脊髓灌注流量的风险，尤其是在牵拉脊髓的时候，因为在正常条件下，安全的低血压水平在脊髓受到牵拉后也会导致脊髓的血流量减少。一项动物实验研究结果也证明，脊髓血流量在控制性低血压时会降低。因此，在有脊髓损伤风险的患者，务必要权衡控制性低血压的益处和潜在风险。如果要用控制性低血压，最好在手术初期分离软组织和骨性切除时使用，而在脊髓牵拉操作或脊柱矫形之前应提升血压到相对正常水平为宜。常用于控制性低血压而不影响脊髓功能监测的辅助药物是短效血管扩张剂如硝普钠和短效 β 受体阻滞剂如艾司洛尔。除采取上述减少出血的措施外，还要特别重视血液携氧能力的维持，对于有脊髓损伤风险的患者，术中应该采取积极的输血策略，要求维持血红蛋白在 100 g/L 以上，也可以用一句简单的话说就是"出多少补多少"。当前倡导的节约用血策略并不太适合于此类手术。

（4）术后管理：关于术后是否拔管的问题主要取决于术前对发生呼吸衰竭风险的评估以及术中循环功能的稳定性情况。很多青少年型特发性脊柱侧弯患者有轻度、中度肺功能异常，可在手术室或恢复室拔出气管导管。而有严重限制性呼吸功能障碍的患者如肺活量低于预计值的 50%，或严重气体交换异常如二氧化碳潴留的患者，应继续机械通气并转入监护病房。对于进行性假性肥大性肌营养不良、家族性自主神经功能异常或严重大脑性瘫痪的患者，术后应继续机械通气。在监护病房过渡 24 小时，心肺功能稳定，呼吸参数满足条件后可以考虑拔管。以下拔管参数可供参考：肺活量 > 10 mL/kg，潮气量 > 5 mL/kg，自主呼吸频率 < 30 次/分，负力呼吸 > -30 cmH_2O，血气分析的 PaO_2 和 $PaCO_2$ 等在正常范围。

术后可能会发生的并发症包括气胸、肺不张、血胸、胸导管损伤、神经损伤和肠系膜上动脉综合征。气胸、血胸的发生因素可能为前后路的手术切开或中心静脉置管，而肺不张在开胸行前路脊柱融合术的患者中发生率较高。所以，如果手术结束后发现有呼吸功能异常，应该及时进行胸部 X 线检查，以便明确诊断并给予适当处理。肠系膜上动脉综合征是一种少见的脊柱矫形术后并发症，主要表现为持续的术后恶心、呕吐和腹痛，发生率约为 0.5%，其原因是脊柱矫正引起的解剖学改变导致位于腹主动脉和肠系膜上动脉之间的十二指肠末梢受到机械性的压迫而发生梗阻。治疗方法为禁食、胃肠减压、左侧卧位，一般 5 ~ 7 天可以痊愈。

七、围术期并发症和处理

（一）止血带管理与失血处理

四肢手术常须应用止血带以减少手术野失血。但须预防使用止血带不当而致的并发症，如"止血带疼痛"和"止血带休克"。止血带充气压力上肢须高于收缩压 30 ~ 50 mmHg，下肢须高于收缩压 50 ~ 70 mmHg。充气时间上肢 2 小时，下肢 1.5 小时。并记录止血带充气时间。

对有些无法使用止血带的复杂大手术，出血往往较多，有时可达数千毫升。必须重视血容量补充，应用自体血回收和防治低血容量性休克。

（二）血栓形成与肺栓塞

深静脉血栓形成和肺栓塞是骨盆和下肢骨科手术后致病和致死的主要原因。肥胖、高龄、下肢骨折及长期卧床、石膏固定制动，术前原有心脏疾病和肺部感染等，是其主要危险因素。围术期体位改变和手术操作过程中肺栓塞发生率很高而威胁生命肺栓塞的发生率为 $1\% \sim 3\%$ ，必须予以警惕。预防性抗凝和间断性腿部气压装置能显著减少深静脉血栓和肺栓塞的发生率。对高危患者推荐使用小剂量肝素、华法林或低分子肝素。

（三）空气栓塞

脊椎矫形术患者一般采用俯卧位，术野处于最高点，尤其是驼峰样脊椎后凸患者，术野距离右心房更高。如果术中血容量不足和中心静脉压降低，空气就可能从术野中开放的硬膜外静脉、椎旁静脉或去皮质骨的静脉窦进入血液循环。当进气量较大如 5 mL/kg 以上时，将可能产生致命的空气栓塞。术中典型的临床表现为突然发生的血压、血氧饱和度、呼气末二氧化碳分压下降，心率加快，心前区听诊可闻及磨坊轮转样杂音。如果初步诊断为空气栓塞，应立即用生理盐水灌满术野以防空气继续进入血液循环，给予纯氧通气以减少空气栓子的容量，加快静脉输液以提升中心静脉压，给予升压药以提高血压，并争取通过中心静脉导管吸除空气。如果发生心搏骤停需要心脏按压，应使用湿盐水纱布填塞术野，将患者置于左侧卧位进行按压，左侧卧位可使滞留在肺流出道的气栓破裂，从而增加肺血流量。

（四）黏合剂（骨水泥）反应

骨黏合剂为高分子聚合物，聚甲基丙烯酸甲酯与液态甲基丙烯酸甲酯单体混合，能触发聚合链的聚合和交联反应，在骨松质的间隙中形成相互交错的结构，将假体与患者骨质紧密地黏合在一起。这种聚合反应可致髓腔内高压，使脂肪颗粒、骨髓、水泥及空气进入静脉引起栓塞。残留的甲基丙烯酸甲酯单体具有舒血管作用，可降低全身血管阻力，引起血流动力学不稳定。

填入髓腔后致腔内压急剧上升，髓腔内容物如脂肪、气体和骨髓颗粒被挤入静脉经血流至肺循环，可造成肺栓塞，动、静脉收缩，肺分流增加。包括低氧血症、低血压、心律失常、肺动脉高压及心排血量降低，骨黏合剂还具有心脏毒性和直接血管扩张作用。二者可造成心血管严重反应，甚至心搏骤停。心搏骤停发生率为 0.6% 左右，而病死率为 $0.02\% \sim 0.5\%$ 。安置骨水泥或扩髓腔操作时，密切观察呼吸循环变化，并及时予以处理。

八、术后镇痛

骨科手术患者因手术累及骨、关节、筋膜等，疼痛较明显，因此必须重视术后镇痛，但由于传统观念影响或术后镇痛的并发症而使镇痛药的广泛应用受到一定限制，因此应注意：①镇痛药合理配方，确保镇痛效果良好；②可选用静脉镇痛，推荐使用连续神经阻滞镇痛，以降低尿潴留发生率；③硬膜外镇痛配方中，除适当浓度局部麻醉药外，可减少吗啡类药物用量；④应用防治恶心呕吐药物；⑤老年患者镇痛、镇静药应减量。

下肢镇痛可采用硬膜外镇痛，以低浓度局部麻醉药（ $0.05\% \sim 0.1\%$ 丁哌卡因或罗哌卡因）和吗啡类药（ $2 \sim 5$ μg/mL 芬太尼）联合使用，按 $3 \sim 10$ mL/h 的速度做 PCA 镇痛。全膝关节或全髋关节置换术的患者都必须接受 24~72 小时硬膜外止痛。对同时使用抗血栓药物者应注意硬膜外血肿可能，用肝素者一般不用硬膜外镇痛。某些专科医院改用阿司匹林或华法林，每年有 2 000 例以上患者应用硬膜外镇痛未发现硬膜外血肿。某些下肢手术有可能会损伤周围末梢神经，如胫腓骨骨折、复杂的全膝关节置换等，对这种患者最好不用硬膜外镇痛或周围神经阻滞镇痛，因为镇痛会掩盖神经损伤的早期症状，如疼痛、麻木和肌无力。对有高度神经损伤可能或必须加压包扎的手术，以采用全身静脉镇痛方法为安全。

关节腔内镇痛：由于关节腔内富有受体，当受体被药物阻滞后，可产生镇痛效果，且药液仅局限于关节腔内，极少被吸收进入循环而产生全身作用。关节腔给药其镇痛效果优于全身用药。关节腔内镇痛以阿片类药物为主，可用吗啡 1~2 mg，芬太尼 10 μg，或哌替啶 10 mg；也有使用 0.25% 丁哌卡因 10~20 mL 关节腔注射产生 4~6 小时镇痛，与吗啡类药物合用达到起效快和作用维持长的目的。也有用可乐安定关节腔注射产生镇痛作用。

（贺振秋）

第十六章

自然阴道分娩麻醉

有许多因素影响妇女在分娩过程中所体验的疼痛程度，包括心理准备、分娩过程中的情感支持、过去的经验、患者对生产过程的期望，以及缩宫素的作用。胎位异常（如枕后位）可能也会促使早期的分娩痛更剧烈。然而，毫无疑问的是，对于大多数妇女来说，分娩和剧烈疼痛是相伴的，并且往往超出预期。

在第一产程中，疼痛刺激主要由子宫产生。宫缩可能导致子宫平滑肌缺血，最终导致缓激肽、组胺和5-羟色胺释放。此外，子宫下段和宫颈的伸展延长可以刺激机械性刺激感受器。这些有害刺激由伴随交感神经的感觉神经纤维传入。它们经由宫颈部及下腹部的神经丛进入腰部交感丛。这些刺激进入 $T_{10\sim12}$ 和 L_1 节段。随着第二产程的到来和会阴部的牵拉，躯干传入神经纤维通过会阴神经将冲动传导到 $S_{2\sim4}$ 水平。

有多种分娩镇痛方式可供选择，包括心理助产法、经皮电神经刺激（TENS）法、吸入性镇痛法、阿片类药物吸入性麻醉法、椎管内麻醉法。局部神经阻滞法，例如骶部或宫颈旁阻滞应用不广泛。

一、经皮电神经刺激法

1977年，瑞典的医师将经皮电神经刺激应用于分娩镇痛。方法是将两个电极板放置产妇的背部 $T_{10}\sim L_1$ 的位置，以 $40\sim80$ Hz 的频率，$5\sim40$ mA 强度的电刺激进行镇痛，它还可通过提高痛阈、暗示以及分散疼痛注意力的作用原理缓解产痛，除了对胎心监护有干扰的缺点外无任何不良反应，但其镇痛有效率仅为25%。一般认为经皮电神经刺激（TENS）通过限制种属传递在脊髓背角突触前水平抑制疼痛从而减轻疼痛。电刺激优先激活低阈值的有髓神经。传入抑制效应通过阻断脊髓背角胶状质中靶细胞的冲动来抑制疼痛在无髓鞘小 C 型纤维中的传播。TENS 还能增强内啡肽和强啡肽的中枢释放。

二、吸入性镇痛法

（一）氧化亚氮

氧化亚氮（N_2O）具有溶解度低（1.4）和气/血分配系数低（0.47）的特性，因此吸入后可迅速达到肺与脑中浓度的平衡，可作为吸入性分娩镇痛的首选吸入气体。在临床实践中，吸入10次或吸入45秒一定浓度的氧化亚氮，即可达到最大镇痛的效果，而且排除快，在体内无蓄积。应用方法为麻醉机以 $N_2O : O_2 = 50\% : 50\%$ 混合后，在第一产程和第二产程产妇自持麻醉面罩放置于口鼻部，在宫缩前 $20 \sim 30$ 秒经面罩做深呼吸数次，待产痛明显减轻消失时，面罩即可移去。于第一产程和第二产程间歇吸入。

（二）恩氟烷和异氟烷

恩氟烷和异氟烷与 N_2O 相比具有更强的分娩镇痛效果，但即使吸入较低的浓度，也可使产妇产生镇静作用并减弱子宫收缩强度。

三、阿片类药物吸入性麻醉法

全身使用镇痛剂是吸入性麻醉法用于分娩镇痛的替代方法。使用最多的药物是阿片类药物，可用于产程早期或椎管内麻醉禁忌的产妇，全身阿片类药物使用越来越少，是由于若干药物选择或剂量使用不当会造成产程镇痛效果不完善或对母婴产生不良反应。

最常用的分娩镇痛的阿片类药物包括哌替啶、芬太尼、阿芬太尼、苏芬太尼和瑞芬太尼。

四、椎管内麻醉法

椎管内麻醉法包括硬膜外阻滞和蛛网膜下隙阻滞两种方法，前者还包括骶管阻滞。

（一）骶管阻滞

主要用于第二产程以消除会阴痛。用药容积如超过 15 mL，约有 81% 产妇的阻滞平面可达 T_{11} 水平，由此可达到无痛宫缩的效果。据 Hingson 等人对 1 万例病例的总结，疼痛完全消失者占 81%，部分消失者占 12%，失败者占 7%。骶管阻滞的缺点为用药量大；穿刺置管易损伤血管或误入蛛网膜下隙，发生局部麻醉药中毒者较多，可能影响宫缩频率和强度，阻滞平面达 $T_{7 \sim 8}$ 水平时，尤易使宫缩变弱。此外，因盆底肌肉麻痹而无排便感，不能及时使用腹压，延长第二产程。

（二）硬膜外阻滞

较常用于分娩止痛，有一点穿刺置管和两点穿刺置管两种。一点穿刺置管法：穿刺 $L_{3 \sim 4}$ 或 $L_{4 \sim 5}$ 间隙，向头置管 3 cm。两点穿刺法一般选用 $L_{1 \sim 2}$ 穿刺，向头置管 3 cm，和 $L_{4 \sim 5}$ 穿刺，向尾置管 3 cm，上管阻滞 $T_{10} \sim L_2$ 脊神经，下管阻滞 $S_{2 \sim 4}$ 脊神经，常用 1% 利多卡因或 0.25% 丁哌卡因，在胎儿监测仪和宫内压测定仪的监护下，产妇进入第一产程先经上管注药，一次 4 mL，以解除宫缩痛。于第一产程后半期置管注药，一次 $3 \sim 4$ mL（含 1 : 20 万肾上腺素），根据产痛情况与阻滞平面可重复用药。只要用药得当，麻醉平面不超过 T_{10}，对宫缩可无影响。本法经母儿血气分析、Apgar 评分与神经行为检查研究，证实与自然分娩相比较无统计学差异。本法对初产妇和子宫强直收缩、疼痛剧烈的产妇尤为适用。用于先兆子痫产妇还兼有降血压和防抽搐功效，但局部麻醉药中禁加肾上腺素。本法禁用于原发和继发宫缩无力，产程进展缓慢，以及存在仰卧位低血压综合征的产妇。本法用于第二产程时，因腹直肌和提肛肌松弛，产妇往往屏气无力，由此可引起第二产程延长，或需产钳助产。因此，在镇痛过程中应严格控制麻醉平面不超过 T_{10}，密切观察产程进展、宫缩强度、产妇血压和胎心等，以便掌握给药时间、用药剂量和必要的相应处理。

具体施行中还应注意以下要点。

（1）注药时间应在宫缩间隙期和产妇屏气停歇期。

（2）用药剂量应比其他患者减少 1/2 ~ 2/3。

（3）置入硬膜外导管易损伤血管，由此可加快局部麻醉药吸收而发生中毒反应或影响麻醉效果，故操作应轻巧。

（4）应严格无菌操作，防止污染。

（5）禁用于并发颅内占位性病变或颅内压增高等产妇。穿刺部位感染，宫缩异常，头盆不称及骨盆异常，前置胎盘或有分娩大出血可能者也应禁用。

（三）蛛网膜下隙阻滞

由于腰椎穿刺后头痛和阻滞平面不如硬膜外阻滞易控，除极少数医院外，甚少在产科镇痛中施用蛛网膜下隙阻滞。近年来有学者提倡用细导管行连续蛛网膜下隙阻滞，认为可克服上述缺点；但细管连续蛛网膜下隙阻滞失败率较高，有个别报道存在永久性神经损害的危险。

（四）可行走的分娩镇痛

随着分娩镇痛研究的进展，目前倡导的分娩镇痛为在镇痛的同时在第一产程鼓励产妇下床活动，可以缩短第一产程并降低剖宫产率。

1. 单纯硬膜外阻滞

使用 0.1% ~ 0.062 5% 的丁哌卡因或罗哌卡因，局部麻醉药中加入芬太尼 2 μg/mL，持续硬膜外泵入，8 ~ 12 mL/h。

2. 蛛网膜下隙阻滞硬膜外联合阻滞法

当宫口开至 2 cm 时采用蛛网膜下隙阻滞连硬膜外配套装置，于 $L_{2~3}$ 脊间隙行硬膜外穿刺，用 26G 腰穿针经硬膜外针内置入穿破硬脊膜，见脑脊液后注入 2.5 mg 罗哌卡因，25 μg 芬太尼或苏芬太尼 10 μg，撤腰椎穿刺针置入连硬外导管，约 1 小时，经硬膜外导管持续泵入 0.062 5% 的丁哌卡因或罗哌卡因加 2 μg/mL 芬太尼液，每小时 8 ~ 12 mL，直至第二产程结束。产程中可加入 PCA 装置以克服镇痛中的个体差异。该法对产妇运动神经无阻滞，在第一产程可下床活动。

五、局部神经阻滞法

此种镇痛方法由产科医师实施，主要包括宫颈旁阻滞和会阴神经阻滞或会阴浸润阻滞。

（一）宫颈旁阻滞

胎儿心动过缓是宫颈旁阻滞最常见的并发症，其主要原因为反射性胎心过缓、胎儿中枢神经系统或心肌抑制、子宫收缩性加强和子宫或脐动脉血管收缩。

（二）会阴神经阻滞和会阴浸润阻滞

在第二产程，产痛主要来自于阴道下段及会阴体的扩张，因此会阴神经阻滞对第二产程镇痛效果显著。会阴神经阻滞只适用于出口产钳的助产操作，但对中位产钳操作、产后宫颈修补术及宫腔探查术的局部麻醉效果较差。

会阴浸润阻滞麻醉只适用于会阴侧切及阴道修补术。

（孙建新）

第十七章

剖宫产手术麻醉

剖宫产最早是作为一种抢救孕妇和胎儿的紧急分娩方式，只有在非正常情况下才使用。但是随着医疗技术水平的提高，世界各地的剖宫产率均有升高的趋势。目前国内剖宫产率越来越高，其原因包括胎儿原因、产妇原因、头盆原因及社会原因，其中以胎儿原因最为多见。常见的剖宫产指征为滞产、头盆不称、多胎妊娠、臀位、先露异常、胎儿窘迫以及有剖宫产史等。

一、术前评估

大多数产科手术属急症性质，麻醉医师首先应详细了解产程经过，对母胎情况作出全面评估；了解产妇既往病史，药物过敏史及术前进食、进饮情况。除了一般的病史采集外，还应关注产妇保健以及相关的产科病史、麻醉史、气道情况、妊娠后心肺功能、基础血压等，椎管内麻醉前还应检查背部穿刺部位的情况。在解释操作步骤和可能发生的并发症后，获得产妇的知情同意。

检查血、尿常规，肝、肾功能，出凝血时间。对患有妊娠相关高血压、溶血肝功能异常血小板减少综合征（HELLP综合征）和其他凝血障碍相关疾病拟行椎管内麻醉的患者，尤其要关注血小板计数和凝血功能检查。

麻醉医师应与产科医师就胎儿的宫内状况，术前进行沟通。

胃动力和胃食管括约肌功能的减退以及胃酸分泌过多使产妇具有较高的反流误吸的风险，所以无论是否禁食，所有产妇均应视为饱胃患者。

二、术前准备

要充分认识到产科麻醉具有相对较高的风险，妊娠期间呼吸、循环都发生了一系列的改变，特别是心血管系统改变最大。产妇入院后，对评估有手术可能者尽早开始禁食禁饮，并以葡萄糖注射液静脉滴注维持能量。临产前给予胃酸中和药。对饱胃者，应设法排空胃内容物。如有困难，应避免采用全身麻醉；必须施行者，应首先施行清醒气管插管，充气导管套囊以防止呕吐误吸。对先兆子痫、子痫、引产期或有大出血可能的产妇，麻醉前应总结术前用药情况，包括药物种类、剂量和给药时间，以避免重复用药的错误。并做好新生儿急救以及异常出血处理的准备。

麻醉前应准备好麻醉机、吸氧装置和相应的麻醉器械与药品，以应对潜在的并发症，如插管失败、呼吸抑制、低血压、镇痛效果不佳及呕吐等。

不论选择哪种麻醉方法，麻醉后都应尽量保持子宫左侧移位。

三、麻醉选择与麻醉实施

剖宫产麻醉方式没有一成不变的模式，麻醉方式的选择取决于手术指征、手术的紧急程度、产妇的要求以及麻醉医师的判断，包括全身麻醉和区域麻醉，即蛛网膜下隙阻滞、硬膜外阻滞、蛛网膜下隙与硬膜外联合阻滞。

（一）硬膜外阻滞

硬膜外阻滞为近年来国内外施行剖宫产术的首选麻醉方法。止痛效果可靠，麻醉平面和血压的控制较容易，控制麻醉平面不超过第 8 胸椎（T_8），宫缩痛可获解除，宫缩无明显抑制，腹壁肌肉松弛，对胎儿呼吸循环无抑制。

硬膜外阻滞用于剖宫产术，穿刺点多选用第 2 腰椎（L_2）和第 3 腰椎（L_3）或第 1 腰椎（L_1）和第 2 腰椎（L_2）间隙，向头或向尾侧置管 3 cm。局部麻醉药常选用 1.5% ~2% 利多卡因或 0.5% 布比卡因。用药剂量可比非孕妇减少 1/3。

和蛛网膜下隙阻滞相比，硬膜外阻滞需要使用大剂量局部麻醉药才能达到剖宫产手术所须阻滞的平面。在剖宫产术中，经由硬膜外途径给予大量局部麻醉药具有潜在的毒性，且孕产硬膜外血管常处于充盈状态，穿刺置管应小心，以免误入血管。硬膜外导管有移动的可能，因此，即使采用负压回抽试验也不能完全排除导管进入蛛网膜下隙或血管的可能。有多种措施可以减少局部麻醉药中毒的危险。首先在注药前应回吸，然后给予试验剂量（如 2% 利多卡因 3 ~5 mL）并观察产妇的反应；其次应分次给药；最后应选择更安全的药物（如氯普鲁卡因和利多卡因）或较新的酰胺类局部麻醉药（如罗哌卡因和左旋布比卡因）。

局部麻醉药中添加少量芬太尼（2 μg/mL）或苏芬太尼（0.5 μg/mL）有助于改善麻醉效果。可乐定也用来添加至硬膜外局部麻醉药中，但常产生镇静、心动过缓及低血压。硬膜外已经置管行分娩镇痛的患者，拟行急诊剖宫产时，可直接利用原导管有效地实施硬膜外阻滞。

为预防仰卧位低血压综合征，产妇最好采用左侧倾斜 30°体位，或垫高产妇右髋部，使左侧倾斜 20° ~30°，这样可减轻巨大子宫对腹后壁大血管的压迫，并常规开放上肢静脉，给予预防性输液。在平卧位时约有 90% 临产妇的下腔静脉被子宫所压，甚至完全阻塞，下肢静脉血将通过椎管内和椎旁静脉丛及奇静脉等回流至上腔静脉。因此，可引起椎管内静脉丛怒张，硬膜外间隙变窄和蛛网膜下隙压力增加。平卧位时腹主动脉也可受压，从而影响肾和子宫胎盘血流灌注，妨碍胎盘的气体交换，甚至减损胎盘功能。研究表明，约 50% 产妇于临产期取平卧位时出现"仰卧位低血压综合征"，表现为低血压、心动过速、虚脱和晕厥。

（二）蛛网膜下隙阻滞（脊麻）

在剖宫产手术中实施蛛网膜下隙阻滞有许多优点：起效快，阻滞效果良好，并且由于局部麻醉药使用剂量小，发生局部麻醉药中毒的概率小，通过胎盘进入胎儿的剂量也相应减少。另外，蛛网膜下隙阻滞失败率较低，不会造成局部麻醉药意外血管内注射，或大量注入蛛网膜下隙造成全蛛网膜下隙阻滞。蛛网膜下隙阻滞的缺点包括麻醉时间有限和容易出现低血压。

蛛网膜下隙阻滞最常使用的药物是高比重布比卡因（布比卡因用 10% 葡萄糖注射液稀释），常用剂量为 6～10 mg，起效时间为 1.5～2 小时，和大多数剖宫产所需时间相当。尽管增加蛛网膜下隙阻滞用药量可以升高阻滞平面，但超过 15 mg，低血压的发生率会明显升高且麻醉平面过于广泛。低血压可通过预先给予一定量的液体（500 mL 林格液）、子宫移位（通常是左移）以及准备好麻黄碱等升压药来预防。阻滞平面的高低与产妇身高、体重等因素有一定关系，尤其是与局部麻醉药剂量成明显的正相关。患者体位可采用侧卧位或坐位，对于肥胖产妇，坐位是蛛网膜下隙穿刺的最佳体位。而高比重药物比等比重药物更容易预测阻滞平面的高度，而且麻醉医生也可以通过改变手术床位置来调整平面高度。

在剖宫产中，有时尽管阻滞平面已经很高（T_4），但仍有部分产妇会产生不同程度的内脏不适，尤其是当产科医生牵拉子宫时。局部麻醉药中加入少量麻醉性镇痛药，如芬太尼（15～25 μg）、苏芬太尼、吗啡（0.1～0.25 mg）等能减少术中牵拉不适的发生。用药后要加强监护以防止迟发性呼吸抑制的发生。

（三）蛛网膜下隙与硬膜外联合阻滞

蛛网膜下隙与硬膜外联合阻滞（CSEA）综合了蛛网膜下隙阻滞和硬膜外阻滞各自的优点。该法既可发挥蛛网膜下隙阻滞用药量小、潜伏期短、效果确切的优点，又可发挥连续硬膜外阻滞的灵活性，且可用于术后镇痛的优点。由于脊椎麻醉穿刺针细（26G），前端为笔尖式，对硬脊膜损伤少，故蛛网膜下隙阻滞后头痛的发生率大大减少。产妇蛛网膜下隙阻滞用药量为非孕妇的 1/2～2/3 即可达到满意的神经阻滞平面第 8 胸椎至骶椎。近年来，CSEA 已广泛用于剖宫产手术的麻醉中。

穿刺点常选择第 2 腰椎与第 3 腰椎间隙，使用"针过针"技术，由硬膜外穿刺针进入硬膜外隙后，经该穿刺针置入长带侧孔的微创性腰椎穿刺针直至刺破蛛网膜，见脑脊液自动流出，证明穿刺成功。注入局部麻醉药后，退出穿刺针，头侧方向置入硬膜外导管 3～5 cm，必要时可从硬膜外隙给药，以实施连续硬膜外阻滞或术后硬膜外患者自控镇痛（PCEA）。

（四）全身麻醉

尽管近几十年来在剖宫产中使用全身麻醉已经明显减少，但少数情况下仍须施行全身麻醉，包括产妇大出血、凝血功能障碍、威胁胎儿生存，或是产妇拒绝区域麻醉。全身麻醉的优点包括可消除产妇紧张恐惧心理、诱导迅速，较少发生血压下降和心血管系统不稳定，能够保证呼吸道通畅并控制通气，适用于精神高度紧张的产妇或并发精神病、腰椎疾病或感染的产妇。其最大的缺点为容易呕吐或反流而致误吸，甚至死亡。此外，全身麻醉的操作管理较为复杂，要求麻醉者有较全面的技术水平，医院有相应的设备条件，麻醉用药不当或维持过深有造成新生儿呼吸循环抑制的危险，难以保证母子安全，苏醒后更须有专人护理，麻醉后并发症也较硬膜外阻滞多；因此，全身麻醉一般只在硬膜外阻滞或局部浸润麻醉有禁忌证时方采用。

目前较通用的全身麻醉方法为：硫喷妥钠（4～5 mg/kg）、琥珀酰胆碱（1～1.5 mg/kg）静脉注射，施行快速诱导插管，继以 50%～70% 氧化亚氮加 0.5% 异氟烷维持浅麻醉，必要时应用肌肉松弛药。手术结束前 5～10 分钟停用麻醉药，用高流量氧"冲洗"肺泡以加速苏醒。产妇完全清醒后，拔出气管插管。

防止胃液反流及误吸的措施有：①气管插管迅速有效；②插管前避免正压通气；③气管插管时压迫环状软骨（Sellick 手法）；④待患者完全清醒、喉反射恢复后拔管。

现不提倡常规应用非去极化肌肉松弛药原因如下：①非去极化肌肉松弛药可影响琥珀酰胆碱作用，使其起效时间延迟、作用时间缩短、作用强度减弱，增加气管插管的难度；②研究表明，非孕妇女由于肌束收缩食管下段压力升高大于胃内压，防止反流的食管下段压力因肌束收缩而升高；③孕妇腹肌张力下降，胃内压不会因肌束收缩而升高；④孕妇由于孕激素水平高、肌纤维成束收缩较少，琥珀酰胆碱所致的肌痛也较少发生。

插管失败或插管困难是麻醉相关性孕妇死亡的首要原因。假声带黏膜毛细血管充血，要求在孕妇中选用较小号的气管插管。对于大多数孕妇来说，最好选用 6.5 号或 7.0 号带套囊的气管插管。经鼻插管或插入鼻胃管，均可能导致出血。

（金　笛）

第十八章

高危妊娠产科麻醉

妊娠期有某些病理因素，可能危害孕产妇、胎儿、新生儿或导致难产者，称为高危妊娠。高危妊娠几乎包括了所有的病理产科，而与麻醉关系密切的高危妊娠，主要为各种妊娠并发症和并存症。

一、产前出血的麻醉

产前出血是指怀孕 28 周后，产前发生阴道出血。最常见的原因是前置胎盘、胎盘早剥等。产妇失血过多可致胎儿宫内缺氧，甚至死亡。若大量出血或保守疗法效果不佳，必须紧急终止妊娠。

（一）主要出血原因

1. 胎盘早剥

胎盘早剥是在胎儿娩出前正常位置的胎盘，部分或全部从子宫壁剥离，DIC 发生率为 1.3%～1.6%。临床表现可能为阴道流血和子宫紧张，由于血液积聚在胎盘之后往往低估了出血的程度。根据剥离的程度分为轻、中、重三级。胎盘剥离时可能发生 DIC，而且剥离程度较大时，DIC 发生率可增加到 30%，可致胎儿死亡。

2. 前置胎盘

孕 28 周后，胎盘附着于子宫下段，其下缘甚至达到或覆盖宫颈内口，低于胎先露部，称为前置胎盘。前置胎盘可致妊娠晚期大量出血而危及母儿生命，是妊娠期的严重并发症。可分为：①完全性前置胎盘，胎盘组织完全覆盖宫颈内口；②部分性前置胎盘，胎盘组织部分覆盖宫颈内口；③边缘性前置胎盘，胎盘边缘到达宫颈内口，未覆盖宫颈内口。前置胎盘多见于多产妇，尤其是有剖宫产术史者。

典型症状是妊娠期间无痛性阴道出血。出血能自行停止者，可以保守治疗；对于持续流血者，为了母体安全应终止妊娠。出血量不多或非活动性出血的产妇，可选择腰椎麻醉或硬膜外阻滞。

（二）麻醉前准备

由于前置胎盘和胎盘早剥的孕产妇易发生失血性休克、DIC 等并发症，因此此类患者麻醉前应注意评估循环功能状态和贫血程度。除检查血常规、尿常规、生物化学外，应重视血小板计数、纤维蛋白原定量、凝血酶原时间和凝血酶原激活时间检查，并做 DIC 过筛试验。

警惕 DIC 和急性肾功能衰竭的发生，并进行防治。

（三）麻醉选择和管理

前置胎盘和胎盘早剥多需急诊手术和麻醉，准备时间有限，病情轻重不一，禁食禁饮时间不定。因此应该在较短的时间内做好充分准备，迅速作出选择。麻醉选择应依病情轻重、胎心情况等综合考虑。凡母体有活动性出血、低血容量休克，有明确的凝血功能异常或 DIC，全身麻醉是较安全的选择。如果胎儿情况较差要求尽快手术，也可选择全身麻醉。如果母体、胎儿情况尚好，则可选用椎管内麻醉。

（四）注意事项

（1）大出血产妇应开放两条以上静脉或行深静脉穿刺置入单腔或双腔导管，监测中心静脉压。记录尿量，预防急性肾功能衰竭，并做出对应处理。

（2）防治 DIC。胎盘早剥易诱发 DIC。围麻醉期应严密监测，积极预防处理。对怀疑有 DIC 倾向的产妇，在完善相关检查的同时，可预防性地给予小剂量肝素，并输入红细胞、血小板、新鲜冰冻血浆及冷沉淀物等。

（3）产妇和胎儿情况正常时可选择椎管内麻醉。

二、妊娠合并先天性心脏病麻醉

妊娠合并心脏病是对麻醉医生技能的一种挑战。妊娠及分娩加重了心血管系统的负担，为避免心血管系统遭致损害，麻醉医生必须清楚妊娠过程中心脏病的本质及其发展过程、产时及产褥期的正常生理变化、各种麻醉药对心血管系统的影响以及处理急症并发症的常用方法。

患有心血管疾病产妇的预后一般都与其心功能状态有关（表 18-1）。在重症肺动脉高压和明显左心室功能不全的病例，妊娠具有非常高的风险。心功能 1 级或 2 级产妇的分娩病死率低于 1%，而心功能 3 级或 4 级产妇可高达 5% ~ 15%。围生期胎儿死亡率也与产妇心功能有关，心功能 3 级或 4 级产妇围生期胎儿死亡率高达 20% ~ 30%。

表 18-1　纽约心脏病学会的心功能分级

分级	活动能力	症状和体征
1 级	可从事一般体力活动	无症状（症状指：疲劳、心悸、呼吸困难和心绞痛）
2 级	体力活动轻度受限	静息时无症状，一般体力活动可诱发症状
3 级	体力活动明显受限	静息时无症状，轻度体力活动即可诱发症状
4 级	不能从事任何体力活动	静息时即出现症状，并且任何活动可能导致不适或症状加重

先天性心血管病（以下简称先心病）是孕龄妇女并发的主要心血管疾病，占 60% ~ 80%。随着近年复杂先心病早期诊断和治疗的进步，重症先心病患者存活到孕龄的人数成倍增加。儿童时期成功的手术，可使先心病患者的心血管功能恢复正常。能被手术修复的心脏畸形有：房间隔缺损（ASD）、室间隔缺损（VSD）、动脉导管未闭（PDA）、法洛四联症、大血管转位和三尖瓣闭锁。

但是，经常有些孕妇就诊或临产时，其先心病畸形并未纠正或仅部分纠正，甚至在妊娠前从未发现有先心病，妊娠后才出现先心病的症状和体征，这些患者的产科和麻醉处理可能更具挑战性和复杂性。

（一）左向右分流（非发绀）型先心病

左向右分流（非发绀）型先心病包括 ASD、VSD 或 PDA 等心血管畸形。

（1）应尽早由内科医师提供心血管系统诊断和治疗建议。

（2）应于临产前收住院，密切监护，以免自然临产的应激导致心血管功能恶化。

（3）自然分娩时，应尽早进行硬膜外或其他镇痛方法，以免疼痛应激引起儿茶酚胺水平升高和外周血管阻力增加，左向右分流加重，导致肺动脉高压和右心室衰竭。

（4）在无痛分娩或剖宫产时，硬膜外阻滞优于腰椎麻醉，应逐渐追加用药，以延缓硬膜外阻滞的起效过程，因为交感神经阻滞，外周血管阻力骤然降低的体循环低血压，可能使无症状的左向右分流逆转为低氧血症的右向左分流，从而危及母胎安全。

（5）围产期密切监测产妇心血管功能，必要时采取有创动脉压和中心静脉压监测；胎儿娩出即刻是对产妇心血管功能的最大考验，之前慎用胶体扩容，有心功能不全迹象时可采取限液、强心和利尿处理。

（6）产妇应接受持续吸氧治疗，密切监测血氧饱和度，因为轻度低氧血症即可使肺血管阻力增加，导致分流方向逆转的可能；同时，也要避免高碳酸血症和酸中毒等导致肺血管阻力增加的因素。

（7）静脉输液或用药时，应避免将空气注入静脉，因为，即使少量空气经畸形缺损进入体循环，也可能导致栓塞发生。

（8）也应重视胎儿的监测。

（二）右向左分流（发绀）型先心病

右向左分流（发绀）型先心病包括艾森门格综合征、法洛四联症等。

1. 艾森门格综合征

艾森门格综合征是一组先天性心脏病发展的后果。ASD、VSD、PDA 等先天性心脏病，可由原来的左向右分流，由于进行性肺动脉高压发展至器质性肺动脉阻塞性病变，出现右向左分流，皮肤黏膜从无青紫发展至有青紫时，即称为艾森门格综合征。

艾森门格综合征的麻醉处理原则如下。

（1）维持足够的外周血管阻力，慎用椎管内麻醉，尤其是腰椎麻醉。

（2）维持相对稳定的血容量和回心血量，避免主动脉—腔静脉受压（仰卧综合征）。

（3）预防疼痛、低氧血症、高碳酸血症和酸中毒，以免引发肺血管阻力的进一步增加。

（4）避免全身麻醉期间心肌的抑制。

2. 法洛四联症

法洛四联症是联合的先天性心脏血管畸形，包括室间隔缺损、肺动脉口狭窄、主动脉右位（骑跨于缺损的心室间隔上）和右心室肥厚，其中前两种畸形为基本病变，本病是最常见的紫绀型先天性心脏病。

法洛四联症的麻醉原则如下。

（1）避免任何可能导致外周血管阻力降低的因素，否则将加重右向左分流。

（2）维持足够的血容量和静脉回流，在右心功能欠佳的情况下，需要高充盈压增强右心室射血，以确保充足的肺动脉血流。

（3）自然分娩早期应用硬膜外镇痛，有助于预防肺血管阻力增加，避免右向左分流的不良后果。

（4）需剖宫产时，硬膜外阻滞应逐渐起效，预防"仰卧综合征"，避免血流动力学的剧烈波动。

（5）慎用单次腰椎麻醉，因其外周血管阻力的骤然降低可导致分流逆转和低氧血症。

（6）全身麻醉原则基本同艾森门格综合征。

三、妊娠合并心脏瓣膜病麻醉

心脏瓣膜病是以瓣膜增厚、粘连、纤维化、缩短为主要病理改变，以单一或多个瓣膜狭窄和（或）关闭不全为主要临床表现的一组心脏病。最常累及二尖瓣，约占心脏瓣膜病的70%，二尖瓣并发主动脉瓣病变占20%～30%，单纯主动脉瓣病变为2%～5%，而三尖瓣和肺动脉瓣病变极为少见。

（一）二尖瓣狭窄

主要由风湿热引起，多见于青壮年，男女发病之比为1∶（1.5～2）；风湿性心脏病二尖瓣狭窄约占25%，二尖瓣狭窄合并关闭不全约占40%。二尖瓣狭窄的血流动力学异常是由于舒张期左心房流入左心室的血流受阻，其临床症状为呼吸困难、咯血、咳嗽。孕前无症状的二尖瓣狭窄患者可耐受妊娠；孕前有症状并存在肺淤血的产妇，胎儿娩出即刻心脏前负荷骤然增加，极易导致急性左心房衰竭以及严重肺水肿发生，使围生期死亡的风险明显增加。

麻醉处理原则如下。

（1）维持较慢心率。

（2）维持窦性节律，有效地治疗急性心房纤颤。

（3）避免主动脉—腔静脉受压，维持静脉回流和肺动脉楔压（PCWP），在预防肺水肿的基础上最大限度提高左室舒张末容积（LVEDV）。

（4）维持一定的外周血管阻力。

（5）避免肺血管阻力增加的诱因，如疼痛、低氧血症、高碳酸血症和酸中毒。

（二）二尖瓣关闭不全

二尖瓣关闭不全的常见原因是风湿热，导致左心室收缩时血液返回左心房。

二尖瓣关闭不全的主要病理生理变化是收缩期左心室血液反流至左心房，造成收缩期左房舒张末压升高和心排血量降低。以左心房和左心室扩大为特征，急性二尖瓣关闭不全时，导致左心房容量过负荷，即左心室收缩时将血液泵回顺应性不佳的左心房，前向心排血量降低，代偿性外周血管收缩；随后肺淤血、肺水肿，肺动脉压持续升高，进一步发生右心衰竭。慢性二尖瓣关闭不全导致左心房逐渐扩大和顺应性增加，以"缓解"反流的血液；左心房扩大后，导致心房纤颤机会增加，心房纤颤的发作可引起心悸症状；长期、严重的二尖瓣关闭不全可导致左房舒张末压升高和肺淤血。

麻醉处理原则如下。

（1）避免外周血管阻力增加。

（2）维持心率正常或稍微增加。

（3）尽量维持窦性节律，有效治疗急性心房纤颤。

（4）避免主动脉—腔静脉受压，维持回心血量，预防中心血容量增加。

（5）避免全身麻醉期间的心肌抑制。

（6）避免疼痛、低氧血症、高碳酸血症和酸中毒等增加肺血管阻力的因素。

（三）主动脉狭窄

主动脉瓣狭窄（AS）可多年无症状，直到瓣口直径缩小到正常的 1/3 时（正常主动脉瓣口面积是 $2.6 \sim 3.5~cm^2$），才出现明显的血流动力学变化。轻度 AS 患者能较好地耐受妊娠期心血管系统变化和血容量的增加。在严重病例，对妊娠期间心血管系统需求增加的补偿能力有限，可能发展为呼吸困难、心绞痛甚至晕厥。重症 AS 产妇的产后病死率高达 17%，而围生期胎儿病死率接近 20%。

麻醉处理原则如下。

（1）维持正常心率和窦性节律。

（2）维持足够的外周血管阻力。

（3）维持血管内容量和静脉回流量。

（4）避免主动脉—腔静脉受压。

（5）避免全身麻醉期间心肌抑制。

麻醉方法如下。

（1）中到重度 AS 是单次腰椎麻醉的相对禁忌。

（2）连续硬膜外阻滞可采用缓慢诱导的方式，适当晶体液扩容；使患者有充足的代偿或适应时间。

（3）腰椎麻醉联合硬膜外阻滞（CSE）可采用小剂量腰椎麻醉，硬膜外补充的方法，使麻醉效果更完善，也保证了血流动力学的稳定。

（4）全身麻醉时，可选用依托咪酯和阿片类药物进行诱导；而硫喷妥钠可抑制心肌，氯胺酮可致心动过速，不宜作为诱导用药。全身麻醉维持用药应避免心肌抑制和降低外周血管阻力。

（四）主动脉关闭不全

主动脉关闭不全在孕龄妇女比主动脉瓣狭窄更常见，75% 患者由风湿热引起，风湿性主动脉关闭不全（AI）常伴有二尖瓣病变。左心室舒张期主动脉瓣不能关闭，将导致主动脉血向左心室反流，左心室容量过负荷，久之，导致左心室扩张和肥厚。AI 产妇通常完全能耐受妊娠，因为：①妊娠会适当增加孕妇心率，可缩短舒张期血液反流的时间；②妊娠的外周血管阻力降低，有利于前向血流，由此减少血液反流量；③妊娠的血容量增加有助于维持足够的心脏充盈压。

麻醉处理原则如下。

（1）维持心率正常或稍微增加。

（2）避免外周血管阻力增加。

（3）避免主动脉—腔静脉受压。

（4）避免全身麻醉期间的心肌抑制。

麻醉方法如下。

（1）硬膜外阻滞可用于阴道或剖宫产分娩。临产早期采用硬膜外阻滞，可避免疼痛应激导致的外周血管阻力增加，从而避免出现急性左心室容量超负荷；AI 产妇不能耐受心动过缓，应注意预防并及时治疗。

（2）在上述原则基础上进行全身麻醉，可选用短效瑞芬太尼用于剖宫产的全身麻醉维持。

四、妊娠合并糖尿病麻醉

妊娠前已有糖尿病的患者称为糖尿病并发妊娠；妊娠前糖代谢正常或有潜在糖耐量降低，妊娠期才出现或发现糖尿病的称为妊娠期糖尿病。妊娠糖尿病的相关因素有：高龄孕妇、肥胖、家族糖尿病史以及孕妇有死胎、新生儿死亡、胎儿畸形或巨大胎儿病史。

（一）妊娠对糖尿病的影响

妊娠后参与胰岛素反馈调节的激素（胎盘促黄体素、胎盘生长激素、皮质醇、黄体酮）水平增加，外周靶组织对胰岛素逐渐产生耐受，以利于孕妇向胎儿提供葡萄糖、氨基酸等营养物质。如果孕妇不能自身代偿胰岛素的缺失量，就可能导致妊娠糖尿病，分娩后多数产妇葡萄糖耐量可恢复正常，但是，由此可能成为 2 型糖尿病的高发人群。自然或剖宫产分娩后，胎盘的反馈调节性激素作用消失，胰岛素需求会逐渐恢复到孕前水平。

（二）糖尿病对孕妇和胎儿的影响

糖尿病并发妊娠或妊娠糖尿病都易发生妊娠高血压和羊水过多，并增加剖宫产率。糖尿病并发妊娠患者的剖宫产率可增加 3～10 倍，而妊娠糖尿病产妇的剖宫产率增加 1.5 倍。糖尿病并发妊娠孕妇的早产发生率增加 2～3 倍。

（三）麻醉实施

妊娠糖尿病的特殊病理生理及所伴的并发症对麻醉医师确保分娩、剖宫产过程中顺利平稳、母婴安全提出挑战。

1. 术前评估

首先，术前评估要充分，包括确定糖尿病的类型、围产期药物治疗情况，是否伴发先兆子痫、肾功能不全及病态肥胖、心功能是否受损等。严格的体格检查还包括气道评估及神经系统检查以排除自主神经及外周神经病变。

（1）气道评估：不论孕妇是否伴糖尿病，其困难插管的发生率较一般人群高。但糖尿病患者还伴有一些其他的气道问题，如青少年型糖尿病孕妇，28% 出现小关节、颈椎及寰椎齿样关节活动受限，且还伴其他表现如微血管并发症、身材矮小、发育延迟等。

（2）自主神经及周围神经病变：伴自主神经功能不全的患者表现为血压容易波动、区域麻醉后严重的低血压或循环不稳定，全身麻醉诱导时也可出现类似情况。因此须预防性补液、应用血管活性药物以及放置合适的体位以防止动脉—下腔静脉受压，减少低血压的发生或持续时间。

周围神经病变可表现为远端肢体感觉或运动缺失，而区域麻醉也可出现这些症状，因此对于此类患者应于手术前详细记录感觉或运动缺失的程度及范围。另外，阴道分娩及剖宫产时均应防止不良体位所致的神经损伤。

2. 麻醉管理

糖尿病产妇剖宫产腰椎麻醉或硬膜外阻滞期间，在确保母体血糖控制满意，应用乳酸钠林格注射液预扩容和及时纠正低血压的前提下，一般不会导致新生儿酸中毒。由于部分糖尿病产妇妊娠期子宫胎盘功能欠佳，无论采用硬膜外阻滞或腰椎麻醉，首先应注意维持血流动力学稳定，以确保胎儿安全。

在产程早期，可应用小量阿片类药以缓解疼痛，但必须注意阿片类药易透过胎盘引起新生儿呼吸抑制，尤其多发于应用麻醉药后即刻娩出的胎儿，硬膜外阻滞和硬膜外复合腰椎麻醉可较好地缓解疼痛，对胎儿影响小，可安全有效地用于产科麻醉。近期有报道，硬膜外和硬腰联合可使孕妇血糖降至危险低限，因此分娩过程中要监测血糖。

糖尿病并发妊娠的患者通常易发感染。由于糖尿病是非妊娠患者发生硬膜外脓肿的高危因素，因此在所有产妇（特别是糖尿病患者）的椎管内麻醉期间都应严格采用无菌操作技术。

总之，对糖尿病孕妇剖宫产实施麻醉时要考虑以下几点。

（1）诱导成功的蛛网膜下隙阻滞或硬膜外阻滞是很安全的，但要注意避免低血压和葡萄糖注射液快速输注。

（2）诱导前用不含葡萄糖的液体进行快速补液。

（3）适当静脉注射麻黄碱治疗低血压。对糖尿病产妇，轻微的低血压也不能很好地耐受。

（4）从麻醉诱导起始时，就常规将子宫左侧移位。潜在的糖尿病可使子宫和胎盘血流减少。

（5）若行全身麻醉，资料显示新生儿结局较好。

（6）全身麻醉时，须维持葡萄糖注射液的输注以及监测葡萄糖浓度，特别是持续注射胰岛素或外科手术时间延长时。

（7）手术后，必要时可给予小剂量胰岛素。胰岛素需求暂时性减少之后可出现血糖的快速升高。因此，在此阶段应合理地应用胰岛素和仔细监测血糖水平。

3. 麻醉监测

（1）除血压、心电图、经皮动脉血氧饱和度外，危重产妇应行有创监测以了解中心静脉压等循环变化。

（2）加强呼吸管理，避免缺氧和 CO_2 蓄积。

（3）监测尿量以了解肾功能状态。

（4）及时测定血糖，随时调整静脉胰岛素用量。

五、妊娠合并甲状腺功能亢进（甲亢）麻醉

甲状腺功能亢进是由多种原因引起的甲状腺激素分泌过多所致的一组常见内分泌疾病。主要临床表现为多食、消瘦、畏热、多汗、心悸、激动等高代谢综合征，以及不同程度的甲状腺肿大和眼突、手颤、颈部血管杂音等特征，严重的可出现甲亢危象、昏迷，甚至危及生命。

（一）妊娠对甲状腺功能亢进的影响

受胎盘激素的影响，妊娠期甲状腺处于相对活跃状态，甲状腺体积增大，给甲状腺功能亢进的诊断带来一定困难。妊娠期免疫抑制加强，病情可能有所缓解，但产后免疫抑制解除，甲状腺功能亢进可能会加重。甲状腺功能亢进控制不当的孕妇，分娩或手术时的应激、

疼痛刺激、精神心理压力、劳累、饥饿、感染以及不适当的停药，均可能诱发甲状腺危象的发生。

（二）甲状腺功能亢进对妊娠的影响

重症或经治疗不能控制的甲状腺功能亢进，由于甲状腺素分泌过多，抑制腺垂体分泌促性腺激素的作用，容易引起流产、早产，甲状腺功能亢进患者代谢亢进，不能为胎儿提供足够的营养，胎儿生长受限，低体重儿出生率高。妊娠期停药或服药不足，甲状腺功能亢进症状会加重。甲状腺功能亢进治疗药物可通过胎盘进入胎儿，可能导致胎儿甲状腺功能低下，新生儿甲状腺功能异常。另外，有些药物对胎儿可能有致畸作用。

（三）麻醉实施

1. 分娩镇痛

甲状腺功能亢进产妇临产时，精神通常处于紧张状态，对产痛可能更敏感，因此分娩镇痛十分重要。硬膜外阻滞应是首选镇痛方法，在镇痛同时对交感神经系统和甲状腺功能也能起到控制作用。

2. 剖宫产的麻醉

在控制欠佳的甲状腺功能亢进产妇行剖宫产时，椎管内麻醉应作为首选，如有禁忌可采用全身麻醉。理论上，甲状腺功能亢进患者术前慎用阿托品。硬膜外阻滞时，局部麻醉药中不要加用肾上腺素，低血压时避免应用 α 肾上腺受体激动剂（去氧肾上腺素）纠正。甲状腺功能亢进患者糖皮质激素储备相对不足，应采取补充治疗。应避免应用导致心动过速的药物，如：氯胺酮、阿托品、泮库溴铵。硫喷妥钠可能有抗甲状腺作用，可用于全身麻醉诱导药的首选。Graves 病患者多患有突眼征，全身麻醉时应对角膜重点保护。在甲状腺功能亢进产妇可采用术前深度镇静的方法，但是，此方法有母体过度镇静、误吸和新生儿呼吸抑制的风险。

3. 甲状腺危象的预防和治疗

术前充分准备可最大限度降低围术期甲状腺危象的风险。术前准备的目的是使患者甲状腺功能维持正常。紧急手术时，在控制甲状腺功能的基础上，应该做好处理围术期甲状腺危象的准备。

六、妊娠肥胖麻醉

由于生活条件的改善，肥胖孕产妇越来越多，她们可能是产科麻醉医生遇到的最常见的高危患者。肥胖可增加妊娠期死亡的风险。高龄和高血压、糖尿病、血栓性疾病以及感染发生率的增加均构成肥胖产妇围生期死亡的高危因素。妊娠期肥胖的定义有多种：①孕前 BMI 大于29 kg/m^2；②妊娠期体重≥200 磅（91 kg）；③妊娠后体重增加 >20%。

（一）肥胖对肺功能的影响

体重超标时能量消耗、氧耗、二氧化碳产生均增加。①肺动力学：胸壁增厚使通气时需要消耗更大的能量来产生吸气动作，氧耗成本随体重而增加。常见以浅快呼吸通过降低潮气量尽可能减少能量消耗。多数病态肥胖孕妇妊娠期 $PaCO_2$ 可正常，但肺功能储备降低。②肺容量：潮气量、功能残气量、呼气储备量、肺活量、吸气储备量、肺总量和最大分钟通气量在病态肥胖患者都减少。③氧合作用：极度肥胖患者肺弥散能力降低，胸壁顺应性降低和腹部肥胖促使肺下部的气道闭合，通气主要在顺应性好的肺上部进行，肺血流状况正好相反，从而导致通气/血流比例失调和低氧血症。

（二）肥胖对心血管的影响

肥胖患者的血容量和心排血量增加，心脏指数可正常，心排血量增加主要是每搏输出量的增加。肥胖患者多伴有高血压，$BMI > 30 \ kg/m^2$ 时高血压发生率增加 3 倍。肥胖、左心室肥厚的高血压产妇，其左心室收缩功能虽正常，但舒张功能多异常，说明存在左心室舒张功能不全的容量过负荷，并需要通过有效的利尿治疗，以减少过多的血容量。

（三）肥胖对胃肠道的影响

病态肥胖患者加上妊娠因素，发生胃内容物反流和肺误吸的风险进一步增加。

（四）肥胖对内分泌的影响

肥胖病患者是糖尿病的易发人群，肥胖病患者妊娠期间通常存在胰岛素相对不足。

（五）麻醉前评估

肥胖产妇多伴有内科疾病，需要尽早进行麻醉前评估。

（1）经皮动脉血氧饱和度可用来评估产妇氧合状态。

（2）血气分析对肥胖产妇通气状态的评估很重要。

（3）先兆子痫患者须检查血小板计数。

（4）除非血压袖带的长度 > 上臂周长的 20%，否则产妇血压的测量会高于其实际血压。在慢性高血压或先兆子痫及围生期须监测动脉血气的患者，可放置动脉导管直接测压并方便监测动脉血气。

（六）麻醉方式的选择与实施

对于自然分娩的产妇，硬膜外阻滞是肥胖产妇分娩镇痛的优先选择；腰椎麻醉联合硬膜外阻滞也可用于病态肥胖产妇的分娩镇痛，但须注意蛛网膜下隙注入阿片类药物有导致产妇呼吸抑制的风险，单纯应用低浓度局部麻醉药即可达到满意的分娩镇痛。

在病态肥胖产妇，剖宫产会增加产妇和胎儿风险，对麻醉的挑战在于椎管内麻醉穿刺的困难和气道控制的难度，以及胃内容物反流和肺误吸的风险。肥胖可能导致蛛网膜下隙阻滞后难以预测的广泛局部麻醉药扩散，故肥胖产妇对局部麻醉药的需求量降低。

与蛛网膜下隙阻滞相比，硬膜外阻滞的优点如下。

（1）能适时调节局部麻醉药的剂量。

（2）降低低血压的发生率。

（3）减轻运动神经阻滞的呼吸影响。

（4）麻醉时间不受限制。

肥胖可影响硬膜外局部麻醉药的扩散，阻滞平面与 BMI 和体重成正比，而与身高无关。病态肥胖产妇完全能耐受高平面感觉神经阻滞，在感觉阻滞平面过高产妇，并不一定出现明显的呼吸窘迫感，但应予以关注。病态肥胖产妇进行剖宫产全身麻醉时，困难插管的发生率高达 33%。而且，曾经成功气管插管的患者，并不能保证此次插管就顺利。麻醉医师应事先准备好喉镜、不同型号的喉镜片和气管导管、经环甲膜穿刺和切开器械以及经气管通气的器械。另外，也可利用可视或纤维喉镜在产妇清醒下进行气管插管。清醒下置喉镜和插管刺激时，儿茶酚胺释放和血压升高，可导致原有高血压恶化，并对子宫血流产生不利影响，因此，插管前有效的表面麻醉极其重要。麻醉前气道评估基本正常的产妇，如果无禁忌证可行全身麻醉快速诱导，方法是全身麻醉前有效的预吸氧去氮，因为肥胖患者在诱导的呼吸暂停期更易出现低氧血症，可在诱导前深呼吸 100% 氧 3 分钟或 30 秒内最大吸气 100% 氧 4 ~ 5 次，即可预防插管期间呼吸暂停的低氧血症。

（吴　涛）

第十九章

创伤患者手术麻醉

随着工业和交通现代化的发展，创伤患者日趋增多，创伤已成为全球范围内的五大死亡原因之一。

因为大多数创伤患者需要立即急诊手术，病情的严重和复杂程度很不一致，临床医师又常无法获得患者的完整病史（包括并发症），加上难以预期的结果，因此可以说，对创伤患者的急救处理和麻醉管理是一项难度较高的工作。为此，首先要了解严重创伤的病理生理变化；其次是掌握创伤患者的病情评估和处理措施；最后是选择合适的麻醉方法和药物，以及预防和治疗术中和术后的并发症。

休克是因组织氧供不足而引起的全身性疾病，包括低灌注引起的原发性细胞损伤以及由此而引起的继发性炎症反应，是导致创伤患者死亡超过半数的原因，其中40%的患者死于急性失血，而超过10%的患者死于休克后引起的多器官功能障碍综合征（MODS）。

一、创伤性休克的病因

凡是造成全身氧输送、氧摄取和利用受损的因素都可导致休克的发生，表19-1列举了导致创伤患者休克的常见原因。尽管失血是导致创伤性休克最为常见的原因，但是休克往往是多种因素共同作用的结果。例如，胸外伤患者可能同时并发出血、张力性气胸、心脏压塞，这些因素都可引起全身低灌注，从而共同促发休克的发生。此外，患者的潜在并发症也可能是休克的重要促发因素，糖尿病和心肌缺血导致氧输送下降，酗酒、并发症的治疗药物可能导致机体低灌注状态，从而削弱机体正常的代偿机制。

表 19-1　创伤患者导致休克的病因

病因	病理生理
气道梗阻或肺损伤	氧不能输送到血液循环
张力性气胸	减少回心血量
心脏压塞	减少回心血量
失血	血氧容量下降
	血容量不足
心脏损伤	心泵功能障碍
脊髓损伤	血管异常舒张

病因	病理生理
中毒	心泵功能障碍
	细胞代谢衰竭
	血管异常舒张
脓毒症	细胞代谢衰竭
	血管异常舒张

二、创伤性休克的病理生理机制

在创伤性失血早期，甚至是在低灌注还未进展到细胞缺血阶段时，机体就开始启动局部和全身性的代偿反应。受损血管收缩限制出血，而侧支血管扩张增加缺血组织血流。创伤后疼痛、失血和大脑皮质反应激活神经内分泌系统，增加心脏的变时和变力效应，将血流从缺血耐受性血管床分流到中心循环。这种体液的再分布效应使机体在血管内容量大量丢失的情况下仍能够维持心、脑等重要脏器的血流灌注。但这种体液的分流也是导致再灌注损伤的潜在原因。强烈收缩的血管床突然恢复血流时，可能释放大量局部积聚的毒性代谢产物进入中心循环，引起心功能障碍或心律失常。

休克的重要标志是组织细胞低灌注。当低灌注引起的氧输送下降超过细胞的代偿范围时，就会导致组织细胞功能障碍，进而促发炎症级联反应（图 19-1）。炎症反应一旦启动，便成为一种独立于初始促发因素而发展的疾病过程，这就是为什么在创伤出血后，即使出血得到控制而且患者恢复到正常生命体征和正常血流灌注时，却仍可能死于多器官功能障碍综合征（MODS）。

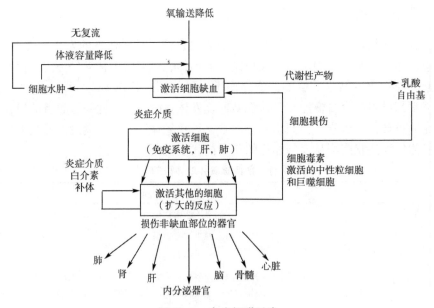

图 19-1 炎症级联反应

机体局部的一个器官的缺血将激发全身性炎症反应，该反应甚至会在充分复苏后仍持续存在，这就是严重失血性休克导致多器官功能障碍的病理生理学基础特定器官及系统对创伤性休克的反应也有其特殊方式（表19-2）。

表19-2 机体各器官系统对缺血的反应

器官及系统	中度缺血	重度缺血
中枢神经系统	焦虑，随后嗜睡	昏迷，细胞凋亡
心血管系统	血管收缩	心肌缺血
	心率增快，心排血量增加	心律失常
肺	呼吸频率增加	通气/血流比例失调
		ARDS（如果患者存活）
肾	细胞冬眠	急性肾小管坏死
胃肠道	肠梗阻	肠梗死
		屏障功能丧失
肝	葡萄糖释放增加	无复流再灌注损伤
		合成功能丧失
造血系统	无	血细胞生成下降
		免疫功能受损

因为脑和脊髓的无氧代谢储备功能非常有限，含氧血流中断数分钟就会导致永久性神经损害。当氧供降低时，部分脑细胞可处于一定程度的冬眠状态并降低脑代谢率，这可以解释失血性休克进展过程中意识水平的变化：正常、激动、嗜睡、昏迷。血流完全中断的脑组织会发生细胞坏死和脑梗死，而缺血部位则发生细胞凋亡。脑是机体对缺氧最为敏感的器官，机体将尽最大可能调动全身的代偿机制来维持脑的血流灌注，所以休克复苏后存活的患者几乎不会出现永久性神经功能损伤，除非在脑内存在局部脑血流障碍（如脑卒中或直接脑损伤）。

心脏功能在休克早期代偿性增强，表现为心率增快、心肌收缩力增强和冠脉血流增加。与脑一样，除非氧输送完全停止，否则心脏很少会成为低灌注的前哨损伤器官。创伤患者如果出现心肌缺血的表现（如血肌钙蛋白升高、心电图 ST 段改变等）则提示直接的心脏损伤（心脏挫伤）或潜在的严重冠脉疾病。然而，随着休克的病情进展，代谢性酸中毒对心肌的抑制作用，以及快速大量液体复苏引起的低温、贫血和低钙血症等因素的作用，常会出现心力衰竭。由于血管的收缩是能量依赖性的，进行性的缺血将最终导致血管系统衰竭，即使快速输注复苏液体也会发生对肾上腺素无反应的异常血管舒张，这也是致死性急性休克的标志。如果失血得到控制，患者存活转入 ICU，全身炎症反应综合征或脓毒血症毒素释放也可能导致心力衰竭。

由于肺毛细血管是血液循环的下游过滤器，因此肺也是缺血时易受炎症产物侵害的器官之一。免疫复合物和细胞因子在肺毛细血管的积聚会导致中性粒细胞和血小板聚集、毛细血管通透性增加、肺组织结构破坏和急性呼吸窘迫综合征（ARDS）。在创伤性休克患者中，肺通常是 MODS 的前哨受损脏器。

肾脏和肾上腺在休克时最早发生神经内分泌改变，产生肾素、血管紧张素、醛固酮、皮质醇、红细胞生成素和儿茶酚胺。在低血压时，肾脏通过选择性收缩血管、肾髓质和肾皮质部血液的自身调节以维持肾小球滤过率。持续性低血压会导致细胞能量下降、尿浓缩功能丧失，继而出现斑片状细胞坏死、肾小管上皮细胞坏死和肾衰竭。

肠道是受低灌注影响最早的脏器之一，并且可能是 MODS 的主要促发因素。休克早期即可出现强烈的血管收缩，并且常导致"无复流"现象（即使在体循环恢复的情况下仍然存在）。肠细胞的死亡会破坏肠黏膜的屏障功能从而导致细菌向肝脏、肺移位，进而可能导致 ARDS。肝脏具有复杂的微循环，已证实在休克恢复期间会受到再灌注损伤。肝细胞新陈代谢活跃，在缺血性炎症反应和血糖调节方面发挥重要作用。休克后出现的肝脏合成功能衰竭甚至可能致命。骨骼肌在休克期间代谢并不活跃，而且耐受缺血缺氧的能力强于其他器官。当出血促发外周血管收缩但还不至于威胁中心循环时，创伤患者能够维持正常的神志和生命体征。但是在外周组织却不断积累着氧债，大量骨骼肌持续性的缺血会产生大量乳酸、自由基及炎症介质，最终成为促发全身炎症反应综合征的重要因素。骨骼肌细胞持续性缺血还会导致细胞内钠离子和游离水增加，从而加剧血管内及组织间液的消耗。

三、创伤性休克的临床转归

从组织氧供需平衡的角度分析，创伤性休克的临床转归主要分为 4 种（图 19-2）。在出血初期，机体通过增加心率和心肌收缩力，提高心排血量代偿氧供的降低。如果出血迅速被控制，液体复苏恢复血管内容量并补偿血管外体液丢失，那么将如图 19-2A 所示，不会对机体造成长期影响。如果失血较严重或持续时间较长，机体需要通过收缩外周和内脏血管予以代偿。尽管能够维持重要器官的氧供，但是这种机制本身是不可靠的，因为在组织中会积累氧债，这类患者必须尽快诊断并控制出血。如果不能尽快有效地控制出血，其临床转归将如图 19-2B 所示，最终死于急性失血性休克。严重的全身性低灌注可引起血管舒张并对血管活性药物失去反应，导致血管系统衰竭，出现创伤致死性三联症：低温、酸中毒和凝血功能障碍。此时休克将导致不可逆性损伤，患者最终死于心力衰竭。图19-2C 和图 19-2D 都是在病情还未进展到急性不可逆性阶段前控制住了出血。一旦出血被控制，液体复苏就可恢复血管内容量和微循环灌注。但是，如果休克的严重程度足以激活易感机体的炎症反应，即可促发全身炎症反应综合征（SIRS）和 MODS。创伤复苏后的器官功能障碍往往开始于肺，表现为 ARDS，急性肾衰竭也较常见；胃肠功能受损表现为肠梗阻和不能耐受肠内饮食；血糖不稳定和凝血因子活性下降提示肝功能障碍；持续性贫血和复发性脓毒血症表明骨髓功能障碍或衰竭。SIRS 的发生及 MODS 的程度是年龄、创伤的程度和性质、治疗的特异性、患者的基因易感性、患者的并发症等诸多因素相互作用的结果。一部分患者（图 19-2C）在恢复全身循环灌注后，心排血量增加产生氧供的超射，伴随局限性可恢复的器官功能障碍。而另一部分患者（图19-2D），器官功能障碍更为严重，伴随反复的脓毒血症，患者最终将死于呼吸衰竭和复发性脓毒性休克。

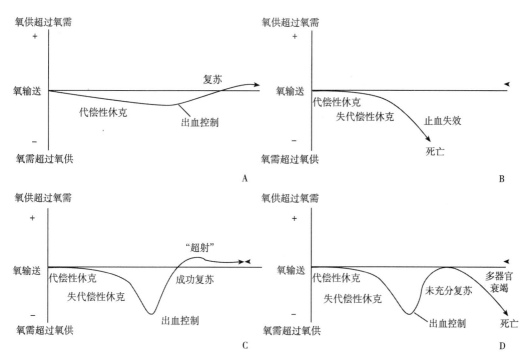

图19-2 从组织氧供需平衡角度评价失血性休克的临床转归

A图表示失血在机体可代偿范围内,机体仅存在轻微的组织缺血;B图表示患者严重失血超过机体代偿范围,引起全身性缺血,患者在急诊室或手术室死于急性休克;C图表示患者失血最终得到控制并存活,复苏成功,氧供恢复,但由于患者的高动力循环可引起氧供超射;D图表示患者失血虽然得到控制并存活,但失血性休克引起的炎症反应过于严重,组织氧供未能恢复,患者在数天至数周后在ICU死于MODS

四、创伤性休克的诊断

由于休克的后果非常严重,尽快诊断并尽早治疗对改善创伤性休克患者的临床转归至关重要。首先必须明确创伤的性质,任何高能量创伤(高处坠落、机动车相撞、枪伤和工业爆炸等)都可能导致休克的发生。其次,患者的意识状态改变也非常重要,随着休克病情的进展,患者的意识可发生正常—焦虑—激动—嗜睡—昏迷的渐进性改变。最后,早期的生命体征对诊断也有帮助,休克患者的早期表现有面色苍白、外周湿冷伴冷汗、脉搏细弱和脉压降低等。表19-3列举了休克的早期临床表现,一旦发现任何一项表现,即应尽快通过实验室检查明确具体病因(如血流的机械梗阻、出血和脊髓损伤等)。

表19-3 休克的早期症状和体征

存在大量失血或长骨骨折等明显损伤

焦虑,继而进展为嗜睡和昏迷

苍白,冷汗

皮肤弹性降低

低血压合并脉压降低

心动过速

指经皮动脉血氧饱和度无法显示
气管插管后呼气末二氧化碳分压降低（晚期和严重休克的表现）
对标准剂量的镇痛药或麻醉药异常敏感或引起低血压

反映组织低灌注的实验室检查是早期诊断休克的可靠指标。动脉血的碱剩余或呼吸因素校正后的 pH 可用于估计休克的严重程度。血乳酸含量是诊断休克的另一敏感指标。因为乳酸从循环中清除的速度要比酸中毒纠正慢，所以血乳酸水平是反映休克严重程度和持续时间的可靠指标。入院时的血乳酸水平是预测严重创伤患者临床预后的敏感指标，乳酸从循环中的清除速率则可反映创伤患者的复苏效果和质量。即使存在大量失血，机体通过代偿也能维持正常的生命体征，所以代谢性酸中毒或血乳酸升高就是反映低灌注的最早和最敏感指标。同样，术后早期的 ICU 患者，生命体征稳定但血乳酸持续升高，就应该怀疑是否存在隐匿性低灌注综合征（如未发现的代偿性休克），可能需要采取更为积极的液体治疗策略。

尽管有些方法可用于持续监测休克的程度和对治疗的反应，但是目前还没有较为理想的措施。混合静脉血氧饱和度已被证明与灌注密切相关，并且能够对全身的灌注变化快速反应，但是需要放置中心静脉导管或肺动脉导管。持续监测胃黏膜 pH 可敏感反映患者的全身灌注状态的变化，但是该监测仪过于笨重，使用不便，定标困难，并且需要较长时间才可获得稳定的平衡，所以目前基本被弃用。通过快速评估舌下二氧化碳浓度的简单方法也正在被开发利用，但还未获得广泛应用。易损骨骼肌组织近红外线血氧测定仪可能是目前较有前途的监测方法，该方法无创且使用方便，肌肉的组织氧饱和度与混合静脉血氧饱和度密切相关。该监测方法已经被用于指导创伤患者在 ICU 的复苏并获得了较好的结果。

考虑到创伤患者的生理差异较大，生命体征的动态变化趋势比其绝对值更有价值，因此动态持续性监测和密切观察患者对治疗措施的反应尤为重要。

五、创伤患者的病情评估及管理

迅速评估患者伤情及尽早制订复苏方案对创伤患者非常重要。创伤患者的初期评估包括 ABCDE 五项检查，即气道、呼吸、循环、功能障碍和暴露。如果前三项检查之一存在功能障碍，则必须立即开始复苏。对于严重创伤患者，评估应与复苏同步进行，不能因为评估而延误对患者的复苏。应假定所有创伤患者都存在颈椎损伤、饱胃和低血容量，直至确定诊断，麻醉处理过程中也必须予以考虑。气道、呼吸和循环三个方面稳定后还必须要对患者进一步检查和评估，包括从头到脚的全面体检，神经功能评估（Glasgow 昏迷评分、运动和感觉功能的评估），实验室检查（血型和交叉配血试验、血细胞计数、血小板计数、凝血功能、电解质、血气分析、血糖、肾功能和尿常规等）、心电图和影像学检查（胸片、颈椎 X 线、CT、MRI、超声检查等），目的在于发现在初步评估中可能遗漏的隐匿性损伤，评估初步处理的效果，并为进一步处理提供方向。

（一）气道

1. 气道评估

建立和维持气道通畅是初步评估的首要步骤。如能讲话则气道常是通畅的，但无意识患者可能需要气道和通气支持。气道梗阻的显著征象包括鼾声、咕噜音、喘鸣和反常呼吸。对于无意识患者应考虑到有无异物的存在。有呼吸停止、持续性气道梗阻、严重颅脑损伤、颌面部创伤、颈部穿通伤伴血肿扩大或严重胸部创伤者，需要进一步气道处理，如气管插管、环甲膜切开或气管切开。

如果患者清醒，且无颈部疼痛或触痛，则不太可能有颈椎损伤。以下五种情况提示潜在的颈椎不稳定：①颈部疼痛；②严重的放射痛；③任何神经系统的症状和体征；④沉醉状态；⑤当场失去意识。一旦怀疑有颈椎不稳定，则应避免颈部过度后仰和过度轴向牵引，当进行喉镜操作时应由助手协助稳定头部和颈部。

喉部开放伤可能合并颈部大血管出血、血肿或水肿引起的气道梗阻，皮下气肿和颈椎损伤。闭合性喉部损伤表现可不明显，但可能存在颈部捻发音、血肿、吞咽困难、咯血或发音困难。如果能看清喉头结构，则可在清醒状态下尝试局部麻醉下用直接喉镜或纤维支气管镜插管。如果面部或颈部损伤不允许气管插管，则应考虑局部麻醉下气管切开。上呼吸道创伤引起的急性梗阻须紧急环甲膜切开或气管切开。

2. 气道管理

如果对患者维持气道完整性的能力有任何怀疑时，则应建立确实可靠的人工气道。首先必须充分评估是否存在困难气道，对于已知或预期困难气道的创伤患者，如果能够配合，病情稳定，建议选择纤维支气管镜引导下的清醒插管术。对于无困难气道的创伤患者，快速序贯诱导下的经口气管插管是最为常用的气道管理方法。但如果患者因颌面创伤造成口咽部有较多血液时，则不宜使用纤维支气管镜。

对疑有颈椎损伤的存在自主呼吸的患者，可选择经鼻插管，但这可能会增加误吸的风险。颌面中部和颅底骨折的患者禁用经鼻插管。

麻醉诱导后发生未预期的困难气道，可使用喉罩（LMA）保持通气，然后采用可视喉镜、纤维支气管镜等尝试气管插管，必要时行紧急气管造口术。

在对创伤患者进行气道管理的过程中，始终应注意对颈椎的保护和反流误吸的预防。

对已经施行气管插管的患者，通过听诊双肺呼吸音、监测呼气末二氧化碳分压及纤维支气管镜检查来确认气管导管的正确位置，确保气管导管通畅，通气和氧合充分。

（二）呼吸

通过观察有无发绀、辅助呼吸肌运动、连枷胸、穿通性胸壁损伤，听诊双侧呼吸音，触诊有无皮下气肿、气管移位和肋骨骨折，进行肺、膈肌和胸壁的评估。张力性气胸、大量胸腔积血和肺挫伤是导致肺通气功能严重受损的三大常见原因，应尽快加以明确。有呼吸困难的患者应高度警惕张力性气胸和血胸的发生，胸腔闭式引流术可能要在 X 线片确诊之前紧急放置。正压通气可能会使张力性气胸恶化并迅速导致循环衰竭，所以创伤患者的呼吸和气体交换情况应在气管插管后或开始正压通气时进行再评估。正压机械通气降低回心血量，导致低血容量患者低血压，所以休克患者在刚开始机械通气时，应该采用低潮气量和慢呼吸频率的呼吸模式，然后根据患者的血流动力学状态和耐受情况再逐渐调整呼吸机参数。

（三）循环

1. 评估循环状态

创伤性休克患者早期最突出的矛盾是血容量不足，也是造成全身性生理紊乱的主要原因，纠正低血容量、维持循环稳定必须与气道处理同时进行。根据心率、脉搏、血压、意识及外周灌注的变化可初步判断循环系统状态。美国外科医师学会将急性出血分为 4 级（表 19-4）。

表 19-4　急性出血的分级

症状与体征	分级			
	I 级	II 级	III 级	IV 级
失血量（%）	15	15～30	30～40	>40
失血量（mL）	750	750～1 500	1 500～2 000	>2 000
脉率（b/min）	100	>100	>120	>140
血压	正常	正常	降低	降低
脉压	正常或增高	降低	降低	降低
毛细血管充盈试验	正常	阳性	阳性	阳性
呼吸频率（b/min）	14～20	20～30	30～40	>35
尿量（mL/h）	≥30	20～30	5～15	无尿
意识状态	轻度焦虑	焦虑	精神错乱	精神错乱或昏迷

除症状和体征外，还可根据创伤的部位和性质判断出血量：如骨盆骨折可失血 1 500～2 000mL；一侧股骨骨折可失血 800～1 200 mL；一侧肱骨骨折失血达 200～500 mL；而一侧胸肋膈角消失可失血 500 mL；血胸失血可达 1 000～1 500 mL；腹腔内出血可达 1 500～2 000 mL，如伴有后腹膜血肿及复合创伤，甚至多达 3 000 mL 等。

2. 静脉通路

检查已建立的静脉通路以保证通畅，至少应开放两条大孔径静脉通路。腹部损伤和可疑大静脉破裂的患者，静脉通路应建立在膈肌平面以上。如果怀疑上腔静脉、无名静脉或锁骨下静脉梗阻或破裂，应将静脉通路建立在膈肌平面以下。如果外周静脉置管失败，则考虑中心静脉穿刺置管，颈内静脉、锁骨下静脉、股静脉可供选择，但对于可疑颈椎损伤的患者，应避免使用颈内静脉或颈外静脉通路。对已经中心静脉置管的患者（通常是从急诊室带入手术室），必须确认导管的位置正确。

3. 容量复苏

（1）损伤控制性复苏策略：一旦确定休克诊断就应该尽快开始容量复苏治疗，创伤复苏治疗能否取得最终的成功则取决于出血的原因是否得到纠正。但是明确失血原因并控制出血的过程需要花费一定的时间（诊断性检查、开放补液通路、建立有创监测、转运入手术室和麻醉诱导等）。在这段时间里，液体治疗就好比向一个底部有漏洞的大容器内不断倾倒液体一样，所以这段时间是复苏治疗最为复杂、最为关键也是最容易被临床医师误解的阶段。在这个阶段，复苏的目标仅仅在于支持患者的生理功能，而不是一定要使患者的生理功能恢复到正常标准。对仍在活动性出血的患者过于积极地追求所谓的"复苏终点"，则可能加重患者潜在的病理生理状态，并且使最终的治疗更为困难。因此，对于严重创伤性休克患者的治疗，应该采取损伤控制性复苏（DCR）原则（表 19-5）。DCR 的目的在于尽量减少医源性的复苏损伤，预防已存在的创伤性休克和凝血功能障碍的恶化，并最终有效控制出血。一旦获得有效的止血，接下来的目标就是迅速逆转休克，纠正低凝状态，补充血管内容量缺失，维持合适的氧供和心排血量，从而达到减少损失、改善创伤患者预后的最终目的。

表 19-5 损伤控制性复苏（DCR）原则

迅速确定引起创伤性凝血功能障碍的高危因素（预测可能的大量输血）
容许性低血压
尽快控制出血
预防和治疗低温、酸中毒及低钙血症
减少晶体液的使用，避免血液稀释
按 1 : 1 : 1 单位的比例尽早输注浓缩红细胞（RBC）、血浆和血小板
如有条件可使用冰冻血浆和新鲜全血
合理使用凝血因子产品（rFⅦa）和含纤维蛋白原的血制品（纤维蛋白浓缩物，冷沉淀）
使用新鲜的 RBC（保存时间 < 14 天）
如有条件可使用血栓弹力图指导血液制品和止血剂（抗纤溶剂和凝血因子）的使用

（2）容许性低血压复苏策略：尽管高级创伤生命支持指南一直倡导静脉快速输注液体，但是该治疗策略对仍在活动性出血的患者却是有害的。低血压是受损血管形成早期凝血的关键因素，快速输注大量晶体液在提高血压的同时有可能冲刷掉已经形成的血凝块，导致再出血，随之引起生命体征的进一步恶化。此外，初期复苏最常使用的等张晶体液通过稀释凝血因子和血小板、降低血黏度及低温而进一步加重失血。已有临床试验证实，对仍在活动性出血的患者采用容许性低血压复苏策略要比过度积极的液体治疗更具优势。因此，液体应该小剂量使用，以能够维持稍低于正常的血压（一般收缩压维持在 90 mmHg）为治疗目标，直至出血得到有效控制。在临床上通常可以看到下面的现象：一旦控制出血，机体通过所谓的自身复苏机制，血压往往就会逐渐恢复正常，患者对麻醉药和镇痛药的耐受性也会不断改善。

（3）复苏液体的选择：输注液体的性质和液体的量同等重要。目前可供使用的各种静脉补液都存在各自的优缺点（表 19-6），麻醉医师应该根据临床需要权衡利弊后合理选择使用。

表 19-6 失血性休克复苏的液体种类

液体	优点	缺点
等张溶液		
生理盐水	价廉	稀释血液成分
	与血液相容性好	高氯性代谢性酸中毒
乳酸钠林格注射液	价廉	稀释血液成分
	生理性电解质复合液	含钙可能使库血凝固
复方电解质注射液	价廉	稀释血液成分
	生理性电解质复合液	
胶体		
白蛋白	快速扩容	昂贵
		未证明有益
		稀释血液成分
羟乙基淀粉注射液	快速扩容	一代产品可导致凝血功能障碍

液体	优点	缺点
		未证明有益
		稀释血液成分
高张盐溶液	快速扩容	快速升高血压可加重出血
	改善创伤性脑损伤的临床结局	稀释血液成分
浓缩红细胞（RBC）	快速扩容	昂贵且来源有限
	增加氧供	需要交叉配血
		输血相关性肺损伤
		病毒传播
血浆	快速扩容	昂贵且来源有限
	替代凝血因子	需要交叉配血
		输血相关性肺损伤
		病毒传播
新鲜全血	快速扩容	较难获得
	携氧	病毒检测需要时间
	包含凝血因子和血小板	
	早期复苏的理想液体	

1）晶体液：复苏时究竟应该输注何种液体一直存在着争议。通过回吸收体液进入毛细血管以部分恢复血管内容量是机体对失血的代偿机制，但往往引起组织间液的缺失。输注晶体液，如等张溶液生理盐水（NS）或乳酸钠林格注射液（LR），可补充血管内容量和组织间隙容量。但是，目前还没有足够的相关临床资料比较输注 NS 和 LR 对临床结局的影响。LR 轻度低渗，如果大剂量输注可能对脑外伤患者有害。LR 包含 3 mmol/L 的钙，传统上认为 LR 不宜用于稀释浓缩红细胞（RBC）或与之共同输注。但有部分研究者对该观点提出了不同的看法。有研究显示，RBC 以 2：1（RBC：LR）比例稀释后在 37 ℃下孵育 2 小时也未见血凝块产生，使用 LR 将 RBC 稀释到 35%（血细胞比容，Hct）也不会降低血液通过标准170 μm过滤器的速度。输注 LR 后，肝脏将乳酸根转化为碳酸氢根能够增加机体对酸的缓冲力。输注大剂量 NS（大于 30 mL/kg）将会导致高氯性酸中毒。与乳酸性酸中毒不同，高氯性酸中毒的阴离子间隙正常合并氯离子浓度升高。晶体液对凝血系统的影响比较复杂。使用晶体液将血液稀释 20%～40% 时，由于抗凝血因子稀释和血小板激活会导致高凝状态。当稀释度达到 60%，晶体液和胶体液都会导致低凝状态。分别输注 NS 和 LR 治疗未控制出血的失血性休克动物，结果显示 NS 减轻高凝状态并增加失血量。在腹主动脉瘤修补术的患者中分别输注 NS 和 LR，结果显示输注 NS 的患者碳酸氢盐、血小板和血液制品的使用量增加，但是临床结局却无明显差异。在腹部大手术患者中分别输注 NS 和 LR，对凝血功能监测指标也无明显差异。在大多数临床医学中心，NS 主要用于脑外伤患者和与血液制品共同输注时使用，LR 则用于其他的大多数情况。

2）胶体液：需要手术的创伤患者，究竟选用胶体液还是晶体液进行复苏仍无定论。对复苏液体类型的选择取决于液体对凝血功能和代谢率的影响、微循环功能改变、容量分布和器官功能状态（如肾功能和内脏灌注）。既往对晶胶之争的关注点主要集中于临床结局，但更多的证据显示临床病死率并不是评估容量治疗方案是否理想的正确指标，而器官灌注、器官功能、炎症反应、免疫功能及伤口愈合等评估指标可能更为合适。与晶体液相比，胶体液具有更强的血浆容量扩充作用。胶体液增加血浆胶体渗透压，有助于维持血管内容量，同时可减轻重要脏器（如肺、心和脑）的组织水肿。术中输注胶体已被证明可改善预后、缩短住院时间，其可能的原因是减轻组织水肿、恶心、呕吐和疼痛。Hextend（以平衡盐为溶剂的 6% 羟乙基淀粉）的血浆半衰期超过 30 小时，发挥相同程度的容量扩充效应所需要的液体总量较少，并且组织水肿的程度也较轻。

单纯采用晶体液进行容量复苏可能会降低血浆胶体渗透压，增加自由水从血管内向组织间隙的转移，导致组织水肿。因此，大量输注晶体液引起的胶体渗透压的降低就有可能导致肺间质水肿等肺部并发症。一项 512 例入院 24 小时内需要手术治疗的创伤患者的前瞻性研究结果显示，与 Hextend 相比，使用晶体液进行容量复苏，并不延长术后机械通气的持续时间，也不会增加术后肺泡—动脉血氧分压差和氧合指数，两组患者中病死率均较低，这表明两种液体治疗方案在维持组织稳态方面效果相当。

3）高张盐溶液：高张盐溶液应用于各类危重患者的相关研究已经有 20 余年。静脉输注高张盐溶液可将细胞内和细胞间的水再分布进入血管内，产生超过本身输注容量的扩容效应。因此，高张盐溶液的扩容效应要比等张溶液更为有效、更为持久。在高张盐溶液中加入胶体液将会进一步增加其扩容效应的程度和持续时间。在 30 分钟内分别输注包含 6% 右旋糖酐的 7.5% 高张盐溶液（4 mL/kg）和 LR（25 mL/kg），二者的扩容峰值效应相似（约为 7 mL/kg）。但是，在 30 分钟后右旋糖酐—高张盐溶液的扩容效应是 LR 的三倍［（5.1 ± 0.9）mL/kg vs（1.7 ± 0.6）mL/kg］；在 2 小时后，每毫升右旋糖酐—高张盐溶液和 LR 的输入液在血管内的存留量则分别为 0.7 mL 和 0.07 mL。失血性休克的局部缺血性细胞会发生肿胀，吸收水、氯和钠离子，静息动作电位消失，采用高张盐溶液复苏比采用等张溶液能够更好地恢复细胞的正常容量、电解质平衡和静息动作电位。高张盐溶液复苏可使细胞水肿引起的毛细血管腔狭窄恢复到正常管径，而 LR 复苏则不能。此外，高张盐溶液在恢复血管内容量和血流动力学功能的同时可降低血管外容量、减轻组织水肿。采用 LR 进行容量治疗，在输注结束时和输注结束后 2 小时血管外容量分别增加输入容量的 60% 和 43%；但是采用右旋糖酐—高张盐溶液进行容量治疗时，在输注结束和输注结束后 2 小时血管外容量则分别降低输入容量的 170% 和 430%。在脑损伤并发肺水肿的患者中，高张盐溶液降低组织水含量的作用要优于甘露醇。在并发低血压的创伤患者中，入院前先输注 250 mL 7.5% 的高张盐溶液，然后按常规进行液体复苏，结果显示，与输注 LR 相比，输注单剂量的高张盐溶液可改善血压、降低液体需用量，增加出院的存活率（尤其是 Glasgow 昏迷评分小于 8 分的患者）。目前看来，尽管高张晶体液具有扩容、减轻水肿、抗炎和免疫调节等优点，但是现有的临床证据还不足以充分证明在创伤患者中使用高张盐溶液进行复苏要优于等张溶液。

（4）容量治疗方案的制订：麻醉医师必须对患者可能需要的液体总量有一个合理预测，据此制订复苏计划，以使患者在复苏结束时能够维持合理的血液成分。一般来讲，根据对最初液体治疗的血流动力学反应，可将创伤患者分为三类（表 19-7）：①对液体治疗有反应；②对液体治疗有短暂反应；③对液体治疗无反应。

表 19-7　ATLS 休克分类（低血压患者对快速输注 500 mL 等张晶体液的反应）

休克分类	对快速输注 500 mL 等张晶体液的反应	临床意义
有反应	血压增加并持续改善血压	无活动性出血 不需要输血
有短暂反应	血压升高，随后又变为低血压	活动性出血 应该考虑早期输血
无反应	血压无改善	必须排除其他的休克原因 ——张力性气胸 ——心脏压塞 ——高危脊髓损伤 可能活动性出血，合并持续性或严重的低灌注 立即输血，考虑尽早输注血浆和血小板

　　许多休克患者在治疗开始时出血已经停止，比如单纯性股骨骨折的患者。这类患者在受伤的当时失血 800 ~ 1 200 mL，通过外周血管的强烈收缩、出血腔周围肌肉组织的限制作用以及正常的凝血反应，出血在入院前就能够自动得到控制。只要所输注的液体不至于过量而冲洗掉血凝块或快速逆转局部的血管收缩，在整个过程中患者都能够始终维持血流动力学稳定。可逐步输入晶体液以补充细胞水肿和血管外转移所导致的体液丢失，并根据实验室检查结果决定所需要的浓缩红细胞（RBC）和凝血因子的准确剂量。

　　存在进行性、活动性出血的患者（如严重脾或肝破裂、大动脉或静脉穿通伤）将表现为对液体治疗有短暂反应。识别并明确诊断此类患者至关重要，因为有效控制出血的速度与这类患者的临床预后强烈相关。在积极止血的过程中，如果能够避免发生创伤致死性三联症并维持组织灌注，此类患者复苏成功的可能性非常大。对液体治疗有短暂反应的患者，其出血量不少于一个循环血量（成人约 5 000 mL），必定需要输血。对于存在活动性出血但仍有一定程度代偿的创伤患者来说，过度输注晶体液是最具风险的。一旦确诊，一开始就应该尽量控制非血制品的使用（尽管出血量是在 ATLS 所推荐的 2 000 mL 阈值之下），并尽可能维持有效血液成分。未经交叉配血的 O 型 RBC 可安全使用，并且在大多数大型医院也能够立刻获得，在开始复苏时应该积极使用。为了维持凝血功能和替代因广泛或多发创伤引起的内在丢失，早期使用血浆和血小板也是必要的。即使不用其他任何液体，仅采用 RBC、血浆和血小板按 1∶1∶1 单位比例输注的补液方案也并不能充分维持血液成分。此时唯一有效的方法就是使用新鲜全血，以避免在成分血制备和贮存过程中导致的内在丢失和稀释，但是在大多数创伤中心不易获得新鲜全血。

　　对输液无反应的患者，往往是因为活动性出血时间较长，已经耗竭了机体的代偿，或者创伤严重以至于患者在到达急诊室前已存在重度休克，这类患者可表现为以下特征：低温、尽管已经液体治疗仍存在低血压和代谢性酸中毒，入院第一个血常规报告示血红蛋白降低、凝血酶原时间延长。尽管积极诊断和治疗，这类患者的病死率仍相当高，不过也有少量患者能够存活。除了以 RBC 和血浆等比例输注并采用上述的容许性低血压复苏策略之外，还必须即刻注重对凝血功能的支持。应尽早输注适量 8 ~ 10 U 的冷沉淀和 1 ~ 2 U 的单采血小板以提供凝血底物；应用单剂量的重组活性Ⅶ因子（FⅦa，100 μg/kg）以激活血管损伤部位的凝血；输注碳酸氢钠可暂时逆转代谢性酸中毒，改善心脏功能和提高 FⅦa 的反应速度。尽管这种复苏策略还未得到前瞻性研究的证实，但却是美国军方和几大创伤中心目前所使用的方案，在这些极端危重患者的风险/获益比评估中也证明该方案是合理的。

4. 体温

维持创伤患者的体温是麻醉医师的重要职责。低温是创伤致死性三联症之一，持续性低温可导致酸中毒和凝血功能恶化。保持体温该方案比患者已经低温后再恢复体温更为容易，所以在复苏的整个过程中都应该关注创伤患者的体温问题。所有的补液都应加温，如果预期大容量输血应使用快速输液加温系统。尽可能覆盖患者体表，若要暴露患者体表，则应在患者到达手术室之前提前将室温调高。对流空气加热系统可对手术野之外的任何体表部位主动加温，因此强烈推荐使用。所有术野灌洗液都应加温后使用，外科医师也应知晓患者的体温情况。低温的出现也是对创伤患者采用损伤控制性策略的指征，其目的在于尽量缩短病情不稳定患者的手术时间。

5. 凝血功能及水电解质与酸碱平衡

除了维持创伤患者的携氧能力和凝血功能之外，麻醉医师还必须精心调整患者的血浆生化成分。由于酸中毒和枸橼酸的作用，在大量输血患者中也常发生低钙血症。尽管全身的钙储备最终足以抵消这种影响，但是过快的大量输血，机体来不及代偿就会存在低钙血症的风险。在复苏过程中应定期检测血清电解质，如有必要可补钙（0.5～1.0 mg，3 分钟以上静脉注射）。对输液无反应性的低血压患者也应关注低钙血症问题，如果怀疑该诊断，可经验性予以补钙。大量或快速输注生理盐水可引起高氯性代谢性酸中毒，应避免使用，可考虑使用乳酸钠林格注射液或复方电解质注射液。高钾血症偶尔会在输注陈旧性 RBC 时出现，但是导致高钾血症更为常见的原因却是低灌注、酸中毒和复苏失败。如果发生高钾性心律失常，应采用胰岛素、葡萄糖和钙剂积极治疗。复苏所使用的液体主要是血制品或等张晶体液，所以其他电解质紊乱在大容量复苏时并不常见。

创伤患者常发生应激相关性高血糖。既往认为创伤患者能够耐受高血糖，可让机体自身逐渐纠正而无须特殊治疗。但是已有研究表明严格控制血糖水平（低于 10 mmol/L）有利于降低术后感染的发生率；所以目前推荐采用静脉间断或持续输注常规胰岛素的方法治疗创伤性高血糖。

关于特异性促炎或抗炎药物在早期复苏中的作用尚不明确。已证实重组人类活化蛋白 C 治疗重症脓毒症无效。明确炎症级联反应全过程并掌握如何有效调控炎症反应的具体环节将是一个巨大挑战，因为影响患者伤口愈合和创伤恢复的理想炎症状态会受到患者的年龄、基因背景、营养状态和创伤发生时间等诸多因素的影响而存在较大差异。炎症调控治疗目前是创伤和重症治疗领域最为激动人心的研究热点，仍有可能为未来的临床实践带来变革。

在创伤性休克的复苏过程中，低血压、液体复苏和创伤性脑损伤的相互作用是非常值得关注的问题。许多失血性休克的患者常合并一定程度的脑损伤。脑损伤患者的脑灌注压降低将会导致致命性后果，容许性低血压复苏策略在这类患者中的应用就受到限制，因此，有研究者推荐在脑外伤合并创伤性休克的患者中维持较高的目标血压和给予更为积极的机械通气。然而，长时间过度积极的液体复苏也会导致出血恶化并产生其他问题，因此，尽快止血仍是最佳治疗途径。脑外伤患者应避免使用低张晶体液，因为存在增加细胞水肿和脑容量的风险。高张晶体液具有扩容、减轻水肿、抗炎和免疫调节等效果，已有较多关于高张晶体液应用于脑外伤患者中的研究报道。大多数研究结果显示，如果以颅内压的控制、神经损伤的生化指标、炎症反应或淋巴细胞激活作为观察指标，高张晶体液比等张晶体液更具优势，但是最近的一项大样本随机对照临床试验则表明，高张晶体液并不能改善脑外伤患者6个月时的神经功能预后和患者的存活率，并且所有的这些研究都未包括脑外伤合并未控制的失血性休克患者。

总之，理解创伤性休克的病理生理，麻醉医师能够优化复苏治疗的策略，从而使患者获得最佳临床转归。尽快诊断休克并积极治疗失血至关重要。早期液体复苏的目标在于维持略低于正常的血压，并应强调维持正常的血液成分和生化指标，对于需要大量输血的创伤患者则予以 RBC、血浆和血小板治疗，对于严重休克并存在生理失代偿的患者则必须采取更为积极的治疗措施，使用碳酸氢钠、冷沉淀和 FⅦa 因子以快速恢复有效的凝血功能。一旦出血停止，可通过监测组织灌注的实验室指标指导进一步的复苏治疗。将来治疗的方向在于通过直接调控全身炎症反应，使严重创伤快速恢复，并减少 MODS 的发生。

6. 血管活性药物的使用

对低血容量休克使用血管收缩药物以代替补充血容量是绝对禁忌的。当血压很低甚至测不到，而又不能及时大量快速补充液体时，为了暂时升高血压、维持心、脑血流灌注，以预防心搏骤停，可以使用少量血管活性药物。

（四）功能障碍（神经学）评估

可采用 AVPU 对神经学功能进行快速的初步评价，情况许可也可采用 Glasgow 昏迷评分进行更为详细的定量评估。由于创伤患者的神经系统病情可迅速发生恶化，应动态进行再评估。如果发生意识水平的改变，应立即对患者的氧合和循环功能状态进行再评估

（五）暴露

为全面检查伤情，须将患者完全暴露，包括将衣服脱除，翻身检查后背，从头到脚检查是否存在可见的损伤或畸形。但如果疑有颈椎或脊髓损伤，则应采取线性制动措施。

六、麻醉实施

创伤患者的麻醉可根据创伤部位、手术性质和患者情况选用神经阻滞、椎管内麻醉或全身麻醉。椎管内麻醉适于下肢创伤手术，对有严重低血容量甚至休克的患者，禁用蛛网膜下隙阻滞；在补充血容量的前提下，慎用连续硬膜外阻滞。全身麻醉则适于各类创伤患者。但是，不能绝对肯定某种麻醉药或麻醉技术较其他药物或方法更优越。麻醉方法的选择决定于：①患者的健康状况；②创伤范围和手术方法；③对某些麻醉药物是否存在禁忌，如氯胺酮不适用于颅脑外伤患者；④麻醉医师的经验和理论水平。

（一）神经阻滞麻醉

对一些创伤范围小、失血少的患者，神经阻滞有一定的优点，如可以降低交感神经张力、减轻应激反应、减少术中出血和术后深静脉血栓形成，患者在手术期间保持清醒状态，有利于神经功能和意识状态的判断，并有助于术后镇痛。至于是否选用神经阻滞，麻醉医师则应根据手术要求和所选麻醉方法的禁忌证决定。原则上对于循环不稳定、有意识障碍、呼吸困难或凝血功能差的患者，忌用神经阻滞。

（二）全身麻醉诱导与维持

对于严重创伤患者，麻醉药物的治疗指数非常低。同样的患者，如果是创伤后，其所谓的"安全"诱导剂量也可能造成致命性危险。对于稳定的创伤患者麻醉诱导与一般择期手术患者无明显区别，而对低血容量的多发伤患者则要警惕。不管选择哪种药物，休克患者麻醉处理的关键就是小剂量分次给药。常用的创伤麻醉药物见表19-8。

表 19-8　常用的创伤麻醉诱导药物

药物	标准剂量	创伤剂量	血压	脑灌注压
硫喷妥钠	$3 \sim 5$ mg/kg	$0.5 \sim 2.0$ mg/kg	降低	降低或稳定
依托咪酯	$0.2 \sim 0.3$ mg/kg	$0.1 \sim 0.2$ mg/kg	稳定	增加
氯胺酮	$1 \sim 2$ mg/kg	$0.5 \sim 1.0$ mg/kg	稳定	稳定或降低
丙泊酚	$1.5 \sim 2.5$ mg/kg	$0.5 \sim 1.0$ mg/kg	降低	降低或稳定
咪达唑仑	$0.1 \sim 0.2$ mg/kg	$0.05 \sim 0.1$ mg/kg	稳定	稳定或降低
芬太尼	$3 \sim 10$ μg/kg	$1 \sim 3$ μg/kg	稳定	稳定
苏芬太尼	$0.5 \sim 1.0$ μg/kg	$0.1 \sim 0.5$ μg/kg	稳定	稳定

1. 硫喷妥钠

可降低脑氧代谢率（$CMRO_2$）、脑血流量（CBF）、颅内压（ICP），适用于颅脑创伤而血容量基本正常和循环功能稳定的患者，但该药能使心肌抑制和血管扩张而致低血压，故宜小剂量分次静注。

2. 依托咪酯

对心血管影响轻微，能降低 $CMRO_2$、CBF、ICP，增加脑灌注压（CPP），因此适用于休克或循环功能不稳定的创伤患者以及伴有颅脑外伤的多发伤患者。依托咪酯的问题包括注射部位刺激痛和肌痉挛，可以通过静注利多卡因、小剂量咪达唑仑（$1 \sim 2$ mg）和肌肉松弛药快速起效来减轻这些不良反应。虽有单次静注依托咪酯后抑制肾上腺皮质功能的报道，但这种抑制作用的时间短且不完全，临床意义尚存在争论。

3. 氯胺酮

该药一方面因神经末梢去甲肾上腺素的释放引起收缩压增高和心率增快，而另一方面对高交感神经活性的患者，因使心肌收缩力降低而致血压下降，以及增加 $CMRO_2$、CBF、ICP，故不适用于颅脑外伤或伴有高血压、心肌损伤的创伤患者。

4. 丙泊酚

其心肌抑制作用与硫喷妥钠相似，因此应减少剂量小心慎用，对于严重创伤患者，即使已充分复苏，丙泊酚的诱导剂量也大为减少。该药可降低 $CMRO_2$、CBF、ICP。

5. 咪达唑仑

小剂量咪达唑仑能提供良好的镇静、遗忘和抗焦虑作用。对心血管功能无影响，因此小剂量分次静注常用于清醒性镇静，包括清醒气管插管，该药能使 ICP 降低。

6. 芬太尼和苏芬太尼

芬太尼对血流动力学或血管的作用较小，与镇静药结合使用有协同作用。对高交感张力的患者，该药可使心率减慢和血压下降，给予芬太尼一个负荷剂量后，以 $0.02 \sim 0.10$ μg/（kg·min）静脉注射可获得稳定的血浆（镇痛）浓度，并使吸入麻醉药 MAC 降低约50%。

苏芬太尼类似芬太尼，但作用时间长，静注的剂量为 $0.003 \sim 0.01\ \mu g/\ (kg \cdot min)$。

7. 吸入麻醉剂

所有吸入麻醉剂均可引起剂量相关性的血压降低［由于血管张力和（或）心排血量的改变］，也可产生与剂量相关的 CBF 增加，后者可导致 ICP 增高，即使是异氟烷扩张脑血管作用最小，但对严重 ICP 增高的患者，也应避免使用。因为心排血量降低，而肺通气量相对增加，休克患者吸入麻醉剂的肺泡浓度上升较快，动脉分压也会升高，可能加大其心肌抑制作用。

吸入麻醉剂一般用于全身麻醉维持。N_2O 有加重气胸或颅脑积气的危险，因此不适用急性多发伤患者；七氟烷起效和苏醒迅速，对气道无刺激作用，可用于麻醉诱导；地氟烷血气分配系数最低（0.42），并且在体内几乎无代谢（0.02%），尤其适用于长时间手术的麻醉维持；恩氟烷有一定的肾毒性作用，对于长时间手术或肾功能障碍的患者使用受限；异氟烷有较强的扩张周围血管的作用，但对心排血量、心率和心律影响小。

8. 肌肉松弛药

由于琥珀酰胆碱可引起颅内压增高以及高钾血症致心律失常（包括心搏骤停），故对严重多发伤或眼外伤患者禁用。可选用非去极化肌肉松弛药，如维库溴铵对心血管影响甚微；罗库溴铵的起效时间（3 倍 ED_{95} 剂量）接近琥珀酰胆碱；阿曲库铵有一定的组胺释放和降血压作用，一般避免用于低血容量休克的患者；泮库溴铵为长效肌肉松弛药，有使心率增快等作用，应根据患者具体情况选用。

9. 术中知晓的预防

创伤患者由于循环功能不稳定、对麻醉药的耐受力降低、麻醉药的有效剂量差异性较大，因此在麻醉维持的过程中有发生知晓的可能性，尤其是在经过积极复苏，患者的血流动力学状态逐渐改善，患者对麻醉药的耐受性有所恢复时，如果不对麻醉深度做相应调整，就更有可能发生术中知晓，应注意预防。对于严重创伤的患者，间断给予小剂量氯胺酮（每 15 分钟静脉注射 25 mg），通常患者可以耐受，且可减少术中知晓的发生，特别是当使用低浓度吸入麻醉剂时（小于 0.5 MAC）。此外，适当合用辅助药物也有助于预防术中知晓，比如咪达唑仑 1 mg 间断静注和东莨菪碱 0.3 mg。

（三）术中监测

创伤患者应有基本的无创监测，包括心电图、无创血压、中心体温、经皮动脉血氧饱和度、呼气末 CO_2 监测及尿量监测等。呼气末 CO_2 监测结合动脉血气分析对判断循环容量状况很有帮助。呼气末二氧化碳分压（$P_{ET}CO_2$）与 $PaCO_2$ 的差值代表了肺泡死腔的变化，而后者又可反映出血容量的改变。对于严重创伤或循环不稳定的患者，宜采取有创监测，包括直接（桡）动脉穿刺测压、CVP 及肺动脉楔压等。有条件情况下监测每搏输出量变异（SVV）有助于指导容量治疗。此对伤情严重程度的判断和衡量治疗措施是否有效均具有重要价值。

七、特殊创伤的麻醉处理

（一）颅脑与脊髓创伤

对任何伴有意识改变的创伤患者都应怀疑有脑损伤。可用 Glasgow 昏迷评分动态评价意识状态。

需要立即外科手术的常见损伤包括：硬膜外血肿、急性硬膜下血肿及部分穿通性脑损伤和凹陷性颅骨骨折。可保守治疗的损伤包括颅底骨折和颅内血肿。颅底骨折常表现为眼睑青紫（熊猫眼），有时青紫可达乳突部位（Battle 征），并合并脑脊液鼻漏。脑损伤的其他表现包括烦躁、惊厥和脑神经功能障碍（如瞳孔反射消失）。典型的库欣三联症（高血压、心动过缓和呼吸紊乱）表现较晚且不可靠，通常预示脑疝的出现。单纯性脑损伤很少引起低血压。怀疑有持续性颅脑损伤的患者不应给予任何术前用药，因为术前用药可改变患者的意识状态（如镇静、镇痛药）或影响神经功能评估（如抗胆碱药可引起瞳孔散大）。

脑损伤常因脑出血或水肿而并发颅内压升高。控制颅内压可联合采用限制液体（除非存在低血容量性休克）、利尿（如甘露醇 0.5 g/kg）、巴比妥类药和过度通气（$PaCO_2$ 28 ~ 32 mmHg），后两项措施常需要给患者气管插管，气管插管也可避免因气道保护性反射降低引起的误吸。利多卡因或芬太尼可减轻高血压或心动过速等气管插管反应。清醒插管会引起颅内压急剧升高。颅底骨折的患者经鼻插管或插鼻胃管可能造成筛板穿孔和脑脊液感染。轻度头高位可改善静脉回流，降低颅内压。激素在颅脑损伤中的作用尚存争议，多数研究认为其具有其不良反应或并无益处。应该避免使用可升高颅内压的麻醉药（如氯胺酮）。如果存在高血糖，应予胰岛素治疗。

脑损伤部位脑血流的自身调节通常受损，高血压可加重脑水肿，升高颅内压；但一过性低血压可导致局部脑缺血。一般来说，脑灌注压应该维持在 60 mmHg 以上。

严重颅脑损伤患者可因肺内分流和通气/血流比例失调而易发生动脉低氧血症，其原因包括误吸、肺不张或对肺血管的直接作用。颅内压升高时交感神经活性增强，患者易发生肺水肿。

脊髓损伤后生理功能紊乱的程度与脊髓损伤的平面相关。在搬动患者和气管插管过程中要特别小心以免加重损伤。颈椎损伤可能伤及膈神经（$C_{3~5}$）而导致呼吸暂停。肋间肌麻痹可使肺储备功能降低，咳嗽功能减弱。高位胸椎（$C_{1~4}$）损伤时，心脏丧失交感神经支配，导致心动过缓。急性高位脊髓损伤可发生脊髓休克，其特征是损伤平面以下的容量和阻力血管的交感张力丧失，表现为低血压、心动过缓、反射消失和胃肠功能麻痹。这类患者的低血压需要积极的液体治疗，但是急性期过后，血管张力的恢复可能导致肺水肿的发生。有报道认为损伤后 48 小时内使用琥珀酰胆碱是安全的，但 48 小时后应用可能出现致命性高钾血症。短期大剂量应用糖皮质激素治疗 [甲泼尼龙 30 mg/kg，继以 5.4 mg/（kg·h）持续输注 23 小时] 可改善脊髓损伤患者的神经预后。损伤平面高于 T_5 时可出现自主反射功能亢进，但在急性期处理起来也并不困难。

（二）颌面部创伤

相当大的外力才能造成颌面部骨折，因此，颌面部骨折通常伴发其他创伤，如颅内和脊髓创伤、胸部创伤、心肌挫伤和腹腔内出血。口腔或鼻腔的活动性出血、破碎的牙齿、呕吐物或舌咽损伤会阻塞呼吸道并使气道管理更加复杂。颌面部的解剖完整性破坏通常影响面罩正压通气和气管插管的操作。急性行环甲膜切开或气管造口术可能会挽救患者的生命。大多数面部骨折移位需要在全身麻醉下进行修复。许多软组织损伤可在局部麻醉下进行治疗，但儿童通常需要全身麻醉。维持气道的通畅是最基本的要求，诱导时可行清醒下经鼻插管，或行局部麻醉下气管切开术。

（三）颈部创伤

颈部损伤可表现为颈椎损伤、食管撕裂伤、大血管损伤和气道损伤。气道损伤可表现为梗阻、皮下气肿、咯血、发音障碍和低氧血症。维持气道是这类患者需要注意的首要问题。创伤急救时，建立外科气道或在气道开放缺损处直接插管可挽救患者生命。出现气道断裂时，让患者自主呼吸吸入挥发性麻醉剂如七氟烷进行麻醉诱导可能有效。颈部大静脉损伤时必须在下肢建立静脉通路。

（四）胸部创伤

胸部创伤会严重损害心肺功能，导致心源性休克或缺氧。单纯性气胸是指气体在脏层和壁层胸膜间积聚。单侧肺萎陷导致严重的通气/血流比例失调和缺氧。胸壁叩诊呈过清音，呼吸音减弱或消失，胸片示肺萎陷。气胸患者禁用笑气，因其可加重气胸。气胸的处理包括放置胸腔闭式引流管。引流管出现持续大量引流气体提示可能有大支气管损伤。

张力性气胸是空气通过肺或胸壁上存在的类似于单向活瓣的损伤部位进入胸膜腔造成的，空气在吸气时进入胸膜腔，而呼气时空气则不能逸出，结果导致患侧肺完全萎陷，纵隔和气管向对侧移位。正压通气时单纯性气胸可能发展为张力性气胸，引起静脉回流和健侧肺的膨胀功能的损害，临床表现为患侧呼吸音消失、叩诊过清音、气管向健侧移位和颈静脉怒张。用14G套管针（长度为3~6 cm）在锁骨中线第2肋间穿刺胸腔，可将张力性气胸变为开放性气胸，紧急缓解张力性气胸对呼吸循环功能的影响，但最终仍须放置胸腔闭式引流。

多发性肋骨骨折可危害胸廓的完整性，导致连枷胸。这类患者会因为广泛肺挫伤或血胸而加重缺氧。血胸与气胸的鉴别点是血胸的叩诊为浊音。与血胸一样，纵隔积血也可导致失血性休克。有大量咯血时则须用双腔气管导管隔离患侧肺，以免血液流入健侧肺。当双腔气管导管置入困难时，可使用带有支气管阻塞装置的单腔气管导管。存在大支气管损伤时也须单肺隔离通气。有双侧支气管漏或无法实现肺隔离时可选用高频通气，高频通气气道压力较低，有利于减少支气管漏气。经损伤的支气管漏出的气体可进入开放的静脉，引起肺或其他部位的气体栓塞，所以必须尽快确定漏气位置并予以控制。多数支气管断裂处距气管隆嵴2.5 cm以内。

心脏压塞是致命性胸部损伤，必须尽早诊断。如果无法进行快速超声扫描或床旁超声检查，患者存在贝克三联症（颈静脉怒张、低血压和心音低沉）、奇脉（自主吸气时血压降低大于10 mmHg）等临床表现时也有助于诊断。心脏穿刺引流可暂时缓解症状。心脏压塞的最终治疗方法是开胸手术。心脏压塞患者麻醉处理的关键是保护心肌的变力、变时作用和保证心脏的前负荷。因此，麻醉诱导最好选用氯胺酮。心脏或大血管的穿通伤须立即手术探查，不得延误。术中反复搬动心脏会导致心动过缓和严重低血压。

心肌挫伤的诊断可依据心肌缺血（ST段抬高）的心电图表现、心肌酶升高（肌酸激酶同工酶、肌钙蛋白）及超声检查结果异常。经胸壁超声心动图检查可表现为室壁运动异常。心肌挫伤患者易发生心律失常（如心脏传导阻滞和心室颤动等）。心肌损伤的症状得到改善前，应推迟择期手术。

胸部创伤可合并的其他损伤包括主动脉横断或切割伤、左锁骨下动脉撕裂、主动脉瓣或二尖瓣破裂、创伤性膈疝和食管断裂。主动脉横断往往好发于严重减速伤，部位常在左锁骨下动脉的远侧，胸片的典型表现为纵隔增宽，常合并第1肋骨骨折。

（五）腹部创伤

严重创伤患者都应怀疑腹部创伤。首诊时有20%的腹内损伤患者无腹痛或腹膜刺激征（腹肌强直、压痛或肠梗阻），可能有大量腹腔积血（如肝、脾损伤）而体征很轻。腹部创伤通常分为穿通伤（如枪伤或刀刺伤）和非穿通伤（如减速伤或挤压伤）两类。

腹部穿通伤通常可在腹部或下胸部找到明显的穿入点，最易损伤的器官是肝脏。患者可分为三类：①无脉搏；②血流动力学不稳定；③生命体征稳定。无脉搏和血流动力学不稳定的患者（给予1~2 L液体复苏仍然不能使收缩压维持在80~90 mmHg）应紧急行剖腹探查术，通常存在大血管或实质脏器的损伤。稳定患者如果有腹膜炎或内脏膨出的临床征象者也应尽快行剖腹探查术。血流动力学稳定的穿通伤如无腹膜炎体征，则须仔细评估，以避免不必要的剖腹探查术。腹腔内损伤的显著体征包括：X线胸片示膈下游离气体、鼻胃管出血、血尿和直肠出血。血流动力学稳定患者的进一步评估措施包括：体检、局部伤口探查、诊断性腹腔灌洗、快速超声检查、腹部CT扫描或诊断性腹腔镜探查。

腹部钝挫伤是腹部创伤患者的首要病因，也是导致腹内损伤的首要原因。脾撕裂或破裂最为常见。对血流动力学不稳定的腹部钝挫伤患者，快速超声检查一旦有阳性征象就应立即手术。如果不稳定血流动力学患者快速超声检查结果呈阴性或可疑，就应该寻找有无其他部位出血或非出血性休克的原因。腹部顿挫伤血流动力学稳定患者的处理取决于快速超声检查的结果，快速超声检查结果呈阳性时，进一步实施腹腔镜还是剖腹术常取决于腹部CT的结果；如果快速超声检查的结果呈阴性，则需要连续观察，应进行一系列检查并复查快速超声检查。

创伤患者打开腹腔后，由于腹腔出血（和肠扩张）的填塞作用丧失，可出现严重低血压。术前准备应与容量复苏（包括液体和血液制品）同步进行，尽量争取时间尽早控制出血。应避免使用笑气，以免加重肠扩张。留置胃管可防止胃扩张，疑有颅底骨折时应改为经口置胃管。腹部创伤涉及血管、肝、脾或肾损伤，骨盆骨折或腹膜后出血时，应提前做好大量输血的准备。大量输血引起的高钾血症同样致命，也必须积极治疗。

腹部大出血有时须填塞出血区域和（或）钳闭腹主动脉，直至找到出血点和液体复苏能够补偿血液丢失。长时间主动脉钳闭可导致肝脏、肾脏、肠道缺血损伤；有时还可导致下肢骨—筋膜室综合征，最终引起横纹肌溶解和急性肾衰竭。液体复苏的同时，在主动脉钳闭前输注甘露醇和袢利尿剂能否预防肾衰竭尚存争议。通过快速输液装置进行液体和血制品容量复苏，尽快控制出血并缩短钳闭时间则可降低此类并发症的发生。

创伤本身及液体复苏引起的进行性肠管水肿可能妨碍手术结束时的关腹。腹肌过紧强行关腹则会增加腹内压，产生腹腔间室综合征，引起肾脏、脾脏缺血。即使肌肉完全松弛，也会严重影响氧合与通气功能，随后出现少尿和无尿。这种情况下，应该开放腹腔（但要覆盖无菌敷料）48~72小时，直至水肿消退，再考虑二期关腹。

（六）四肢创伤

肢体创伤也可能是致命性的，因为可能涉及血管损伤和继发性感染等并发症。血管损伤可导致大量失血并严重威胁肢体的存活。例如，股骨骨折的隐性失血可达800~1 200 mL，而闭合性骨盆骨折隐性失血量更多，甚至引起低血容量性休克。治疗延迟或体位放置不当会加重骨折移位和对神经及血管的压迫。脂肪栓塞常发生于骨盆骨折和大的长骨骨折，在创伤后1~3天引起肺功能不全、心律失常、皮肤瘀点和意识障碍。脂肪栓塞的实验室检查表现为血清脂肪酶升高、尿中有脂肪滴和血小板减少。

骨—筋膜室综合征可发生在肌肉内大血肿、挤压伤、骨折和断肢伤的患者。筋膜间隙内压力升高伴有动脉压降低会造成缺血、组织缺氧和进行性肢体肿胀。必须尽早行筋膜切开减压术以挽救患者。

挤压伤可引起肌红蛋白尿，早期纠正低血容量及碱化尿液有助于防止急性肾脏衰竭。

八、术中并发症

（一）创伤性凝血功能障碍

创伤性凝血功能障碍是发生于严重创伤患者中的一种低凝状态。创伤性凝血功能障碍与多重因素相关并且会随着时间延长而进展。创伤后的低灌注通过增强抗凝功能和纤溶活性（通过激活的蛋白 C 产物和组织纤溶酶原激活物的增加，纤溶酶原激活物抑制物和凝血酶激活的纤溶抑制因子的降低）导致凝血功能障碍。这个特定的过程现在也被称为急性创伤—休克凝血功能障碍。数学模型研究已经证实由大量输注晶体液和 RBC 产生的稀释作用会加重休克引起的低凝状态，低温、低钙和酸中毒将进一步恶化凝血功能障碍。研究已经证实，入院时低凝状态的程度是创伤患者大量输血和死亡的独立相关因素。因为出血导致的死亡发生非常迅速，通常在受伤后 6 小时内，所以尽快明确凝血障碍并积极治疗有利于改善患者的预后，这也是损伤控制性复苏策略的中心目的之一，近期回顾性研究结果也支持这一概念。严重创伤患者通常以显著出血伴随凝血功能障碍为主要临床表现，但是随着时间的延长，该过程会转变或进展为弥散性血管内凝血，尤其是合并脓毒症时。创伤性凝血功能障碍与 DIC 存在着本质不同，创伤性凝血功能障碍是一种多因素相关的低凝状态，而 DIC 则是由促凝血酶原激酶的释放和继发于炎症反应的弥散性血管内皮细胞损伤所引起的高凝状态。由于二者的治疗方法不同，所以有必要对其进行鉴别诊断。但是这两种过程都可表现为活动性出血，并且标准凝血功能检查（凝血酶原时间/活化部分凝血活酶时间、纤溶酶原和血小板计数）也不能准确区分，所以鉴别诊断比较困难。血栓弹力图则可应用于区分创伤性凝血功能障碍和 DIC。

（二）低温

低温是指中心体温低于 35 ℃。轻度低温为 32 ~ 35 ℃，中度低温为 28 ~ 32 ℃，重度低温为 28 ℃以下。多数患者在送达手术室前已存在低温，因此低温对于创伤患者而言几乎是不可避免的。同时麻醉又可进一步损害机体的体温调节机制，全身麻醉可降低体温调控阈值和减少皮肤血管收缩，肌肉松弛药可抑制寒战反应等，所有这些因素均可使患者在麻醉期间的体温进一步降低。

多年来人们对低温的不良作用已有足够的了解和重视。通常认为低温最主要的作用是引起外周血管收缩、诱发心律失常、产生心脏抑制、寒战、增加氧耗、增加血液黏稠度、影响微循环灌注、降低酶活性、影响凝血机制等。有报道称创伤患者如果中心体温低于 32 ℃，病死率达 100%。因此，在创伤性休克患者复苏时，应采取多种措施避免低温的发生。

然而，低温作为脑保护的措施已广泛应用于临床，在心脏和大血管手术、肝脏手术中低温保护作用更为人们熟知。新的研究显示，低温能改善休克动物的存活率。当采用中度低温复苏时，即使不输液、不吸氧，休克动物的存活率也有改善。Wladis 等报道，在失血性休克中，正常体温动物动脉血氧分压无明显变化，而低温动物的 PaO_2 由 10.3 kPa 上升至 16.4 kPa。Meyer 等研究了休克复苏中中度低温的作用，表明低温可降低心脏的代谢需要，维持心血管功能和心肌灌注，同时还可避免失血性休克期间发生的心动过速反应、左心室功能降低和呼吸频率增加等。由于心排血量稳定和每搏输出量增加，在休克后期能维持心脏功能。在整个低温过程中，尽管心率和呼吸频率过低，但心血管功能与基础比较改变不大。

对于休克到底应采用常温复苏还是低温复苏尚存在争议，目前对低温休克复苏研究尚处于初期阶段，有许多问题有待深入研究，如低温的程度、低温的持续时间等。此外，创伤患者并发的意外低温和用于器官功能保护的治疗性低温尽管都存在中心体温数值的降低，但却有着本质区别。前者是创伤对机体体温调控机制的削弱，伴随大量的体热丢失，低温往往是反映创伤严重程度的重要指标；而后者则是在充分考虑低温不良作用的基础上人工诱导的低温，其主要目的在于发挥低温的治疗作用，并同时尽量减少低温的不良反应。

九、术后并发症

严重创伤患者常因低血容量导致组织灌注不足或凝血功能障碍，术后常可并发呼吸功能不全及肾功能衰竭等并发症。

（一）急性呼吸窘迫综合征（ARDS）

术后发生 ARDS 是创伤患者的严重并发症之一。多发性创伤、严重创伤、低血压、入院1 小时内输入全血 1 500 mL 以上、误吸、脂肪栓塞和 DIC 等因素均可导致 ARDS（表19-9）。80% 以上的复合伤伴有胸部外伤，大多数严重外伤患者都有呼吸异常，呈现低氧血症和过度通气。据统计，因急性呼吸衰竭导致死亡者，占所有外伤后期死亡总数的 1/3。而一旦发生急性呼吸衰竭，其病死率高达 30% ~50%，故应重视预防、早期诊断和正确处理。

表 19-9　创伤导致全身炎症反应综合征和急性呼吸窘迫综合征的触发因素

低灌注的严重程度和持续时间

·通过最大乳酸水平预测

·通过乳酸恢复到正常的清除速率预测

所输用的血液制品数量

创伤相关性病情

·长骨干骨折（脂肪/骨髓栓塞）

·创伤性脑损伤

·误吸

·胸部钝挫伤和直接损伤

高龄

可能的并发症

·糖尿病

·冠心病

·慢性阻塞性肺疾病

·自身免疫性疾病

患者的基因易感性

ARDS 是多器官功能障碍的肺部表现，它的预防措施与 MODS 相同（如减少或避免组织缺血）。ARDS 的治疗以支持为主，如采用保护性肺通气策略等。

（二）急性肾脏衰竭

急性肾脏衰竭是创伤后的主要并发症之一，其病死率可达 50% ~ 90% 。麻醉医师必须意识到严重外伤患者发生肾衰竭的潜在危险性。创伤出血造成血容量不足和低氧血症，挤压伤引起的肌红蛋白增高，伴有肾、膀胱、尿道外伤的复合伤、麻醉手术对肾灌注和肾小球滤过率的影响，ADH 和醛固酮分泌使肾小管再吸收增加，以及抗生素的使用，均可能引起急性肾衰竭。初期肾衰竭是可逆的，迅速处理创伤性休克可使肾衰竭发生率明显降低。急性肾衰竭常表现为少尿或无尿，但多尿性肾衰竭也并非少见。出现少尿时应首先排除血容量不足，不适当地使用利尿剂将进一步加重低血容量和肾衰竭。

（三）感染与 MODS

外伤后几天或几星期内死亡者称为后期死亡，大约占所有外伤死亡的 1/5，其中 80% 死于感染或创伤后 MODS。快速、完全的复苏有助于减少感染和 MODS 的发生，术后充分的代谢、营养支持可提高此类患者的生存率。

随着全身炎症反应综合征（SIRS）概念的提出以及对各种炎性介质、细胞因子、炎性细胞的深入研究，人们对 MODS 发病机制的认识也由 20 世纪 70 年代的损伤→感染→全身性感染→多器官功能衰竭（MOF）转变为：损伤→机体应激反应→SIRS→MODS→MOF。临床治疗也有望从以往的以器官或系统为中心，转变为将患者和疾病看作一个整体而进行整体性的治疗。治疗措施也将从过去单纯的支持治疗发展到将来的病因性治疗与支持治疗相结合。

（王洪阳）

第二十章

休克患者手术麻醉

休克是指一种急性循环功能不全综合征，由于机体有效循环血容量减少、心排血量不足或周围血液分布异常，致使组织灌注不良、细胞供氧不足、代谢异常，严重时可造成重要脏器的功能丧失，甚至死亡。典型临床表现有血压下降、脉搏细弱、面色苍白、四肢厥冷、尿量减少、神志淡漠、昏迷等。一些重症休克患者需要立即进行手术，麻醉医师必须熟练掌握休克患者的麻醉处理原则。

一、休克分类

有效循环血容量减少是多数休克发生的共同基础。血容量、心排血量和外周血管阻力是调节机体有效循环血容量的重要因素，三者中的任何一个因素受到影响，均可导致休克发生。目前临床上休克的分类并未完全统一，一般可以按休克的病因、休克发生的始动环节以及休克发生时的血流动力学特点等作如下分类。

1. 按休克的病因分类

一般将休克分为低血容量性休克、心源性休克、脓毒性休克、过敏性休克和神经源性休克。

2. 按休克发生的始动环节分类

一般将休克分为低血容量性休克、心源性休克和血管源性休克。

3. 按休克发生时血流动力学特点分类

一般将休克分为低排高阻型休克和高排低阻型休克。前者血液动力学特点是心排血量低而外周血管阻力高，后者血液动力学特点恰与前者相反。

随着病理生理过程的发展，进入休克后期往往多种类型休克并存。因此，对休克患者的处理应全面评价病情进展，按轻重缓急分别处理。以下仅就临床常见的几种类型休克的处理原则作简要介绍。

（一）低血容量性休克

低血容量性休克是休克中最常见的一种类型。由于全血的丢失、血浆量的减少或者自由水的丢失，引起血管内有效循环血容量急剧减少，最终导致血压下降和微循环障碍。常见于外伤、消化性溃疡、食管曲张静脉破裂、妇产科疾病所引起的出血。血浆大量丢失也会引起与全血丢失症状相似的低血容量休克，常见于大面积严重烧伤。此外，体液或电解质丢失也可导致低血容量性休克，如呕吐、腹泻、肠梗阻、腹膜炎、糖尿病酮症酸中毒引起的高渗性利尿等。

低血容量性休克早期处理以迅速查明病因并控制继续失血或失液，迅速恢复有效循环血容量为主，根据病情决定是否使用升压药。在保证充足静脉通路的前提下，做到"缺什么、补什么"。在有效控制失血、失液前，目前提倡"限制性液体复苏"策略。如休克时间较长，由于减压反射抑制，交感—肾上腺素系统过度兴奋，儿茶酚胺等各种缩血管物质分泌增加，外周血管过度收缩，微循环发生淤血、缺氧，有效循环血容量更少，此时单靠输血补液不能纠正休克，必须进行综合性抗休克治疗。

（二）心源性休克

心源性休克是由各种严重心脏疾病引起的急性心功能衰竭所致，常见于大面积急性心肌梗死，还可见于弥漫性心肌炎、急性心脏压塞、肺动脉栓塞、严重心律失常以及各种严重心脏病晚期。由于左心室不能泵出足够的血量维持最低限度的心排血量，导致全身微循环功能障碍，从而出现一系列以缺血、缺氧、代谢障碍及重要脏器损害为特征的病理生理表现。

心源性休克的处理原则包括补充血容量以维持理想的前负荷，适当使用正性肌力药和血管活性药，必要时应用主动脉内球囊反搏、心室辅助装置等，尽早行介入或手术治疗。

（三）脓毒性休克

脓毒性休克可见于各种病原微生物感染引起的脓毒症。由于各种微生物的毒素各异，作用不尽相同，有的表现为高动力型（高排低阻型），有的表现为低动力型（低排高阻型）。开始阶段和轻型休克常表现为高动力型；休克进一步发展和重型休克，则表现为低动力型。有学者把高动力型休克看作是脓毒性休克发展过程的早期阶段。因为感染的存在，除有休克表现外，还有因感染而引起的其他损害，所以病情更加严重和复杂。

脓毒性休克的治疗首先强调病因治疗，即控制感染，同时给予液体复苏、正性肌力药和血管活性药，酌情联合应用重组人活化蛋白、细胞因子活性剂、强化胰岛素治疗和糖皮质激素治疗。

（四）过敏性休克

过敏性休克是以 IgE 介导的对变应原的全身性反应，大多数是典型的 I 型变态反应在全身多器官尤其是循环系统的表现。可见于对某些药物（如青霉素、奴夫卡因）和血清制剂过敏的人群。

过敏性休克发病非常迅速，必须早期识别，及时抢救。去除过敏原，吸氧、输液，肾上腺素是一线用药，而糖皮质激素、抗组胺药物等是二线用药。血管升压素也有成功报道。如发生气道梗阻或高危患者，推荐早期行气管插管。

（五）神经源性休克

正常情况下，血管运动中枢不断发放冲动沿传出的交感缩血管纤维到达全身小血管，使其维持一定的张力。当血管运动中枢发生抑制或传出的交感缩血管纤维被阻断时，小血管将因张力的丧失而发生扩张，结果使外周血管阻力降低，大量血液淤积在微循环中，回心血量急剧减少，血压下降，引起神经源性休克。此类休克常发生于深度麻醉或强烈疼痛刺激后，此时血管运动中枢被抑制；或发生于脊髓高位麻醉或损伤时，此时交感神经传出径路被阻断。

此类休克的病理生理变化和发生机制比较简单，预后也较好，有时不经治疗即可自愈，有的则在应用缩血管药物后迅速好转，因为此类患者的微循环灌注并无急剧的减少。

二、休克治疗

休克的治疗强调早期诊断和干预，必须在去除病因的前提下采取紧急的综合性治疗措施，维持生命器官的微循环灌注，防止细胞损害。对休克患者的理想化处理是在休克症状尚未充分发展前就实施干预，力求避免休克发展到晚期难以逆转的地步。临床麻醉工作中，麻醉医师第一时间接触到的患者多数已经出现明显临床症状，如烦躁不安、心率加快、血压降低、皮肤湿冷、尿量减少。麻醉医师的首要任务是尽可能准确地判断病情，按病情变化随时调整用药以及其他治疗措施，力争取得最好的治疗效果。

（一）紧急处理

置患者于平卧位，下肢应略抬高，以利于静脉回流。如有呼吸困难可将头部和躯干抬高20°~30°，以利于呼吸。尽量避免采用头低脚高位，以防腹腔内脏器压迫膈肌影响呼吸。患者头偏向一侧，以防呕吐物或分泌物误吸入呼吸道。尽可能保持呼吸道通畅，尤其是休克伴意识障碍者。无自主呼吸时，立即置入气管导管或喉罩，困难气道者行紧急气管切开。有条件时给予吸氧。休克患者，单纯提高氧输送可能难以维持氧供和氧耗之间的平衡，因此应尽量减少患者的氧耗量。机械通气、镇静、镇痛既可以减少呼吸作功，又能降低呼吸肌耗氧。

体温过低的患者注意保暖。低温会降低乳酸和枸橼酸代谢，加重酸碱紊乱和凝血功能障碍，影响心功能。但伴发高热的脓毒性休克患者应给予降温。也有些患者由于炎症反应和抗胆碱能药物的作用，术中体温升高，应予物理或化学降温。

开放外周静脉或中心静脉，用于输血输液和用药。病情严重者考虑置入右心漂浮导管，以利于观察心肺功能和指导补液等治疗措施。

实施必要的初步治疗。创伤骨折所致的休克给予止痛、骨折固定；烦躁不安者可给予适当的镇静剂；存在活动性出血时行加压包扎等简单止血措施，同时积极准备手术，尤其是体腔内大出血者，应尽早安排手术治疗。

（二）液体复苏

对于休克患者，保持循环稳定的最佳治疗措施是液体复苏，其初期目标是保证足够的组织灌注。一旦临床诊断休克，应尽快实施液体复苏。

液体复苏并不等同于持续输入液体。液体复苏是指早期容量扩充，并要严密监测患者的反应。在这个阶段要在短时间内输入大量液体，同时要严密监测患者的反应以防止发生肺水肿。可疑低血容量的患者可以先快速补液：30分钟内输入晶体液500~1 000 mL或胶体液300~500 mL，并判断患者对液体复苏的反应（血压增高及尿量增多）及耐受性（有无血管内容量过负荷的证据），从而决定是否继续扩容。休克患者液体复苏时晶胶体的选择仍存在很大的争议。

目前，比较"理想"的复苏液体主要包括复方电解质注射液（如勃脉力A）、高张盐溶液、各种人工胶体（如羟乙基淀粉、琥珀酰明胶）和血液制品。勃脉力A是一种醋酸林格液，是第三代等张平衡晶体液。其突出的优点是不含乳酸，避免了第二代等张平衡晶体液——乳酸钠林格注射液对休克诊治的影响。在快速输注晶体液后，适时补充胶体液可弥补单纯晶体液的不足之处，具有扩容迅速、输液量小、作用持续时间长等优点，缺点是有可能影响凝血功能。高张盐溶液（7.5%）通过吸引组织间液进入血管可迅速扩容，用有限的液体量扩充血管容量，减轻脑水肿和降低颅内压，尤其适用于不能耐受组织水肿者，如闭合性脑损伤。但高张盐溶液扩容和改善循环作用持续时间较短，不能反复应用，用药后产生一过性高钠血症。近年来联合应用高张盐溶液和人工胶体复苏取得良好效果，具有液体用量少、血流动力学改善快而持久（2小时以上）、显著提高组织氧供和氧耗、改善氧供需平衡等优点，但对机体凝血功能仍有一定影响。

失血和补液会降低患者血细胞比容，影响血液携氧能力，及时输血以尽快恢复血容量和血细胞比容是最根本的治疗措施。对大多数患者而言，输血指征是血红蛋白浓度 7~8 g/dL（血细胞比容21%~24%）。老年患者或者有严重心、肺疾病患者，血红蛋白浓度应该尽量维持在10 g/dL以上。血细胞比容低于20%的患者必须输血或浓缩红细胞。一个单位（美国单位，指约1品脱，约450 mL全血，以下输血相关单位同此）的红细胞可以使血红蛋白浓度增加 1 g/dL，使血细胞比容增加2%~3%。理想的复苏效果应使患者血细胞比容不低于30%。新鲜冻血浆含有血浆中所有的蛋白质，包括所有的凝血因子，可用于接受大量输血的患者和输入血小板后依然存在出血倾向的患者。对于成人而言，一个单位的新鲜冰冻血浆大约可以将每种凝血因子的水平提高2%~3%。

严重创伤失血加上液体复苏会显著干扰机体的凝血功能。因此，在液体复苏过程中，应定时检测血常规和出凝血功能，以明确机体的出凝血状态。

（三）合理选用血管活性药物与正性肌力药物

休克的初始治疗在早期目标指导性液体复苏的同时，还可考虑合并应用血管活性药物和（或）正性肌力药物，以提高和保持组织器官的灌注压。必要时还应辅以低剂量的糖皮质激素。常用的药物包括多巴胺、去甲肾上腺素、血管升压素和多巴酚丁胺。

1. 多巴胺

作为脓毒性休克治疗的一线血管活性药物，其兼具有多巴胺能与肾上腺素能 α 和 β 受体的兴奋效应，在不同的剂量下表现出不同的受体效应。

小剂量 [<5 μg/（kg·min）] 多巴胺主要作用于多巴胺受体（DA），具有轻度的血管扩张作用。

中等剂量 [5~10 μg/（kg·min）] 以 β_1 受体兴奋为主，可以增加心肌收缩力及心率，从而增加心肌的做功与氧耗。

大剂量多巴胺 [10~20 μg/（kg·min）] 则以 α_1 受体兴奋为主，显著收缩血管。

既往认为小剂量 [<5 μg/（kg·min）] 多巴胺还可以通过兴奋多巴胺受体而扩张肾和其他内脏血管，增加肾小球滤过率，起到肾脏保护效应。但近年来国际合作研究提示，小剂量多巴胺并未显示出肾脏保护作用。

2. 去甲肾上腺素

去甲肾上腺素具有兴奋 α 和 β 受体的双重效应。其兴奋 α 受体的作用较强，通过提升平均动脉压（MAP）而改善组织灌注；对 β 受体的兴奋作用为中度，可以升高心率和增加心脏做功，但由于其增加静脉回流充盈和对右心压力感受器的作用，可以部分抵消心率和心肌收缩力的增加，从而相对减少心肌氧耗。因此也被认为是治疗脓毒性休克的一线血管活性药物。其常用剂量为 0.03~1.5 μg/（kg·min）。但剂量超过 1.0 μg/(kg·min)，可由于对

β受体的兴奋加强而增加心肌做功与氧耗。

近年来的研究还报道：对于容量复苏效果不理想的脓毒性休克患者，去甲肾上腺素与多巴酚丁胺合用可以改善组织灌注与氧输送，增加冠状动脉和肾脏的血流以及肌酐清除率、降低血乳酸水平，而不加重器官的缺血。

3. 肾上腺素

肾上腺素由于具有强烈的α和β受体的双重兴奋效应，特别是其较强的β受体兴奋效应在增加心脏做功、增加氧输送的同时也显著增加氧耗；其促进组织代谢的产热效应也使组织乳酸生成增多，血乳酸水平升高。因此目前不推荐作为脓毒性休克的一线治疗药物，仅在其他治疗手段无效时才考虑尝试应用。

4. 血管升压素

已发现脓毒性休克患者血中的血管升压素水平较正常人显著降低。某些观察显示在脓毒性休克患者，血管升压素通过强力收缩扩张的血管，提高外周血管阻力而改善血流分布，起到提升血压、增加尿量的作用；也有学者推测其作用可能与抑制交感神经冲动及增加压力反射有关。血管升压素还可以与儿茶酚胺类药物协同作用。由于大剂量血管升压素具有极强的收缩血管作用，使包括冠状动脉在内的内脏血管强烈收缩，甚至加重内脏器官缺血，故目前多主张在去甲肾上腺素等儿茶酚胺类药物无效时才考虑应用，且以小剂量给予（0.01 ~ 0.04 U/min），无须根据血压调整剂量。临床上现有的药物目前主要是精氨酸升压素及特利升压素。

5. 多巴酚丁胺

具有强烈的β_1、β_2受体和中度的α受体兴奋作用，其β_1受体正性肌力作用可以使心脏指数增加25% ~ 50%，心率增加10% ~ 20%；而β_2受体作用可以降低肺动脉楔压，有利于改善右心射血，提高心排血量。总体而言，多巴酚丁胺既可以增加氧输送，同时也增加（特别是心肌的）氧消耗，因此在脓毒性休克治疗中一般用于经过充分液体复苏后心脏功能仍未见改善的患者；对于并发低血压者，宜联合应用血管收缩药物。其常用剂量为2 ~ 20 μg/（kg·min）。

6. 糖皮质激素

严重感染和脓毒性休克患者往往存在相对的肾上腺皮质功能不足，血清游离皮质醇正常或升高，机体对促肾上腺皮质激素释放激素（ACTH）反应改变，并失去对血管活性药物的敏感性。曾有学者主张根据机体接受ACTH刺激试验后血清皮质醇的变化区分"有反应组"与"无反应组"，并将"无反应组"视为相对肾上腺功能不足，建议补充糖皮质激素。但近年来也有部分学者主张即使没有ACTH试验，只要机体对血管活性药物反应不佳，即可考虑应用小剂量糖皮质激素。一般糖皮质激素宜选择琥珀酸氢化可的松，每日补充量不超过300 mg，分为3 ~ 4次给予，持续输注。超过300 mg，以上的氢化可的松并未显示出更好的疗效。

三、麻醉前准备

为休克患者实施麻醉，必须充分了解患者的全身状况，特别是休克类型和程度，尽可能在短时间内完善麻醉前准备，制订个体化的麻醉方案。

如为抢救性手术，不应过分强调纠正术前情况而贻误手术。麻醉医师应力争迅速了解患者的现病史以及与麻醉相关的既往史，检查患者意识、呼吸及循环情况，询问有无饱胃及其他复合伤，估计失血量，开放静脉通路。建立静脉通路时注意避开患者损伤部位，如可疑腹部大血管损伤时避免下肢静脉穿刺。严重休克患者应同时开放两条以上静脉通路，有条件时最好行中心静脉穿刺置管，可兼顾输液输血和测定中心静脉压。出血性休克提倡"限制性液体复苏"。麻醉医师应建立基本监测，包括动脉血压、脉搏、心电图和经皮动脉血氧饱和度，备好心血管急救药物后审慎地实施麻醉。非抢救性手术，麻醉医师应详细了解患者病情及治疗经过，对并存疾患做出相应处理，争取初步纠正休克状态及做好相应抢救准备后实施麻醉。

四、麻醉前用药

休克患者麻醉前用药取决于休克的程度。循环尚稳定的患者，往往是依赖交感神经系统的兴奋性来维持心血管张力。麻醉前应用苯二氮䓬类药物和麻醉性镇痛药可以抑制循环和呼吸功能，引起或加重低氧血症。因此麻醉前用药必须酌情减量或不用，或等建立静脉通路后在液体复苏支持下应用。麻醉前用药尽量通过静脉途径，因为低灌注状态影响肌肉或皮下注射药物的吸收速度。

五、麻醉药与麻醉方法的选择

（一）局部麻醉与神经阻滞

局部麻醉和神经阻滞操作简便，对全身影响小，适用于高危休克患者，但仅限于表浅外伤清创缝合或肢体手术。上肢手术最常用臂丛阻滞，常用方法有肌间沟阻滞法、腋路阻滞法、锁骨上阻滞法和锁骨下血管旁阻滞法。下肢手术可在腰丛和坐骨神经阻滞下完成手术。常用局麻药有丁哌卡因、利多卡因和罗哌卡因。休克患者麻醉前大多存在低蛋白血症，对局部麻醉药耐受能力下降，易发生局部麻醉药中毒，要严格控制单位时间内的用药剂量。

循环不稳定或手术范围大、需时长的手术，可联合应用全身麻醉和部位麻醉（神经阻滞）。两种麻醉方法的复合可以使患者在较浅的麻醉状态下完成手术，显著减少术中麻醉药用量，减轻麻醉药对机体的影响，有利于麻醉期间循环呼吸管理，加快患者术后恢复。

（二）椎管内麻醉

休克未纠正前禁止应用椎管内麻醉，因为椎管内麻醉可阻滞交感神经节前纤维，扩张动、静脉血管，引起外周阻力下降，血液淤滞于外周静脉系统，回心血量减少，右心房压及心排血量随之减少，导致有效循环血容量相对不足，血压下降。T_4 以上高位阻滞时，心脏交感神经也被阻滞，使患者在外周血管扩张时不能产生代偿性心率增快，可致心率减慢，射血分数下降，血压下降更明显。此外，交感神经节前纤维阻滞出现的快慢，也是决定动脉血压下降严重与否的重要因素。交感神经阻滞迅速，循环功能的代偿和调节能力不如阻滞缓慢时那样充分和完全。蛛网膜下隙阻滞时血压下降的程度比硬膜外阻滞时严重，因为蛛网膜下隙阻滞的潜伏期一般为 3~5 分钟，而硬膜外阻滞的潜伏期都在 5 分钟以上。椎管内麻醉使阻滞区域血管扩张，可导致严重低血压，无复苏准备时可使患者出现灾难性后果。

饱胃患者下腹部以下手术，如循环功能代偿尚好，可以考虑应用硬膜外阻滞，减少全身麻醉胃内容物反流误吸危险。麻醉应在血容量得到一定补充、病情初步稳定后进行。局部麻醉药的每次用量不超过常规用量的1/2，注药后密切观察循环反应，出现血压下降或改变体位时血压下降常提示血容量不足，应继续输血补液，情况紧急时给予血管活性药物支持血压。严格控制麻醉平面在可满足手术需要的最低水平。麻醉平面过高时，腹肌张力下降，患者不能形成有效咳嗽保护气道，仍然可能发生误吸。少数诊断明确的失血性休克患者，如异位妊娠破裂出血，病变部位明确，手术时间短，若循环尚稳定，可先放置硬膜外导管，先在全身麻醉下开始手术，待出血控制、低血容量状态基本纠正后分次硬膜外注药，建立硬膜外阻滞逐渐取代全身麻醉。术中密切观察血压心率变化，术后可保留导管供硬膜外阻滞。

休克并发凝血功能障碍或脓毒症患者不宜选用椎管内麻醉。

（三）吸入麻醉

目前使用的吸入麻醉药都有循环抑制作用且呈剂量依赖性，主要是由于其能抑制心肌收缩力、改变外周血管张力和影响自主神经活动。吸入麻醉期间易出现房性心律等室上性心律失常，处于代偿期休克患者可因丧失心房有效收缩而导致心排血量下降，血压降低。异氟烷、地氟烷和七氟烷降低血压主要是由于外周血管扩张。吸入麻醉药造成的低血压可通过降低吸入麻醉药的浓度、加快液体输注速度、谨慎地使用增强心肌收缩力药物或血管收缩药迅速缓解。

休克患者由于低心排血量和过度换气，吸入麻醉药肺泡浓度升高速度加快，麻醉诱导时间显著缩短。同时，休克患者对麻醉药耐受力降低，尤其在低血容量状态下，皮肤和胃肠道血管收缩，心、脑等重要器官血流占心排血量的比例相对增加，少于正常用量的麻醉药即可维持麻醉状态，并可表现出心功能抑制等不良反应。

（四）静脉麻醉

休克患者由于有效循环血容量不足和低蛋白血症，血药浓度易上升，游离药物浓度增加，因此静脉麻醉药耐量减少。静脉麻醉药物的选择必须慎重，必须小量分次用药，依据患者反应适时调整药物用量。

1. 氯胺酮

氯胺酮是NMDA（N-甲基-D天冬氨酸）受体的非竞争性阻断药，阻断NMDA受体是其产生全身麻醉作用的主要机制。氯胺酮可通过中枢性交感神经兴奋使内源性儿茶酚胺的释放增加，抑制神经末梢摄取去甲肾上腺素，对心脏具有间接兴奋作用，使心率、每搏输出量及心排血量均有不同程度的升高，这一特点使氯胺酮在休克患者麻醉中占有重要地位。离体实验表明氯胺酮对心脏有直接抑制作用，在病情危重、出血性或脓毒性休克或处于强烈应激反应状态下等交感神经系统代偿能力下降、心血管功能维持在临界水平或儿茶酚胺已明显耗竭时，氯胺酮对心功能的抑制就可能显示出来，用药后偶可表现为血压下降和心排血量减少。对低血容量患者应用时须补充血容量，否则，在交感神经活性减弱的情况下，由于氯胺酮对心肌的抑制，血压会严重降低。静脉诱导用量约为1~2 mg/kg。临床常与肌肉松弛药和小量苯二氮䓬类药物配伍应用，后者可减少氯胺酮的不良反应。

2. 依托咪酯

依托咪酯对循环影响轻微，适用于并存低血容量和循环状态不稳定的休克患者。由于其降低脑代谢和脑血流，尤其适用于并发颅脑损伤的休克患者。依托咪酯对呼吸功能的影响较轻，但较大剂量或注射速度过快也可能引起呼吸抑制，甚至呼吸暂停。依托咪酯无镇痛作用。用药后偶发一过性肾上腺皮质功能抑制，可通过补充外源性糖皮质激素治疗。依托咪酯可出现诱导期兴奋，发生肌震颤、肌强直等肌不协调动作，预先注射芬太尼可减少其发生，严重者须用其他全麻药控制。静脉诱导用量为 0.2 ~ 0.4 mg/kg。

3. 苯二氮草类药物

苯二氮草类药物具有减轻焦虑和遗忘的作用，常与镇痛药联合应用于休克患者麻醉诱导和维持。地西泮单次用量在 0.3 mg/kg 以下对循环功能影响轻微。用量 0.5 ~ 1 mg/kg 时动脉血压、心排血量和外周血管阻力下降 10% ~ 20%，与正常睡眠时相仿。但对压力感受器介导的心率加快反应有一定抑制作用，可能会影响休克患者对低血容量的正常代偿。咪达唑仑具有抗焦虑、镇静、肌肉松弛、抗惊厥和顺行性遗忘作用。起效快，代谢灭活快，持续时间短，是目前麻醉中最常应用的苯二氮草类药物。不良反应少见，极少数患者可出现短时间的呼吸功能影响，多半由剂量过高或静脉注射过快所致，因此静脉注射时速度勿过快。咪达唑仑蛋白结合率高，在休克并发低蛋白血症时（如大量液体复苏后）其作用强度和时间也明显增加。由于遗忘作用突出，维持较浅麻醉时小量应用咪达唑仑可避免患者术后对术中过程的不良回忆。静脉诱导剂量为 0.03 ~ 0.2 mg/kg，诱导前应基本纠正低血容量状态，危重患者减小用量。

4. 丙泊酚

丙泊酚又称为异丙酚，是一种快速强效的静脉全身麻醉药。主要通过肝脏代谢，能够迅速从机体清除（总体清除率 1.5 ~ 2 L/min）。其临床特点是起效快、持续时间短、苏醒迅速而平稳、不良反应少，广泛应用于临床各科麻醉以及重症患者镇静。该药的作用机制尚不完全明了，可能对脂膜具有非特异性作用。丙泊酚对中枢神经系统多种受体及离子通道有不同程度的影响，如钠离子通道、GABA 受体等。丙泊酚呈剂量依赖性地使脑血流量、颅内压、脑组织氧代谢率和脑组织葡萄糖代谢率下降，对颅内压增高患者的降颅压效果更为显著。丙泊酚可引起收缩压、舒张压和平均动脉压下降，其程度取决于剂量和输注速度，尚与年龄、ASA 分级、过度肥胖和其他药物联合作用有关，对心率的影响不明显，倾向于使心率减慢。丙泊酚导致血压下降主要由于外周血管阻力降低。丙泊酚明显抑制呼吸，也与剂量和输注速度有关，多呈一过性呼吸抑制。临床推荐诱导剂量 1.5 ~ 2.5 mg/kg，对循环呼吸影响较大。循环尚稳定的患者诱导剂量要酌减，注射速度宜减慢。循环不稳定的患者不推荐应用。丙泊酚用于麻醉维持时，麻醉深度的可控性和稳定性强，维持剂量应据具体患者以及所需麻醉深度随时加以调整。

5. 其他

麻醉性镇痛药目前常用的有芬太尼、瑞芬太尼和苏芬太尼，均属于特异性的 μ 阿片受体激动剂，在提供良好镇痛的同时，对呼吸和循环都有一定的抑制作用，与给药剂量和速度密切相关，应用于休克患者时务必慎重。芬太尼为人工合成的强效麻醉性镇痛药，作用迅速，维持时间短，不释放组胺，对心血管功能影响小，能抑制气管插管时的应激反应。瑞芬太尼为非特异性血液及组织酯酶代谢的强效、超短效阿片受体激动剂，起效迅速、消失极快，清除半衰期与用药量及时间无关，相对效价为芬太尼的 50 ~ 100 倍。苏芬太尼的镇痛效果比芬太尼强数倍，而且有良好的血液动力学稳定性，可同时保证足够的心肌氧供应。必须明确一点，阿片类镇痛药并非静脉全身麻醉药。虽然大量快速静脉注射能使神智消失，但患者的应激反应依然存在，常伴有术中知晓。临床实践中，大多是镇痛药与低浓度吸入性麻醉药或小剂量苯二氮䓬类药物联合用于循环欠稳定患者的手术麻醉。

（五）肌肉松弛药

肌肉松弛药可辅助麻醉医师在较浅麻醉下完成气管插管以及维持手术麻醉。去极化肌肉松弛药琥珀酰胆碱虽然是起效最快的肌肉松弛药，但由于其诸多不良反应（Ⅱ相阻滞、窦性心动过缓、高钾血症、颅内压升高、胃内压升高、恶性高热等），目前已逐渐被非去极化肌肉松弛药取代。非去极化肌肉松弛药种类很多，可根据患者的病理生理状况、手术的部位和时间选择应用。

罗库溴铵在所有非去极化肌肉松弛药中起效最快，对心血管系统影响小，无组胺释放作用。中长效肌肉松弛药维库溴铵和泮库溴铵也无组胺释放作用，对循环影响小。中效肌肉松弛药阿曲库铵经霍夫曼消除自行降解，可用于肝肾功能障碍的患者，但有轻度组胺释放作用，少数患者会出现低血压和支气管痉挛。顺式阿曲库铵在保留阿曲库铵代谢优点的同时避免了组胺释放作用。长效肌肉松弛药哌库溴铵对心血管影响小，无组胺释放作用，主要经肾脏排泄，肾功能障碍时时效延长，肾衰竭时禁用。

休克患者由于全身低灌注状态和肝肾功能减退等影响药物代谢速度，肌肉松弛药作用时间延长，患者耐药量减小，应用肌肉松弛药应适当减量。循环处于代偿边缘患者应用肌肉松弛药有可能导致血压下降，用药前后要注意观察。休克患者全身麻醉期间在积极补充血容量、改善循环状态的同时应维持足够的麻醉深度，避免过分依赖肌肉松弛药。许多麻醉药与肌肉松弛药均有相互协同作用，合理配合可以使各自的剂量均有所减少。吸入麻醉药七氟烷、异氟烷和地氟烷等都有一定的肌肉松弛作用，可能与其改变了乙酰胆碱受体周围的脂质环境等有关。

六、麻醉期间血流动力学监测

血流动力学监测对休克的早期诊断、预后判断以及治疗过程中效果的观察至关重要，早期合理地选择监测指标并正确解读有助于指导休克患者的治疗。常规血流动力学监测可用于基础循环状态、容量复苏和药物治疗效果的评价，其监测的核心内容是组织灌注与氧代谢状况，包括全身和局部灌注指标的监测。

常规血流动力学监测包括体循环的监测参数，心率、血压、中心静脉压（CVP）、心排血量（CO）和体循环阻力（SVR）等；肺循环监测参数，肺动脉压（PAP）、肺动脉楔压（PAWP）和肺循环阻力（PVR）等；氧动力学与代谢监测参数，氧输送（DO_2）、氧消耗（VO_2）等；氧代谢监测参数，血乳酸、经皮动脉血氧饱和度、混合静脉血氧饱和度（SvO_2）或中心静脉血氧饱和度（$ScvO_2$）的监测等。严重休克时，组织持续缺氧，传统临床监测指标如心率、血压、尿量、神志、毛细血管充盈状态、皮肤灌注等往往不能对组织氧合的改变做出敏感的反应。此外，经过治疗干预后的心率、血压等临床指标的变化也可在组织灌注与氧合未改善前趋于稳定。因此，监测和评估全身灌注指标（DO_2、VO_2、血乳酸、SvO_2 或 $ScvO_2$ 等）以及局部组织灌注指标（胃黏膜 pH 测定或消化道黏膜 PCO_2 测定等）很有必要。

心率是最简明、快捷的指标，有经验的麻醉医师能够排除诸多因素对心率的影响，通过心率来判断休克病情，及时调节补液和血管活性药物的用量。心率的动态变化还可以反映治疗效果。心电图除监测心率变化外，还能够及时发现和识别心律失常，发现和判断心肌缺血或心肌梗死，初步判断电解质的变化。

CVP、PAWP 和心室舒张末容积是常用的反映心脏前负荷的参数。在心脏瓣膜功能良好的情况下，CVP 反映右心室舒张末压，PAWP 则反映左心室的舒张末压，一般将 CVP 8 ~ 12 mmHg、PAWP 12 ~ 15 mmHg 作为休克的治疗目标。CVP 与 PAWP 都是通过以压力代容积的方法来反映心脏的前负荷，会受到心室顺应性的影响。从理论上讲，直接监测心室舒张末容积是最理想的反映心脏前负荷的指标。体循环阻力（SVR）为监测左心室后负荷的指标，肺循环阻力（PVR）为监测右心室后负荷的指标，每搏输出量、心室每搏做功指数、射血分数等指标反映了心肌收缩力的变化情况。

综合评价 DO_2、VO_2 以及两者的相关性可以实现组织氧动力学的优化治疗，氧摄取率（O_2ER）作为评价氧供需平衡的指标，其效果比单纯应用 DO_2 和 VO_2 更敏感。正常情况下，DO_2 改变时，因为氧摄取率的变化，VO_2 保持不变，也就是说 VO_2 不受 DO_2 的影响。但当 DO_2 下降到一临界值时，VO_2 依赖于 DO_2 的变化，O_2ER 的增加也无法满足组织氧合，于是就发生无氧代谢。另外，O_2ER 可以作为判断患者预后的指标。混合静脉血氧饱和度（SvO_2）反映 DO_2 和 VO_2 的平衡，当 DO_2 不能满足组织氧需要时 SvO_2 下降。休克时可因为血流分布不均或组织氧利用障碍使 SvO_2 升高，所以 SvO_2 值需要与其他血流动力学指标一起解读。

近期研究认为，监测中心静脉血氧饱和度（$ScvO_2$）对于指导早期复苏有重要价值。SvO_2 反映组织器官摄取氧的状态。当全身氧输送降低或全身氧需求超过氧输送时，SvO_2 降低，提示机体无氧代谢增加。当组织器官氧利用障碍或微血管分流增加时，可导致 SvO_2 升高，尽管此时组织的氧需求量仍可能增加。休克早期，全身组织的灌注已经发生改变，即使血压、心率、尿量和中心静脉压仍处于正常范围，此时仍可能已出现 SvO_2 降低，提示 SvO_2 能较早地发现病情变化。$ScvO_2$ 与 SvO_2 有一定的相关性，在临床上更具可操作性，虽然测量的 $ScvO_2$ 值要比 SvO_2 值高 5% ~ 15%，但它们所代表的趋势是相同的，可以反映组织灌注状态。一般情况下，SvO_2 的范围约 60% ~ 80%。在严重休克患者，SvO_2 < 70% 提示病死率明显增加。临床上，SvO_2 降低的常见原因包括心排血量的减少、血红蛋白氧结合力降低、贫血和组织氧耗的增加。

血乳酸作为全身灌注与氧代谢的重要指标，它的升高反映了低灌注情况下无氧代谢的增加。但仅以血乳酸浓度尚不能充分反映组织的氧合状态，如并发肝功能不全的患者，血乳酸浓度明显升高。故提出高乳酸时间的概念，即乳酸 > 2 mmoL/L 所持续时间。更多的学者认为连续监测血乳酸水平，尤其是乳酸清除率对于疾病预后的评价更有价值。因此，动态监测乳酸浓度变化或计算乳酸清除率可能是更好的监测指标。休克时组织缺氧使乳酸生成增加。在常规血流动力学监测指标改变之前，组织低灌注与缺氧已经存在，乳酸水平已经升高。

临床上局部灌注的评估经常靠评价器官功能来实现。休克患者组织灌注减少，CO_2 积蓄与清除障碍，消化道 CO_2 张力测定与胃黏膜 pH 值监测是临床评估消化道灌注的方法之一。舌下二氧化碳图法测定组织 PCO_2（$PtCO_2$），因其无创，应用简单且与胃张力计获得数据具有密切相关性而引起人们关注。休克时局部组织灌注及氧代谢改变往往发生较早，监测局部组织灌注状态与传统的容量、压力、血氧等指标相比，对于早期诊断、判断治疗效果与预后更为重要。

由于技术和理论的进步，近年出现了一些新的无创或微创血流动力学监测方法，其中以食管超声技术、无创心排血量监测系统（NICO）等技术最具代表性。简单、相对无创是这几种方法的优点，但还不能够完全替代传统的监测设备。

七、麻醉管理

（一）呼吸管理

非全身麻醉手术中建议应用面罩吸氧，可以提供较鼻导管吸氧更高的吸氧浓度，带储气囊的吸氧面罩吸氧浓度还可进一步提高。

全身麻醉手术采用气管插管或喉罩控制呼吸，但喉罩不适用于有反流误吸风险者。机械通气除能保证患者有充分供氧外，还可节省患者呼吸作功，减少机体耗氧量。通气时吸氧浓度不要低于40%，以保证组织氧合。术中宜根据动脉血气结果调节吸氧浓度和各项呼吸指标。严重低氧血症间歇正压通气方式难以纠正时可应用呼气末正压通气。休克患者在低血容量状态没有纠正之前，通气方式对动脉血压有一定影响，如气道压力过高、潮气量过大、呼气比吸气相延长、呼气末正压过高均可能影响血压。麻醉期间遇有不明原因的血压波动时应排除机械通气的影响。

饱胃和昏迷患者胃内容物反流误吸是造成急性肺损伤的原因之一。术前放置胃管不可能完全排空胃内容，而且使食管下段开放，更容易发生反流。休克患者因为紧张吞咽大量气体增加胃内压也是反流误吸的易发因素。饱胃患者全身麻醉诱导时，可根据麻醉者习惯和紧急气道处理能力选择清醒气管插管或快诱导配合环甲膜加压防止反流误吸。麻醉苏醒期反流误吸危险依然存在，须待患者循环稳定、咳嗽吞咽反射恢复后拔除气管导管。

大量输血也会造成肺损伤，应注意输入血液的过滤，加压输血时应适时更换输血器，减少进入肺部的微栓数量。

（二）循环管理

麻醉前力争建立有创监测，麻醉诱导期间随时观察患者对药物的循环反应，对循环状态不能耐受常规麻醉深度的急重患者，可在浅麻醉下辅用肌松药完成麻醉诱导。术中依据循环耐受情况调节麻醉深度。低血容量患者有时很难耐受足够的麻醉深度，麻醉医师应在迅速纠正血容量同时逐渐加深麻醉，而不要被动地通过减浅麻醉来维持循环，后者往往术中循环波动更大。

休克是一种以血流分布异常导致组织灌注不足为特征的综合征。既要有充足的容量补充满足组织灌注的需要，但过度补液又会导致肺水肿，降低休克患者的存活率。临床上监测结果与患者真实的血流动力学状态之间存在差异，从而给休克患者血流动力学状态的分析判断及治疗反应的评价带来困难。因此临床实践中，建议采取"功能性血流动力学管理"的原则，应用血流动力学监测的各项指标，结合生理状态指导麻醉管理。对于休克患者而言，功能性血流动力学监测的意义在于强调了需要全面、动态地评价心排血量是否符合机体氧的需要，从而优化液体复苏与心血管药物治疗方案，最终提高存活率。对休克患者进行液体复苏时，可以应用血流动力学指标变化评价心脏对容量补充的反应性，力争达到：①CVP 8～12 mmHg；②平均动脉压 >65 mmHg；③尿量 >0.5 mL/（kg·h）；④ScvO$_2$ 或 SvO$_2$ >70%。若液体复苏后 CVP 达 8～12 mmHg，而 ScvO$_2$ 或 SvO$_2$ 仍未达到70%，须输注浓缩红细胞使血细胞比容达到30%以上，或输注多巴酚丁胺以达到复苏目标。若患者循环功能改善仍不明显，应考虑综合应用其他正性肌力药和血管活性药。终点目标是改善组织灌注，保证组织氧合。

对于自主呼吸的患者，中心静脉压的动态变化是评价心脏对容量反应的较好指标，当给予一定的容量负荷后 CVP 上升 ≤2 mmHg 时，提示心脏对容量的反应良好，可以继续输液治疗。而对于正压通气的患者，CVP 的动态变化有时不能准确预测心脏对容量的反应，此时应用每搏输出量变异指数（SVV）与脉搏压力变异指数（PPV）则可能具有更好的评价作用。通过监测 SVV、PPV、血管外肺水（EVLW）、胸腔内总血容量（ITBV）进行休克患者的液体管理可能比传统方法更为可靠和有效。这些临床实践体现了对休克患者进行血流动力学动态监测与恰当支持的全面理解。

休克患者麻醉期间容易出现心律失常、血儿茶酚胺升高、低氧血症、低血容量、酸碱和电解质紊乱、心肌缺血，和麻醉药物作用都可能成为心律失常的诱发原因。一旦发现心律失常，不要急于应用特异性抗心律失常药，应首先找到诱发因素并予纠正，如窦性心动过速检查有无血容量不足和麻醉过浅，室性期前收缩检查有无心肌缺氧缺血。

（三）其他

在努力实现呼吸动力学和血流动力学稳定的同时，术中麻醉管理目标还包括：①积极的血糖控制；②糖皮质激素应用；③实施机械通气患者，气道平台压 <30 cmH_2O；④有条件的医院可以试用活化蛋白 C（APC）。

八、常见并发症的防治

（一）术野广泛渗血

创伤后出血、免疫活化、组织创伤等都可能引发急性内源性凝血功能异常，大量输血也会造成稀释性凝血因子缺乏和血小板减少所致的凝血功能异常。持续的凝血功能异常会进一步使失血恶化而造成恶性循环。严重休克患者甚至会并发 DIC，可能与长时间低灌注状态、严重缺氧酸中毒引起血管内皮广泛损伤以及肠道内毒素和细菌转移导致内毒素血症等因素有关。应尽可能找出致病因素，进行有针对性的处理。

DIC 是指在休克后期（尤多见于严重的感染性或创伤性休克中）组织或器官内出现广泛的毛细血管内血液凝固，阻塞血流，临床上表现为广泛溶血或出血。创伤部位可持续出血不止，这是血液内大量凝血因子被消耗的结果。血管内血凝块完全堵住毛细血管后，组织细胞因缺氧和代谢中毒而死亡。

DIC 的治疗如下。

1. 病因治疗

控制原发病，控制严重感染，纠正休克，补充血容量等。

2. 针对性治疗

（1）抗凝：对脓毒性休克、亚急性 DIC 应用肝素效果较好。但对溃疡出血、创伤、大手术后有创面、DIC 发展到纤溶亢进、纤维蛋白原 <0.5 g/L 时则不能应用。用药前须测凝血时间，用药后凝血时间如 >30 分钟，出血加重，肝素超量，应立即停用。出血明显时，应静脉注射鱼精蛋白以中和。如出血停止，血压稳定，发绀消失，凝血试验改善，则为有效。

（2）补充凝血因子：凝血因子消耗是 DIC 出血的主要原因，可以在抗凝治疗同时补充新解冰冻血浆、新鲜全血、冷沉淀物、纤维蛋白原、血小板等凝血因子。

（3）纤溶活性调控：DIC 一般不主张应用促纤溶药，因为纤溶活性增强是 DIC 的必然结果。DIC 早期与中期也不用抗纤溶药，只在明确纤溶是出血主要原因时，可以在肝素抗凝的基础上应用 6-氨基己酸 4~10 g/d 静脉滴注，或用氨基环酸 500~700 mg/d 静脉滴注。

（4）解除血管痉挛：应用作用缓和的血管扩张药，或具有血管扩张作用的药物，如山莨菪碱，扩张血管同时还可能有抑制血小板聚集等保护作用。

（5）纠正电解质与酸碱平衡紊乱：酸中毒为 DIC 的诱因，可以应用碳酸氢钠、乳酸钠或三羟甲基氨基甲烷纠正。

（6）保证气道通畅，吸氧，增加组织氧供。

传统评估凝血功能的实验室检查如国际标准化比值、活化部分凝血活酶时间在低体温与酸中毒的影响下并不能精确地反映凝血功能。新的快速血栓弹力图（r-TEG）可及时分析患者的凝血功能，并可以完整分析血栓形成路径及血小板功能。所以以 r-TEG 指导输注血液、抗纤溶治疗是未来的趋势。

（二）休克后呼吸功能不全

休克时肺的病理改变较其他器官更易出现，创伤性休克患者肺的损伤也最常见。休克早期，由于交感神经中枢兴奋，与之毗邻的呼吸中枢也被波及，使呼吸加深加快，通气过度甚至导致低碳酸血症和呼吸性碱中毒。

休克进一步发展，交感—肾上腺髓质系统兴奋，释放大量去甲肾上腺素，血小板聚集释放出大量的 5-HT，二者都能强烈收缩肺小血管，5-HT 还能强烈收缩终末支气管，甚至引起肺不张。休克引发的全身炎性反应导致弥漫性肺毛细血管内皮和肺泡上皮损伤，血管通透性增高，进一步引发肺水肿、肺透明膜形成和肺不张。临床表现为以进行性呼吸困难和难以纠正的低氧血症为主要特点的急性呼吸衰竭，这就是"休克肺"，属于急性呼吸窘迫综合征（ARDS）。休克时心功能损害、因大量液体复苏导致 PAWP 升高以及血浆胶体渗透压降低也是休克后肺水肿的可能原因。

呼吸功能不全的治疗包括治疗原发病和控制感染、机械通气和维持体液平衡。机械通气是治疗 ARDS 的主要手段，可选择 CPAP、PEEP 模式。为防止气压性肺损伤。目前提倡采用小潮气量（6~8 mL/kg）或严格限制通气压（平台压 <35 cmH_2O），加用适度 PEEP 的通气方式满足患者呼吸需求。在实施这一策略时，通常允许 $PaCO_2$ 逐渐增高，只要能够维持正常血液酸碱度即可，即所谓允许性高碳酸血症（PHC）。提高吸入氧浓度可改善低氧血症，但尽可能应用较低吸氧浓度，只要维持 PaO_2 在 60 mmHg 以上即可。由于肺毛细血管通透性增加，应保持较低的血管内容量。术中及时调整血容量，改善心功能，改善组织灌注和氧供需平衡，避免液体过负荷和肺充血。设法缓解肺血管收缩状态，近年来尝试应用吸入 NO、静脉输注前列腺素 E 和应用外源性肺表面活性物质等治疗方法，有一定效果。

（三）休克后肾功能障碍

各种类型的休克后期都可以引发急性肾功能障碍，主要发病机制涉及肾血流降低、肾小管阻塞、肾小管损伤和肾小球滤过分数降低等。肾功能障碍大致可分为功能性和器质性两大类，前者主要与各种缩血管物质增多使肾血管收缩有关，因未发生肾小管坏死，肾血流一旦恢复，肾功能也容易逆转；后者主要是由于长时间缺血和毒素作用造成肾小管坏死，即使肾血流恢复，也较难在较短的时间内恢复肾功能。肾功能障碍常在手术后加重。术后早期因机体对手术的正常代谢反应容易出现尿量减少，但术后尿量低于 20 mL/h 持续 2 小时以上即应考虑为肾功能障碍。

休克后肾功能障碍的治疗原则包括去除引发肾衰竭的肾前因素（特别要处理血容量不足）、实验性输液治疗和利尿治疗等。若上述治疗效果不明显，或出现严重高钾血症、氮质血症和肌酐升高，应及早开始透析治疗。

（四）休克后心功能不全

除心源性休克伴有原发性心泵功能障碍外，在其他类型休克的早期，由于冠脉本身的特点以及机体的代偿作用，心泵功能一般无明显变化。但是，随着休克过程的发展，将会出现不同程度的心泵功能障碍，甚至发生心力衰竭，而且休克持续时间越长，心力衰竭往往越严重。

休克后心功能不全的主要机制包括：动脉血压降低和心率加快所引起的心室舒张期缩短，使冠状动脉血流量减少，心肌供血不足；交感—肾上腺髓质系统兴奋引起的心率加快和心肌收缩力加强，使心肌耗氧量增加，加重心肌缺氧；酸中毒及其继发的高钾血症，通过影响心肌兴奋—收缩耦联过程，使心肌收缩力减弱；心肌内 DIC 加重心肌组织微循环障碍；内毒素、心肌抑制因子等多种毒性因子抑制心功能。

休克后心功能不全的治疗原则包括尽早去除原发病因、早期目标指导下的容量治疗和心血管活性药物的合理应用等。

（五）休克后脑功能不全

休克早期脑供血未明显改变，患者表现为烦躁不安；休克期因脑供血减少，患者出现神志淡漠；休克晚期可因 DIC 而导致昏迷或意识丧失。

休克后脑功能不全的机制包括：休克早期，血液重新分布使脑血流量基本正常，但由于交感神经兴奋，患者表现为烦躁不安。随着休克的发展、血压的进行性下降，脑内 DIC 形成，患者可因脑血流量减少而出现神智淡漠、反应迟钝，嗜睡甚至昏迷。严重者由于脑能量代谢障碍，可出现脑水肿和颅内压升高。

休克后脑功能不全的治疗包括尽早去除原发病因、液体复苏、降低颅内压、低温、神经营养等。

（六）休克后胃肠道与肝功能障碍

休克后由于循环血流量重新分布，容易发生胃肠道及肝功能障碍，表现为胃黏膜糜烂、应激性溃疡、酸中毒等。

主要发病机制包括：①休克时胃肠道缺血、淤血及 DIC 形成、胃肠道屏障功能受损和细菌大量繁殖；②休克时肝脏缺血、淤血可发生肝功能障碍，不能将乳酸转化为葡萄糖；来自肠道的内毒素可直接损伤肝细胞。

休克后胃肠道和肝功能不全的治疗包括尽早去除原发病因、液体复苏、抗感染、质子泵抑制剂、能量支持等。

（何春俐）

参考文献

［1］田玉科.麻醉临床指南［M］.3 版.北京:科学出版社,2017.

［2］RONALD D. Miller.米勒麻醉学(简装版)［M］.邓小明,曾因明,黄宇光,译.北京:北京大学医学出版社,2017.

［3］郑宏.整合临床麻醉学［M］.北京:人民卫生出版社,2015.

［4］王波.冠心病患者进行非心脏手术麻醉方法的研究进展［J］.中西医结合心血管病电子杂志,2017,5(8):22.

［5］杨志海,陈斌,尤匡掌.创伤休克患者的手术麻醉处理方案及效果观察［J］.浙江创伤外科,2017,22(5):1001-1002.

［6］陈志扬.临床麻醉难点解析［M］.2 版.北京:人民卫生出版社,2015.

［7］邓小明,姚尚龙,曾因明.2017 麻醉学新进展［M］.北京:人民卫生出版社,2017.

［8］俞卫锋,石学银,姚尚龙.临床麻醉学理论与实践［M］.北京:人民卫生出版社,2017.

［9］古妙宁.妇产科手术麻醉［M］.北京:人民卫生出版社,2014.

［10］严卫锋,宫延基.产科麻醉安全的问题与对策［J］.中医药管理杂志,2016(11):141-143.

［11］吴新民.麻醉学高级教程［M］.北京:人民军医出版社,2015.

［12］张欢.临床麻醉病例精粹［M］.2 版.北京:北京大学医学出版社,2014.

［13］张兴安,秦再生,屠伟峰.静脉麻醉理论与实践［M］.广州:广东科技出版社,2015.

［14］刘进.麻醉学临床病案分析［M］.北京:人民卫生出版社,2014.

［15］傅志俭.麻醉学高级系列丛书·疼痛诊疗技术［M］.北京:人民军医出版社,2014.

［16］韩晓玲.神经外科手术麻醉的研究进展［J］.继续医学教育,2016,30(1):138-139.

［17］房晓.浅谈麻醉药物的管理和使用［J］.中国现代药物应用,2016,10(8):289-290.

［18］邹萍坤.全身麻醉患者的麻醉复苏期临床观察与特殊护理体会［J］.航空航天医学杂志,2015,26(12):1554-1556.

［19］艾登斌,帅训军,姜敏.简明麻醉学［M］.2 版.北京:人民卫生出版社,2016.

［20］邓小明.2015-麻醉学新进展［M］.北京:人民卫生出版社,2015.

［21］孙增勤.实用麻醉手册［M］.6 版.北京:人民军医出版社,2016.

［22］邓小明,姚尚龙,于布为,等.现代麻醉学［M］.北京:人民卫生出版社,2014.

［23］中华医学会麻醉学分会.2014 版中国麻醉学指南与专家共识［M］.北京:人民卫生出版社,2014.